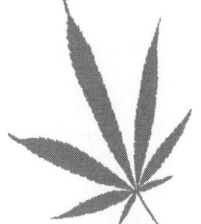

Helmut Kuntz

HASCHISCH

Konsum • Wirkung • Abhängigkeit •
Selbsthilfe • Therapie

BELTZ

Für die Zitate aus dem Buch »Breit. Mein Leben als Kiffer«
von Amon Barth bedanken wir uns beim Rowohlt Verlag für die Ab-
druckgenehmigung. © 2005 by Rowohlt Verlag GmbH

Dieses Buch ist auch als E-Book erhältlich.
ISBN 978-3-407-22478-1

Die im Buch veröffentlichten Ratschläge wurden mit größter Sorgfalt
und nach bestem Wissen vom Autor erarbeitet und geprüft. Eine Garantie
kann jedoch weder vom Verlag noch vom Verfasser übernommen werden.
Die Haftung des Autors bzw. des Verlages und seiner Beauftragten für
Personen-, Sach- oder Vermögensschäden ist ausgeschlossen. Wenn Sie sich
unsicher sind, sprechen Sie mit Ihrem Arzt oder Therapeuten.

www.beltz.de

2. aktualisierte und erweiterte Auflage 2016

© 2012 Beltz Verlag, Weinheim und Basel
Werderstraße 10, 69469 Weinheim
Umschlaggestaltung: www.stefanielevers.de (Gestaltung),
Stephan Engelke (Beratung)
Umschlagabbildung: © Getty Images/Arunas Klupsas
Gesamtherstellung: Beltz Bad Langensalza GmbH, Bad Langensalza
Printed in Germany

ISBN 978-3-407-85949-5

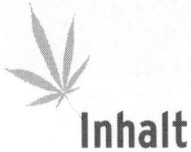

Inhalt

Vorwort: Haschisch und Marihuana. Eine unendliche Geschichte

Seit es Menschen gibt, hat der Mensch
sich zu wenig gefreut:
Das allein, meine Brüder,
ist unsere Erbsünde.
(FRIEDRICH NIETZSCHE)

»Beim Thema Cannabis finde ich nur schwer meine Position zwischen Ablehnung und Toleranz.« Dieses Eingeständnis einer Sozialarbeiterin spiegelt die Gefühle ganzer Generationen gegenüber den Herausforderungen wider, vor die uns Haschisch und Marihuana stellen.

Seit Jahrtausenden nimmt Hanf unter den »Pflanzen der Götter« als Rauschdrogen-, Arznei-, Faser- und Nahrungsmittellieferant (Samen) eine herausragende Position ein. Unzählige Überlieferungen, Sagen, Geschichten und Anekdoten ranken sich um das Gewächs. Wer sich auf die Suche nach dem »wahren Gesicht« von Cannabis begibt, tut sich schwer, sich nicht im Spannungsfeld zwischen überhöhtem Mythos und ernüchternder Wirklichkeit zu verlieren.

Haschisch und Marihuana sind nicht wie andere Drogen. Sie sind zwar offiziell weltweit als illegale Drogen geächtet. In der gelebten Wirklichkeit gehören sie in vielen Regionen der Erde jedoch seit Jahrtausenden zum Kulturbesitz der dort heimischen Menschen. Folglich wird der Konsum der Kulturdroge dort inoffiziell nicht nur geduldet, sondern hinter vorgehaltener Hand sogar gutgeheißen. Anderen Rauschmitteln kommt diese »Ehre« nicht zu.

Auch viele Jugendliche und junge Erwachsene in den westlich geprägten Industrienationen sehen in Cannabis etwas völlig anderes als in sonstigen Suchtmitteln. In Verkennung der Realität betrachten sie Haschisch und Marihuana häufig genug nicht einmal als Drogen. Der Umgang mit ihnen ist für sie etwas »total Normales«. Er »gehört zum Leben wie das tägliche Brot«. Selbst wenn der klare Trennungsstrich, den die gleichen Jugendlichen zu anderen Rauschmitteln ziehen, die sie niemals anrühren würden, mit den Veränderungen der letzten Jahre durchlässiger wird, nimmt Cannabis in ihrer Einschätzung weiterhin einen Sonderplatz ein, weil seine Wirkungen besser beherrschbar erscheinen.

Sogar in der immerwährenden Auseinandersetzung zwischen den Generationen spielt Cannabis eine Sonderrolle. Junge Menschen beharren auf dem Recht auf »ihre Droge«, die sie für weniger gefährlich halten als das Zivilisationsgift »Alkohol«. Erwachsene dagegen verteidigen den Standpunkt, dass das Trinken der legalen Droge Alkohol etwas völlig anderes sei als der Gebrauch der illegalen Mittel Haschisch und Marihuana.

Die Wirkungen von Haschisch sind anders, je nachdem, ob die Substanz geraucht, inhaliert oder gegessen wird. Ferner unterscheiden sich die Feinwirkungen verschiedener Haschisch- und Marihuanasorten spürbar, wobei individuell bevorzugte Gebrauchsmuster der Cannabiskonsumenten noch wieder andere Wirkungen hervorrufen.

Mütter, Väter und Geschwister von Haschisch- und Marihuananutzern, Lehrerinnen, Sozialarbeiter oder sonstige professionelle Helfer könnten beinahe täglich ihre Position gegenüber Cannabis infrage stellen. Stehen sie eher im Kontakt zu kompetenten Konsumenten, die unter Beweis stellen, dass sie die Rauschmittel zu beherrschen wissen, sehen sie in Cannabis eher eine »weiche Droge«. In der persönlichen Haltung gegenüber ihrem Konsum überwiegen Toleranz oder gar Akzeptanz. Treffen die gleichen Personen verstärkt auf Kinder, welche bereits Cannabis benutzen, oder auf Jugendliche und junge Erwachsene, die jegliche Kontrolle über die Droge verloren haben und infolgedessen in ernsthaften Schwierigkeiten mit verfahrenen Lebenssituationen stecken, gerät die tolerante Haltung leicht ins Wanken. Plötzlich erscheinen Haschisch und Marihuana nicht mehr als relativ weiche, sondern als höchst risikobehaftete Rauschmittel. Keine zweite Droge macht es Menschen so schwer, eine sichere Position ihr gegenüber zu finden, zumal in Zeiten des Wandels.

Das einzig Beständige im Leben ist die Veränderung. Ich verändere mich, meine Arbeit verändert sich, meine Klienten und Patientinnen verändern sich, die Zeiten verändern sich, Sie verändern sich. Meine Bücher verändern sich entweder mit mir, oder sie sind irgendwann durch den Lauf der Dinge überholt. Sollen sie aktuell bleiben, muss ich regelmäßig meinen Teil dazu leisten. Es braucht aber zusätzlich den Verlag, der den Weg mitgeht, in relativ überschaubaren Zeiträumen immer wieder eine runderneuerte Auflage auf den schnelllebigen Büchermarkt zu bringen. Ich bin dem Beltz-Verlag sehr dankbar, dass er zum wiederholten Male mein Cannabisbuch in überarbeiteter Form nachdruckt. Laufend am Puls der Cannabis-Zeit erfüllt es mehr denn je die ihm von Anfang an zugedachte Funktion. Als Lesebuch für alle, die es genau wissen wollen und sollen, dient es der sicheren Positionsfindung gegenüber Haschisch und Marihuana unter stets veränderten Vorzeichen. Zwar existieren in friedlicher Koexistenz andere lesenswerte Bücher und Dutzende »Regalmeter« wissenschaftliche Beiträge, die Cannabis zum Thema haben. Doch wenn es sich nicht gerade um spezielle Studien und Forschungsberichte oder Bücher für enger gefasste Zielgruppen handelt, dann vorzugsweise um die Substanz eher ablehnende oder umgekehrt um Cannabis freundliche »Tendenzliteratur«. Es braucht auf dem weiten Büchermarkt ein lesefreundliches allparteiisches Werk zu Cannabis auf dem jeweils neuesten Sachstand, von dem Erwachsene wie Jugendliche, Konsumenten wie Nichtkonsumenten gleichermaßen profitieren können. Schon mein Buch »Cannabis ist immer anders« hat diese Funktion vom ersten Erscheinen ab ausgefüllt. Sein Publikum gibt ihm recht. Weil aber Veränderung das einzig Beständige ist und folglich auch die Geschichte von Cannabis eine unendliche, im fortwährenden Wandel begriffene ist, wird auch die Geschichte dieses Buches fortgeschrieben. Nach mehreren aktualisierten Auflagen des Erstlings »Cannabis ist immer anders« war eine gänzlich umgearbeitete und stark erweiterte Fassung erforderlich. Sie bekam den Titel »Haschisch« und erscheint nun hiermit ihrerseits nach nur vier Jahren als überarbeitete und aktualisierte Auflage. So hält sie die bewährte Tradition aufrecht, ein Buch zu Haschisch und Marihuana anzubieten, das mit den substanzbezogenen Entwicklungen auf Augenhöhe bleibt. Die Akzeptanz seiner Lesergruppen über alle ideologischen Gräben hinweg würdigend, kommt das Buch nach wie vor weder mit moralisch oder warnend erhobenem Zeigefinger daher, noch erklärt es Cannabis zu einer risikolos zu genießenden, harmlosen Angelegenheit. Es lässt viel Freiheit zur persönlichen Entscheidung, allerdings bei gleichzeitigem Appell an die individuelle Kompetenz der Cannabisbenutzer sowie an die kollektive Verantwortung unserer nach suchtartigen Mechanismen funktionierenden Gesellschaft. Es ist mit der Bearbeitung noch authentischer und wahrhaftiger geworden.

Seit über einem Jahrzehnt erhalte ich in schöner Regelmäßigkeit Anfragen und Mails von Menschen am Rande ihrer Kräfte. Sei es von entmutigten verzweifelten Angehörigen, die nicht mehr wissen, wie sie mit einem Haschisch, Marihuana oder sonstige Substanzen gebrauchenden jungen Menschen umgehen sollen. Oder von Konsumenten selbst, die mir zwar über alle denkbaren Therapieversuche berichten, aber resümieren, dass ihnen nichts davon wirklich geholfen habe. Ein bedeutender Teil unter ihnen berichtet allerdings im gleichen Zuge von erfahrener Hilfe außerhalb des traditionellen Suchthilfesystems, dort, wo das Hilfesystem in seiner eigenen Begrenzung nie hinschaut. Irgendwie musste und wollte ich auf die zahlreichen Rat suchenden Menschen reagieren. Es war und ist wenig erfreulich zur Kenntnis nehmen zu müssen, wie viele direkt Betroffene und Angehörige bitter enttäuscht sind von den erfahrenen Leistungen des Suchthilfesystems, darunter auch stationäre Einrichtungen mit bestem Ruf. Da Menschen bisweilen mit aller Gewalt missverstehen möchten, stelle ich eines klar: Ich bin nach wie vor überzeugt davon, dass an den verbreiteten Standorten des ambulanten wie stationären Suchthilfesystems hilfreiche Arbeit geleistet wird. Aber das ist nur die positive Seite der Bilanz.

Auf der anderen Seite fühlen sich zu viele Betroffene im System nicht gesehen und mit Respekt behandelt. Zudem sind Menschen sehr individuelle Wesen, die durch die Standardisierung und Ökonomisierung des Gesundheitswesens immer weniger erreicht werden. Dazu zählt auch eine gänzlich neue Klientel von Menschen »an den Rändern der Welt«, die als innerlich völlig verloren wirkende Klienten und Patientinnen im Hilfesystem auftauchen. Diese »verlorenen Menschen« stellen für mich seit etwa zwei, drei Jahren auch eine neue veränderte Gruppe von Haschisch- und Marihuanakonsumenten dar. Mich in der Arbeit mit ihnen nicht zur Wirkungslosigkeit verurteilt zu sehen, war ein zweiter Grund, fachlich methodisch erneut zu neuen Ufern aufzubrechen. Zwar nutze ich weiterhin das gesamte Spektrum meiner familien-, körper- und suchttherapeutischen Interventionsmöglichkeiten. Dazugekommen sind jedoch imaginative und im weiten Sinne spirituelle Therapiemethoden weitab vom gängigen Mainstream, die ich als Reaktion auf veränderte Anfragen, gewandelte Gegebenheiten und neue Zielgruppen entwickelt habe. Ihre Wirksamkeit ist längst von allen Zielgruppen bezeugt. Ihre Anwendung geht außerdem einher mit einer veränderten inneren Grundhaltung, die von Verbundenheit und Mitgefühl genährt wird. Da wir, wenn wir »gegen« etwas kämpfen, es nur stärker machen, habe ich mich auch gänzlich davon verabschiedet, mit meinen Klienten gegen etwas zu kämpfen: gegen ihre Suchtabhängigkeit. Stattdessen unterstütze ich sie in ihrem Veränderungsprozess darin, »für« etwas zu arbeiten: Dafür, dass ihre Sucht sie freigeben möge. Dieser Perspektivenwechsel beinhaltet weit mehr als semantische Unterschiede durch ein Spiel mit Worten. Was sämtliche Umstellungen in meinen Behandlungen zusammen bewirken können, habe ich erstmalig in dem neueren Buch: »Verstehen, was uns süchtig macht. Hilfe zur Selbstheilung« beschrieben. In dem vorliegenden »Haschischbuch« fließen die Neuerungen der letzten Jahre in einige umgearbeitete Passagen und neue Fallbeispiele ein.

Die Struktur des Buches ist in der aktuellen Auflage im Wesentlichen erhalten geblieben. Inhaltlich gibt der Überblick zur Geschichte der Hanfkultur im Zeitraffer nicht nur die Entwicklung der Pflanze vom »Uralttherapeutikum« und Rohstofflieferanten zur beliebtesten illegalen Rauschdroge weltweit wieder. Er greift obendrein gezielt weit verbreitete Legenden um Cannabis auf, um Mythos und Realität voneinander zu entwirren. Auf Grund seiner langen Geschichte und der Erzählungen, mit denen das Kultgewächs beständig aufs Neue umwoben wird, ist es nahezu unmöglich, Cannabis vollständig zu entmythologisieren. Wir müssen zwischen Mythos und Realität unseren Umgang damit finden, ohne neue wundersame Geschichten zu verbreiten.

Die informativen Kapitel des Buches bieten Leser wie Leserin alles Bedeutsame und Nützliche, das es zu Cannabis zu wissen gilt. Sie legen den Grundstein zum Basiswissen rund um den Stoff. Die Daten, Fakten und Erklärungen zur weltweiten Verbreitung und Verwendung von Cannabisprodukten, zu beobachtbaren Trends, zu den Gebrauchsmustern unterscheidbarer Konsumentengruppen, zu den verschiedenen Gebrauchsutensilien für den Haschisch- und Marihuanakonsum sowie zu den Wirkungen der Mittel geben einen anschaulichen Einblick in die schillernde Welt der Hanfkultur. Diese Teile des Buches sind geeignet, vorwiegend erwachsenen Lesern über ein Grundwissen hinaus mehr Sicherheit auf verfänglichen Diskussionsebenen zu vermitteln. Keine Mutter, kein Vater, kein Lehrer, Arzt, Sozialarbeiter oder sonstiger professioneller Helfer soll feststellen müssen: »Ich kenne mich mit Haschisch oder Marihuana überhaupt nicht aus. Das ist heutzutage sicherlich nicht mehr richtig. Ich wüsste überhaupt nicht, was ich tun sollte, wenn eines meiner eigenen Kinder diese Drogen nehmen würde«.

Die sorgsamen Kapitel zu den Risiken, Nebenwirkungen und möglichen Langzeitfolgen eines übertriebenen Cannabiskonsums werden in ihrer Gewichtung im nötigen Maße den veränderten Cannabisrealitäten der letzten Jahre gerecht. Bei aktuellen Konsumenten von Haschisch oder Marihuana mögen sie aus deren Sicht vielleicht auf Vorbehalte stoßen. Oder sie überzeugen, mehr achtsame Sorgfalt auf einen eigenen Cannabisgebrauch zu verwenden. Jedenfalls sind sie weder in »sympathisierender Anbiederung« noch mit »verkappter Abschreckung« geschrieben. Sie fassen schlicht und ergreifend wesentliche Teile der derzeitigen Cannabiswahrheiten in Worte.

Einen tiefen Einblick in den Drogenalltag und die Lebenswirklichkeit von Cannabisgebrauchern gewähren die ausführlichen Kapitel über deren »Motive zum Konsum von Cannabis« und bestimmte »Familiäre Muster«, welche einen Drogengebrauch begünstigen. Die ausgesuchten »Fall«-Beispiele, Lebens- und Familiengeschichten spiegeln hautnah die Rolle von Cannabis innerhalb sozialer Beziehungen wieder. Die Berührung mit den in diesen beiden Kapiteln enthaltenen Lebenserfahrungen sowie die daraus gezogenen Rückschlüsse eröffnen allen Lesern des Buches einen Zugewinn an Handlungskompetenz auf der Verhaltens- und Beziehungsebene.

Die Kapitel zur »Rechtslage« und zu »Cannabis im Straßenverkehr« beziehen Position in der offen und kontrovers geführten Diskussion um das jeweilige Thema. Wenn ein Buch länger wird, muss es auch kürzer werden. Deshalb habe ich in der vorliegenden Fassung das Kapitel »Cannabis als Heilmittel« geopfert. Die entscheidenden Passagen haben Eingang gefunden in die Diskussion um die Regulierung von Cannabis. Das hochsensible Thema »Cannabis in der Liebe« hat eine ebenso hochsensible Erweiterung erfahren. Für welche Seelenqualen Cannabis hier sorgen kann, wird nur allzu gerne unter den Teppich gekehrt. Ganz neu aufgenommen in das Buch ist als Antwort auf die »blinden Flecken« bei Einsteigern ein Kapitel über die Scherbenhaufen im Leben von Altkiffern.

Zwei spezielle »Service-Kapitel« des Buches wenden sich zum einen direkt an Eltern, zum anderen an aktuelle oder zukünftige Haschisch- und Marihuanakonsumenten. Ebenso angesprochen werden Jugendliche, die bewusst nicht kiffen oder mit der Entscheidungsfindung ringen. In beiden Kapiteln verändere ich den Sprachstil, um die Zielgruppen persönlich anzusprechen. Eine Herausforderung für Kiffer ist der ihnen im Service-Teil vorgeschlagene »Kiffertest der etwas anderen Art«.

An bestimmten Stellen des Buches verweise ich im Text auf weiterführende Bücher. In Zeiten des Internets verzichte ich jedoch auf ein herkömmliches Literaturverzeichnis, sondern lege Ihnen als Leser oder Leserin am Ende des Buches nur hilfreiche Literatur zum Weiterlesen ans Herz. Für die »Vermännlichung« der deutschen Sprache greife ich auf eine Lösung zurück, die sich aus dem Sachzusammenhang des Buches heraus anbietet. Da es überproportional häufig männliche Jugendliche und junge erwachsene Männer sind, die sich als Konsumenten von Cannabis die größten Schwierigkeiten mit der Droge ihrer Wahl einhandeln, werde ich durchweg in der männlichen Sprachform schreiben. Nur wo es der inhaltliche Zusammenhang zwingend erfordert, werden Frauen und Männer getrennt angesprochen. Bei allen *Leserinnen* des Buches kann ich für diese dem Kontext geschuldete pragmatische Sprachlösung nur um Verständnis werben. Lassen Sie den Inhalt des Buches für sich sprechen.

Da ich mich mit dem Buch gleichzeitig an erwachsene Leser wie jugendliche Zielgruppen wende, lege ich besonderen Wert auf leichtes Verständnis und flüssige Lesbarkeit. Sprachlich finden sich weder theoretisches Fachchinesisch noch überdrehter Kifferjargon. Kompliziertere Sachverhalte sind mit einfachen Worten erklärt. Da »Humor ist, wenn man trotzdem lacht« und Lachen darüber hinaus einen eigenen therapeutischen Wert besitzt, gibt es wiederholt Textpassagen, die mit einem leichten Augenzwinkern geschrieben sind. Das nimmt dem Thema nichts von seinem Ernst, setzt übergroßer Schwere jedoch das Recht auf gesunden Frohsinn entgegen.

Einen herzlichen Dank richte ich an mein Team der ehemaligen »Fachstelle für Suchtprävention«, Karin Berty, Stefanie Mohra, und Fernando Espinoza sowie alle übrigen Kollegen und Kolleginnen der »Aktionsgemeinschaft Drogenberatung e.V.« für bald 30 Jahre gemeinsame Bewältigung fachlicher wie menschlicher Herausforderungen. Namentlich verändert und strukturell gerupft sind beide Fachbereiche in der »Drogenhilfe Saarbrücken gGmbH« aufgegangen. Dass Sucht- und Drogenprävention sowie die gesamte Suchthilfe landauf, landab unter dem Spardiktat der Schuldenbremse sowie forcierter Standardisierung zu leiden haben, macht das Arbeiten nicht einfacher. Nicht die Menschen sind das Maß der Dinge, sondern die schlichte Ökonomie setzt die Maßstäbe.

Worte des Dankes sind mir auch die vielen Eltern, Lehrerinnen, Sozialarbeiter sowie Teilnehmer an Fortbildungskursen und präventiven Maßnahmen wert, die mich mit ihren Fragen, Kommentaren, Sorgen und Diskussionsbeiträgen beim Schreiben stets aufs Neue inspirieren. Etliche haben mich darüber hinaus mit eigens verfassten authentischen »Cannabisgeschichten« oder Mails beliefert, getragen von der Hoffnung, dass die darin enthaltenen Botschaften über den Weg meines Buches auf offene Ohren, sehende Augen und empfindende Herzen stoßen mögen. Kinder und Jugendliche überlassen mir bei vielen Gelegenheiten sowohl schriftliche »Denkzettel« wie mündliche Berichte zur vertrauensvollen Verwendung.

Den gewichtigsten Dank und Respekt schulde ich meinen Klienten. Sie setzen nicht nur ein hohes Maß an Vertrauen in unsere gemeinsame Arbeit, sondern haben mir auch die uneingeschränkte Zustimmung zum Abdruck ihrer Lebensgeschichten erteilt. Wo ich mich ausführlich auf einen Klienten oder eine Klientin bezogen habe, bekamen die meisten die Gelegenheit, ihre eigene Geschichte gegenzulesen. Bei den Ausnahmen, in denen der Kontakt entweder abgerissen oder die gemeinsame Arbeit seit längerem planmäßig beendet war, musste ich die Entscheidung zur Veröffentlichung der Fallbeispiele alleine verantworten. Das Lesen meiner Berichte durch die Klienten war und ist für mich eine selbstkritische Prüfung, ob sie sich von mir richtig gesehen oder in wesentlichen Bereichen nicht erkannt fühlen. Für ihren Mut und die teilweise verzweifelten Anstrengungen, mit Cannabis zu brechen, weil die Droge einen zu hohen Preis in ihrem Leben fordert, spreche ich allen Klienten meine ausdrückliche Hochachtung aus.

Ich möchte den Leser inhaltlich nicht in das Buch einsteigen lassen, ohne ihm vorher noch eine wichtige Information zu liefern. Für die Cannabiskonsumenten unter den Lesern hat sie vermutlich einen anderen Stellenwert als für Nichtkonsumenten. In jeder Gruppe von Jugendlichen, mit der ich arbeite, finden sich früher oder später Jungen oder Mädchen, sie sich vorwagen und brennend daran interessiert sind, eine Antwort auf die Frage zu bekommen, ob ich selbst schon einmal Drogen ausprobiert habe. Auf ihre berechtigte Frage erhalten sie eine ebenso ehrliche wie vollständige Antwort. Ich verfüge mit Cannabis über genügend persönliche Erfahrungen, um nicht aus dem hohlen Bauch zu schreiben. Ich habe Haschisch geraucht, inhaliert und gegessen. Die Unterschiede in den Wirkungen sind mir vertraut. Ich verfahre mit meinem Bekenntnis nicht nach dem politisch fast schick gewordenen Motto: »Seht her, ich habe auch gekifft. Es ist alles halb so wild«. Deshalb gehören zu meiner Antwort auf die Frage, ob ich selbst Cannabis benutzt habe, auch die Angaben meiner damaligen Gründe. Vollständig wird die Antwort jedoch erst, wenn ich erzähle, weshalb ich mit dem Konsum der Droge wieder aufgehört habe. Erfahrungsgemäß sind alle Gruppen bei diesem Teil meiner Antwort betont hellhörig und aufmerksam. Sie gewichten die Motive, die Droge nicht mehr zu nehmen, weitaus stärker, als das bloße Eingeständnis, dass ich über Eigenerfahrungen mit Cannabis verfüge. Letztlich ist das nichts Besonderes für sie. Die Geschichte »dahinter« interessiert sie weit mehr.

Die Phase meines Lebens, in welcher Haschisch eine vorübergehende Rolle in meinem Leben gespielt hat, liegt eine kleine Ewigkeit zurück. Deshalb schreibe ich auch an keiner Stelle des Buches über meine persönlichen Erfahrungen mit der Droge. Die vielen Fallbeispiele, persönlichen Zeugnisse und authentischen Lebensgeschichten, welche das Buch zu einem lebendigen »Lesestoff« machen, stammen ausschließlich von eigenen Klienten und dritten Personen, die ein Eigeninteresse verspüren, anderen Menschen etwas über ihre Erfahrungen mit Cannabis mitzuteilen. Was mir heutzutage im Leben wichtig ist, spiegelt meine menschlich therapeutische Grundhaltung sowie manch imaginative Übung zur Heilung von Sucht und Abhängigkeit.

Wenn von Cannabis die Rede ist:
Haschisch und Marihuana

Cannabis gehört zur Pflanzenfamilie der *Cannabaceae,* die wiederum nur aus den beiden Gattungen »Hanf« und »Hopfen« besteht. Der deutsche botanische Name für Cannabis ist »*Hanf*«. Die Pflanze ist eines der am weitesten verbreiteten Gewächse auf unserem Erdball. Sie kann mehrere Meter hoch wachsen. Der kräftige, hohle Stängel trägt zahlreiche Seitenzweige. Die Blätter fächern sich in eine ungerade Anzahl lanzettähnlicher Spitzen auf. Sie sind mit feinen Drüsen bedeckt, die ein klebriges Harz abscheiden. Während der Blütezeit sind die Kopftriebe der weiblichen Hanfpflanzen samt Blüten und Blättern schwer vom »Nektar der Verzückung«. Im Zusammenhang mit Rauschdrogen ist Cannabis die Oberbezeichnung für *Haschisch* und *Marihuana,* die beiden geläufigsten Zubereitungsformen der Droge.

Drei Arten Cannabis werden unterschieden: Cannabis sativa, Cannabis indica und Cannabis ruderalis. Alle Varietäten, die entweder zur Fasergewinnung oder zur Drogenherstellung genutzt werden, fallen unter die Bezeichnung *Cannabis sativa,* sofern sie nicht aus der Anbauregion Afghanistan stammen. Manche Botaniker sprechen überhaupt nur von dieser einen Art. Sie findet sich nahezu überall auf der Welt. Mit Cannabis indica waren, wie es der Name schon andeutet, ursprünglich Arten gemeint, die aus Indien stammten. Heute bezeichnet *Cannabis indica* allerdings allgemein aus Afghanistan stammende Varietäten, die vorwiegend im Westen zur Herstellung von samenlosen Marihuanapflanzen gezüchtet werden.

Mit einer gewissen Berechtigung könnten wir heutzutage aber ebenso gut behaupten, dass diese gesamte Botanik Schnee von gestern ist. Der Einsatz der Gentechnik, das Kreuzen ausgesuchter

Hanfvarietäten sowie die Züchtung neuer Sorten haben alte botanische Grenzen zum Verschwimmen gebracht. Cannabispflanzen werden unter verschiedenen Gesichtspunkten immer wieder neu gezüchtet, wobei sortenreine Pflanzen Konkurrenz bekommen haben von Neuzüchtungen mit jeweils unterschiedlich gewichteten Sativa- und Indica-Anteilen.

Jede wirkstoffhaltige Cannabispflanze ist der reinste Chemie-»Baukasten«. Sie enthält über 460 chemische Verbindungen, die unterschiedlichen Gruppen zugeordnet werden. Die beiden wichtigsten Stoffgruppen sind die *Cannabinoide* und die *Terpenoide*. Die Cannabinoide sind für die pharmakologischen Wirkungen der Rauschdroge verantwortlich. Der stärkste psychoaktive Wirkstoff ist das *Delta-9-Tetrahydrocannabinol,* kurz *THC* genannt. Weitere bekannte Cannabinoide sind Cannabidiol (CBD), Cannabinol (CBN), Cannabigerol (CBG), Cannabichromen (CBC) und viele, viele andere.

Verschiedene Cannabissorten, alte Landrassen ebenso wie Neuzüchtungen, beinhalten mengenmäßig unterschiedliche Anteile an Cannabinoiden. Das Wechselspiel zwischen den Haupt- und den Nebencannabinoiden sowie dem psychoaktiven Hauptwirkstoff THC beeinflusst entscheidend die Qualität des Rausches. Zusätzlichen Einfluss auf den Verlauf des Rausches nehmen die psychoaktiv wirksamen Metaboliten des THC. Sie entstehen, wenn der Wirkstoff vom Konsumenten aufgenommen wird. Durch den Stoffwechsel in der menschlichen Leber wird THC metabolisiert, das heißt, der Wirkstoff wird vom Körper aufgenommen, benutzt und verändert. Das Ergebnis sind umgewandelte, verstoffwechselte und ihrerseits psychoaktive Wirkstoffe.

Die zweite wichtige Stoffgruppe der Cannabispflanze, die Terpenoid-Verbindungen, sind verantwortlich für die charakteristischen Merkmale von Rauschmitteln unterschiedlicher Herkunft. Insbesondere der Duft, der Geschmack, das Aroma beim Erwärmen sowie die jeweilige »Zähigkeit« von Haschisch sind das Ergebnis der Terpenoid-Eigenschaften.

Haschisch als Handelsware wird aus dem Harz und den Harzdrüsen der weiblichen Cannabispflanze gewonnen. In aller Regel wird es zu Platten gepresst, die man grob mit einem Schieferziegel vergleichen könnte. Der THC-Gehalt liegt im Durchschnitt zwischen 3 und 10 %. Selten erreicht er 20 % oder noch mehr. Ausgewählte Qualitäten, Finest Selection oder Homemade-Haschisch können auch zu runden Formen oder Münzen gepresst oder zu Haschklumpen und trüffelähnlichen Gebilden zusammengeknetet werden. Manche dieser Qualitäten weisen extreme Wirkstoffpotenz auf. Ungepresster Pollen oder Haschischpuder ist gleichfalls geeignet, des Kenners Herz und Sinne zu erfreuen.

Gewonnen wird Haschisch, das in der Lautmalerei des Arabischen als »das Wunder der Verwandlung bewirkende Kraut« Lobpreisung findet, grundsätzlich über zwei verschiedene Wege: durch das Abreiben des Harzes mit den Händen von den Blütenständen oder über das Ernten, Trocknen und Sieben der ganzen reifen Cannabispflanzen.

Das Abreiben mit den Händen erfolgt nach einer uralten Technik. Es ist mühevoll und arbeitsintensiv, zur Massenproduktion von Haschisch folglich ungeeignet. Mit der altertümlichen Methode des Harzreibens deckt der Cannabis gebrauchende Teil der ansässigen Bevölkerung in den traditionellen Anbauregionen der Erde seinen Eigenbedarf. Nebenbei dient das Harzreiben für ein wenig »schnelles Geld« durch den Straßenverkauf vor Ort.

Die weltweit große Nachfrage nach Haschisch hat zu moderneren Produktionsverfahren geführt. Für die kommerzielle Vermarktung auf dem Weltmarkt wird Haschisch daher vorwiegend durch Sieben gewonnen. Der dabei betriebene Aufwand sowie die Sorgfalt beim Sieben entscheiden maßgeblich über die Qualität des gewonnenen Stoffes. Über Hightech-Siebverfahren neuester Standards kann Harzpulver erster Güte gewonnen werden. Doch wie nahezu überall, wo sich die Gesetze des Marktes durchsetzen, funktioniert auch die aktuelle Haschischproduktion nach dem Motto: »Masse statt Klasse«. Spätestens beim Pressen des Harzpulvers werden Haschisch Streck- und Bindemittel hinzugefügt. Am gebräuchlichsten sind heute Hennapulver, Pflanzenfette und Kerzenwachs. Aber auch nicht harzhaltige Pflanzenteile, Terpentin, Maulbeer- oder Granatapfelsaft, Fruchtmark, Baumharz, Asche,

Teer sowie Milchpulver, Kondensmilch und Butterfette können unter das Haschisch gemengt sein. Konsumenten selbst vermuten bisweilen sogar Kameldung in der Ware. Der Nachfragedruck aus dem Westen, Gewinnsucht und Geldgier haben die »guten, alten Sitten« der traditionellen Haschischproduktion verdorben. Politische Wirren und Kriege oder langfristige wirtschaftliche, soziale und politische Umwälzungen in den jeweils bekanntesten Anbauregionen der Welt sowie die politische Drogenrepression ziehen ebenfalls immer wieder weitreichende Verschiebungen auf dem Welt-Haschischmarkt nach sich. Hochwertige Qualität einzukaufen ist möglich, jedoch schwierig. Um über bessere Qualität zu verfügen, bauen immer mehr Konsumenten ihr Cannabis in Eigenregie an. Samenbanken und spezialisierte »Grow-Shops« vertreiben das nötige Zubehör.

Haschisch konkurriert in der Gunst der Cannabisverehrer mit Marihuana, welches THC-haltige Teile der getrockneten weiblichen Cannabispflanze enthält. Meist werden Blüten, Blattspitzen und gelegentlich noch Stängelteile zu Marihuana vermischt. Der THC-Gehalt variiert im Durchschnitt zwischen 1 und 5 %. Modernste Treibhauszüchtungen treiben die Spitzenwerte allerdings in Höhen von 15 % THC und darüber. Die Gentechnik, die sich im Geschäft fest etabliert hat, feiert bei mancher Züchtung »fröhliche Urständ«. Marihuana ist für den Laien am ehesten mit dem Aussehen von ganz normalem Zigarettentabak oder losen Teeblättern zu vergleichen.

Haschischöl ist ein mithilfe organischer Lösungsmittel gewonnenes, zähflüssiges Konzentrat aus Haschisch. Es ist das seltenste Cannabisprodukt. Sein THC-Gehalt schwankt extrem. »Spitzenöle« mit Werten bis zu 60 % THC sind aber die absolute Ausnahme. Im Durchschnitt enthalten Haschischöle um die 20 % THC. Die Nachfrage nach dem Öl hält sich in Grenzen. Es ist bei den meisten Konsumenten nicht sonderlich beliebt.

In der verschärft geführten Auseinandersetzung um die »Suchtmittelkultur« unserer westlichen Gesellschaft wird immer aufs Neue der Vergleich zwischen Alkohol und Cannabis bemüht. Auf der ideologischen Ebene macht es wenig Sinn, eine Droge mit einer weiteren Droge zu vergleichen, um daraus Rückschlüsse und Legitimationen abzuleiten, ob das eine oder das andere Rauschmittel mit mehr oder weniger Risiko zu benutzen sei. Jeder Konsument verteidigt sein Suchtmittel, so gut er eben kann. Ein »Glaubenskrieg« um zweierlei Drogen ist indes wenig ergiebig. Auf einer eher bildlichen Ebene können wir Alkohol und Haschisch oder Marihuana allerdings miteinander in Beziehung setzen, um dem Laien eine genauere Vorstellung davon zu vermitteln, welch unterschiedliche Qualitäten von Cannabis es eigentlich gibt.

Vermutlich weiß jeder Mensch, der mit den Trinkgewohnheiten in unserer Kultur vertraut ist, dass die Qualität eines »guten Tropfens« von vielen Einflussfaktoren abhängt. Die Güte eines Weines wird maßgeblich bestimmt von der Rebsorte, dem Boden, auf dem sie wächst, den klimatischen Bedingungen der Anbauregion und selbst der Einzellage, dem Jahrgang, den Produktions- und Ausbaumethoden nach der Weinlese, dem »Ehrenkodex« des Winzers, der Begeisterung für seinen Beruf sowie seinem Stolz auf das von ihm zu verantwortende Endprodukt. Bei Cannabis ist das nicht anders. Die Qualität der Ernte hängt entscheidend von der Anbauregion und ihren klimatischen Bedingungen ab. Wie beim Rebensaft gibt es »große« und »kleine« Jahrgänge, also Ernten besserer oder minderer Güte. Der Boden, auf dem die Pflanzen gedeihen, beeinflusst die Farbe und Grundkonsistenz des Harzpulvers ebenso wie die angebaute Cannabissorte. Vergleichbar den hoch geschätzten Anbauregionen und »Appellationen« beim Wein, existieren bei Haschisch legendäre Qualitäten und Herkunftsbezeichnungen. »Schwarzer Afghane«, »Dunkelbrauner Pakistani«, »Roter Libanese«, »Grüner Türke«, »Blonder Marokkaner«, »Maroc Zero-Zero«, »Bombay Black« oder »White Butterfly« aus den Niederlanden sind jedem erfahreneren Konsumenten geläufige Bezeichnungen; zumindest waren sie es über Jahrzehnte hinweg. In jüngerer Zeit treten solche Gütesiegel, die an eine legendär verbürgte Herkunft von Cannabis gebunden sind, in den Hintergrund. Von ihrem angestammten Platz verdrängt werden sie durch immer neue Züchtungen und Varietäten von Cannabispflanzen, welche ihrerseits zu Ruhm und Ehre gelangen. Das »Spiel« mit der Genetik ist auch aus der Cannabiskultur nicht mehr wegzudenken. Manche Neuzüchtung feiert weltweite Erfolge, andere genießen eher einen lokal begrenzten Ruf.

Wie jeder Wein seine ihm eigene Duftnote entfaltet, verströmen Haschisch und Marihuana alter wie neuer Prägung unterschiedliche Aromen, die grob an Weihrauch und Räucherstäbchen erinnern. Der typische Geruch von Haschischrauch ist auffällig süß und schwer. Wer ihn einmal gerochen hat, wird ihn jederzeit wiedererkennen. Nicht bloß in den äußeren Merkmalen wie Farbe, Konsistenz und Geruch unterscheidet sich Haschisch verschiedener Sorte und Qualität, sondern besonders in den wahrnehmbaren Merkmalen seiner Feinwirkungen. Saatgutbanken, Grower und Weeder züchten zum einen mit viel genetischem Wissen, zum anderen aber auch mit Glückstreffern immer wieder an der einen oder anderen Eigenschaft von Cannabispflanzen herum. Erfahrene Konsumenten wählen eine Sorte des Mittels ihrer Wahl nach der von ihnen bevorzugten Art des Hochgefühls. Wem der Sinn nach Abwechslung steht, probiert sich durch den Markt der Möglichkeiten durch.

So, wie Weine regelmäßig verkostet werden, um ihre Qualität zu bestimmen, küren die Cannabisverehrer jährlich ihre Favoriten. Dazu eine Kostprobe: Beim Cannabis Cup 2000 erklomm »Kali Mist« als Produkt der Superlative den Thron der Sativa-Sorten. Im Test offenbarte »Kali Mist« die »klassischen Sativa-Effekte in besonderer Schärfe, ein High-Energy-Flash, der körperlich-geistig lang anhaltend, zugleich energetisierend und inspirierend wirkt. Ein absolut Party-kompatibles Gras, kein Couchdrücker wie manche Afghan-Indica. Jeder kennt die Situation bei einem zünftigen Rauchabend, dass irgendwann der Blick in die Runde allgemeines Vorsichhindämmern zeigt und dringend was passieren muss, damit nicht jeder dem süßen Schlafe anheimfällt. Dann tritt Kali Mist auf den Plan, denn sie ist eine der wenigen Hanf-Varietäten, die in der Lage ist, Licht in den Nebel zu bringen, die mit ihrem schlagartigen Wirkungsprofil quer durch Müdigkeitsphasen schneidet«. In der Gesamtbewertung wurde »Kali Mist« im »hanfblatt«, dem

»Magazin für die Hanfkultur«, als »die Sorte mit dem stärksten und langanhaltendsten ›Uplifting‹ High, dem attraktivsten Aussehen und dem besten Aroma« gepriesen. Mit ihren sehr harzigen, filigran gewirkten Blütenständen gehört Kali Mist nach wie vor zum Besten, was die Sativa-Sortenwelt zu bieten hat. Die regelmäßige Verkostung konkurrierender »High-End-Cannabis«-Sorten, die nach einem strengen Punktesystem und den Kategorien Anbau, Aussehen, Konsistenz, Geruch, Geschmack sowie Wirkung bewertet werden, ergibt charakteristische Sortenbeschreibungen, die den blumigen Bewertungen in den Hochglanzprospekten gediegener Weinhäuser in nichts nachstehen.

Stellen Sie sich vor, es gäbe nur eine einzige große Weinmesse zur Prämierung der besten Tropfen. Völlig unvorstellbar! Und so heißt es werbeträchtig: »Wie in vielen Bereichen, in denen Innovation und professionelle Exzellenz eine Einheit bilden, hält die Cannabis-Community jedes Jahr diverse Festivals und Zusammenkünfte ab, bei denen den feinsten Cannabissorten und Hybriden Cups und andere Preise verliehen werden«. Die Zahl der Länder und Städte, in denen Cannabis-Wettbewerbe veranstaltet werden, nimmt von Jahr zu Jahr zu. Sie unterscheiden sich vorwiegend durch ihr Verständnis von Kommerzialität. Über die Jahre hinweg gibt es sowohl wechselnde prämierte Cannabisprodukte der Extraklasse wie Sorten, die regelmäßig erste Plätze belegen. Die am meisten ausgezeichnete Cannabissorte der Welt ist »Jack Herer«, benannt nach dem »Emperor of Hemp« und gezüchtet von der Sensi Seed Bank, einem der erfolgreichsten Samenunternehmen mit florierendem Versandhandel für Samenkulturen. Hanfsamen und Anbau sind eine Wissenschaft für sich. Neben regulären Samen existieren extra »feminisierte« Hanfsamen, die mit dem Ziel gezüchtet werden, dass die Blüten genau die harzigen »Buds«, also Blütenstände produzieren, die von den Growern gefragt sind. Weiterhin sind »autoflowering«, selbstblühende Samen im Angebot, die für eine einfache Ernte von hochwertigem Cannabis ohne viel Arbeit sorgen.

So schön, filigran und abwechslungsreich erntereife Cannabispflanzen aussehen, so fantasievoll klingen auch ihre Namen.

Den schmückenden Verheißungen auf Winzeretiketten stehen sie jedenfalls in nichts nach. Derzeit ganz hoch im Kurs rangieren die sehr individuellen und charismatischen Mitglieder der »Blue Family«. Aus dem ursprünglichen Genpool gezüchtete Sorten wie Blue Velvet, Purple Passion, Blue Heaven oder Blue Moonshine genießen bereits legendären Ruf. Letztere wird besonders wegen ihres »lang anhaltenden narkotischen Highs mit starker Körperwirkung« geschätzt. Die reine Sativa »Molokai Frost«, die auf eine hawaiianische Landrasse zurückgeht und »intensiv nach tropischem Kaugummi und Mandarinen« schmeckt, ruft eher ein »psychedelisches Up-High der Extraklasse« hervor. »Reclining Buddha«, große Indoor-Sortenkunst, die mit ihrer »stark ausgeprägten Fruchtigkeit an Wildkirsche erinnert«, bringt den Besitzer bei ihrem Gebrauch mit einer »Richtung Trance gehenden Wirkung« auf »die Buddha-Spur«, liefert aber aufgrund ihrer fein abgestimmten Züchtung »genug Energie, um zu verhindern, dass das beruhigende Lächeln des Buddhas den Konsumenten ins Reich des Schlafes versetzt«. Solche Beschreibungen von Cannabiszüchtungen der Spitzen- und Extraklasse, die mit Premier Grand Cru Classé und Cru Bourgeois Spitzengewächsen beim Wein vergleichbar sind, verdeutlichen eindrücklich, dass die Cannabisconnaisseure in einem Punkt entscheidend aufrichtiger sind als die Verehrer »guter Tropfen«: Sie geben offen zu, dass sie Cannabis wegen seiner Vielfalt an psychoaktiven Wirkungen schätzen und nicht bloß wegen seiner Farbe, seines Aussehens, seines Aromas oder seines Geschmacks. Auf differenzierte Aussagen zu den Finessen und Wirkungen einer Flasche Wein auf Körper, Geist und Seele wird man bei Weinverkostungen vergeblich warten.

Diese Seite der Cannabiskultur ist den meisten Menschen absolut fremd. Doch mit welchem Recht möchte jemand aufstehen, um sie zu belächeln oder sich gar darüber zu erheben? Vermarktungsstrategien wie Marktgesetze folgen sowohl bei Cannabis wie bei Alkohol ähnlichen Regeln. Genau wie die Gewinnsucht dazu führt, dass bei der Herstellung von Wein immer wieder gepanscht wird, führt die gesteigerte Nachfrage nach Haschisch zur Verschlechterung herkömmlicher Qualitäten. Mancher Weinliebhaber würde angewidert vom Genuss seines »guten Tropfens« ablassen, bekäme er eine ähnlich schlechte Ware angeboten, wie sie heutzutage vielfach an Haschischkonsumenten verkauft wird. Die minderwertige Qualität manches handelsüblichen Stoffes würde beim Rebensaft gerade noch zur Herstellung billigen Essigs taugen. Ein Cannabiskonsument, der nicht betrogen werden will, ist also gut beraten, sich ausreichend Kenntnisse über die Qualitätsmerkmale von Haschisch und Marihuana anzueignen, um beim Kauf seine »Handelsklasse« überprüfen zu können. Diese Kompetenz unterscheidet den erfahrenen Kiffer vom unerfahrenen Gelegenheitsgebraucher. Immer öfter macht sie den bloßen Konsumenten zudem zum Grower, welcher seine eigenen Sämlinge oder Stecklinge im Eigenanbau hegt und pflegt und den gesamten Lebenszyklus seiner Pflanzen bis zur Ernte mit durchlebt.

Was nutzt uns der Vergleich von Alkohol und Cannabis auf einer solch bildhaften Ebene? Für den Umgang mit bereits bestehenden Problemen oder gar für deren schnelle Lösung wenig. Aber so, wie die »Bacchus-Kultur« des Weines eine »Wissenschaft für sich« und ein unerschöpfliches Gesprächsthema in manch geselliger Runde ist, kommt der Cannabiskultur ein ähnlich hoher Unterhaltungswert zu. Entsprechende Sachkenntnisse über den Stoff des Haschisch-»Connaisseurs« ermöglichen manch entspanntes Gespräch mit Kiffern, die zunächst überhaupt nicht bereit sind, auf hinterfragenderen Ebenen über ihren Rauschmittelgebrauch zu sprechen. Unbefangen und unvoreingenommen mit ihnen über den Stoff, aus dem die Träume sind, fachsimpeln zu können ist in vielen Fällen ein Gewinn auf der Beziehungsebene. Wenn wir jahrtausendealte Cannabistraditionen ebenso ernsthaft gelten lassen können wie die Kultur des Weines, haben wir jenseits von Ablehnung, Verboten oder gar Hysterie eine andere Verständigungschance, um tiefer liegende Probleme anzugehen. Es bedeutet gleichzeitig, den Kiffer ernst zu nehmen in dem, was ihm wichtig ist und ihm am Herzen liegt. Mit einer solchen inneren Haltung lassen sich später mit wahrscheinlicherem Erfolg weitere Türen öffnen.

»Auf der Straße« oder »in der Szene« kursieren viele Wörter, Namen und Begriffe für verschiedene Cannabisprodukte. Das ist nicht nur für den Laien, sondern sogar für die Konsumenten selbst manchmal derart verwirrend, dass sie den Durchblick verlieren. Deshalb kläre ich hier die wichtigsten Begriffe.

Haschisch wird auch als »*Dope*« oder »*Shit*« bezeichnet. »Shit!«, könnte ein Käufer heutzutage laut ausrufen, wenn er sich über die tatsächliche Qualität dessen im Klaren wäre, was er gerade erworben hat. Manch gängige Handelsqualitäten haben in der Tat mehr mit »Mist« als mit hochwertiger Qualität zu tun. Unerfahrenen Konsumenten und Probierern ist nahezu jeder »Dreck« als Haschisch zu verkaufen. Es ist noch nicht lange her, dass sogar ausdrücklich verdorbenes, völlig unbrauchbares Haschisch unter der ausschmückenden Verwendung von Fantasienamen als besonders hochwertig angepriesen wurde. Nach dem Motto »Der Kunde will betrogen werden« gelangte der »Schimmelafghan« so zu seinem berühmt-berüchtigten Ruf. Ein für alle Mal: Ganz im Gegensatz zu dem kulinarisch geschätzten »Blauschimmelkäse«, der durch Edelschimmel verfeinert wird, handelt es sich bei verschimmeltem Haschisch niemals um ein edles, sondern um ein verdorbenes Produkt.

»*Piece*« oder »*Ecken*« bezeichnen mitnichten eine eigene Drogensorte, wie viele Jugendliche fälschlicherweise meinen. Es handelt sich dabei schlicht um ein von einer gepressten Cannabisplatte abgebrochenes oder abgeschnittenes »Stückchen« Haschisch oder einen Brocken Cannabisharz von unterschiedlicher Größe.

Mit »*Grass*«, »*Gras*«, »*Heu*« oder »*Pot*« ist Marihuana gemeint. »Gras« oder »Heu« ist also nicht misszuverstehen als das normale Gras, welches auf der Wiese wächst. Wer an dieser Stelle vorschnell lacht oder ungläubig den Kopf schüttelt, verkennt die Realität. Denn leider ist es nicht nur eine zur Erheiterung beitragende Anekdote, dass uninformierte Jungen und Mädchen, die von »Gras« und seinen berauschenden Wirkungen reden hören, genau diesem Irrtum aufsitzen. Es kommt in der Realität wesentlich häufiger vor, als man glauben mag, dass neugierige Probierer Wiesenheu rauchen. Wird das im Kreis der Altersgenossen bekannt, werden sie selbstverständlich gnadenlos ausgelacht und beschämt. Um auch das festzuhalten: Es ist überhaupt keine Schande, erst einmal nicht zu wissen, dass »Gras« im Drogenjargon »Marihuana« meint. Heikel wird die Sache erst, wenn man versucht seiner Beschämung zu entgehen, indem man wie ein 13-jähriges Mädchen immer wieder demonstrativ gewöhnliches Wiesenheu raucht, »weil das in der Lunge so schön zieht«.

Aus ferneren Regionen der Welt stammt das etwas exotischere Cannabisvokabular: Aus dem indischen Raum ist der Begriff »*Ganja*« zu uns gelangt. Ganja bezeichnet sowohl die Cannabispflanze wie die getrockneten Marihuanablüten. »*Bhang*« ist das gleichfalls aus Indien eingewanderte Wort für Marihuanablätter sowie für ein aus der Marihuanapflanze bereitetes Getränk mit milder euphorisierender Wirkung. »*Charas*« ist eine indisch-nepalesische Bezeichnung für handgeriebenes Haschisch. Das traditionelle marokkanische Wort »Kif« bezeichnet einerseits die Cannabispflanzen und -blüten, andererseits die beliebte rauchbare Mischung aus Cannabis und Tabak. »*Majoun*« ist ein gebräuchlicher Begriff für arabisches oder indisches Hanfkonfekt. Für seine Zubereitung gibt es die mannigfaltigsten Rezepte. Gleichgültig, nach welcher Rezeptur Majoun zubereitet wird, es gilt traditionell als wohlschmeckende Köstlichkeit mit überaus angenehmen psychischen Begleitwirkungen.

»*Pollen*« meint zwar im Szenejargon eine bestimmte Güte hellgelben Haschischs, ist aber primär die exakte Bezeichnung für den Blütenstaub, der aus den männlichen Cannabispflanzen zur Bestäubung und Befruchtung der weiblichen Blüten freigesetzt wird. Unbefruchtete und daher samenlose weibliche Cannabispflanzen sowie samenloses Marihuana sind unter dem Namen »*Sinsemilla*« bekannt. Er ist eine Zusammenziehung der spanischen Worte *sin* (ohne) und *semilla* (Samen).

Alle aufgeführten Begriffe können Erwachsenen begegnen, wenn sie mit jungen Menschen zu tun haben, die Umgang mit Cannabis pflegen. Zu wissen, dass sich hinter allen wohlklingenden Wörtern ein Produkt aus Cannabis verbirgt, ist nützlich zur Entängstigung. Cannabisdrogen von weit härteren Rauschgiften unterscheiden zu können hilft, aufsteigende Ängste im Zaum zu halten, wenn man persönlich vom Rauschmittelgebrauch junger

Menschen betroffen ist. Ich erinnere mich an eine Mutter, die vor Angst überzuschnappen drohte, als sie in Erfahrung brachte, dass ihre Tochter »Ganja« benutzte. Dass jene nicht einmal in Ansätzen die Bereitschaft zeigte, ihrer Mutter zu erklären, worum es sich dabei handelte, steigerte deren Argwohn ins Unaushaltbare. Der Angstpegel sank um ein Vielfaches, als ich der Mutter »Ganja« erklärte. Die relative Beruhigung versetzte sie in die Lage, sich wieder dem Wesentlichen, nämlich der gestörten Beziehung zu ihrer Tochter, zuzuwenden.

Zur Geschichte von Cannabis:
Verbürgtes, Legenden, Mythen

Eine vollständige Kulturgeschichte des Hanfs zu verfassen wäre ein zum Scheitern verurteiltes Unterfangen. Es müsste nämlich nicht nur die Geschichte einer steinalten Kultur- und Rauschpflanze nachzeichnen, sondern gleichzeitig diejenige ganzer Regionen der Erde über Jahrtausende hinweg.

Zusätzlich darin verwoben wäre der historische Werdegang vieler Völker und Stämme, sowohl untergegangener wie heute noch bedeutsamer. Die Geschichte des Hanfs jedoch zumindest in ihren Grundzügen zu kennen macht die Faszination verständlicher, die die Pflanze auf so viele Menschen ausübt. Es erleichtert zudem das Verständnis mancher Legenden- und Mythenbildung um Cannabis.

Seit Jahrtausenden besitzt die Cannabispflanze einen hohen Wert für die Menschen. Sie haben sich ihrer zur Fasergewinnung sowie als Nahrungs- und Heilmittel bedient. Das erste chinesische Papier war aus Hanf gefertigt. Die erste Gutenberg-Bibel wurde auf Papier aus Hanf und Flachs gedruckt. Lange vor Christus wurden Kleidung, Taue, Segelzeug und Fischernetze aus der robusten Hanffaser hergestellt.

Die psychoaktiven Inhaltsstoffe des Cannabis wurden gleichfalls bereits in vorchristlicher Zeit bei kultisch-religiösen Zeremonien und zu Heilungsritualen eingesetzt.

Der geografische Ursprung von Cannabis lässt sich nicht mehr mit Gewissheit bestimmen. Vieles spricht dafür, dass seine Urheimat in Zentralasien oder im indischen Himalaja liegt. Als Nutzpflanze wurde Hanf zuerst in China und Indien angebaut. Noch lange vor Christus gelangte das Gewächs durch Eroberungszüge, Wanderungsbewegungen und Handel nach Europa und Afrika. Im

16. und 17. Jahrhundert unserer Zeitrechnung wurde Cannabis gezielt in Nord-, Mittel- und Südamerika verbreitet.

Die frühesten kulturhistorischen Funde, welche die Verwendung von Cannabis zur Faserherstellung dokumentieren, stammen aus Grabungsstätten in China, die auf etwa 4200 Jahre vor Christus datiert werden. Cannabissamen waren den Chinesen ein wertvolles Nahrungsmittel. Als medizinisch vielfach einzusetzendes Heilmittel wird Cannabis erstmals im »Shen Nung Pen Ts'ao« erwähnt, einem chinesischen Heilkunde- und Arzneimittelbuch, welches dem Vernehmen nach von dem sagenhaften Kaiser Shen Nung im Jahre 2737 vor Christus verfasst wurde. Im »Ming-i Pieh-lu«, das im 5. Jahrhundert vom angesehenen Arzt T'ao Hung niedergeschrieben wurde, findet sich ein früher Verweis auf die rituelle Verwendung und die euphorisierenden Wirkungen von Cannabis. Dort heißt es zum Gebrauch des Gewächses: »Geisterbeschwörer und Schwarzkünstler verwenden es in Verbindung mit Ginseng, um die Zeit vorrücken zu lassen und künftige Geschehnisse zu offenbaren.«

In der indischen Kultur gilt Cannabis seit alters als »Geschenk der Götter«. Es wird als Pflanze mit magischen und heilenden Kräften verehrt. Das »Atharvaveda«, die Wissenschaft der Zaubersprüche, das als vierte Sammlung der heiligen vedischen Texte zwischen 1500 und 1200 vor Christus verfasst wurde, verweist auf die wohltuenden heilenden Eigenschaften von Bhang oder Marihuana bei der Behandlung von Krankheiten. Ebenso werden traditionelle sakrale Zeremonien zu Ehren der Götter beschrieben. Auch die ayurvedische Medizin, die den Menschen »als Ganzes« behandelt und deshalb in unserer westlichen Kultur immer mehr Anhänger findet, lobt die überaus nützlichen Wirkungen von Bhang bei zahlreichen Krankheitsbildern. Noch heute ist Cannabis als Opfergabe bei den indischen Tempelwächtern nicht wegzudenken, da es als geheiligter Vermittler zwischen den Menschen und den Göttern gilt.

Oft werden skythische Nomadenstämme als diejenigen Völkerschaften beschrieben, die Cannabis bewusst früh als Rauschmittel benutzt hätten. Es spricht jedoch einiges dafür, dass Geschichtsschreiber wie Archäologen eine skythische Legende an die nächste reihten, sodass es schließlich zu Überinterpretationen und zu Missverständnissen kam.

Die skythischen Reitervölker durchstreiften gegen 1500 vor Christus ganz Asien und das russische Sibirien. Ihre Wanderungen führten sie bis 700 vor Christus bis nach Indien und Persien, wo sie Cannabis bereits vorgefunden haben müssten. Wirtschaftliche Interessen bewegten die Skythen zu Handlungsreisen bis nach Europa. Im Kriegsfall praktizierten sie eine Politik grausamer Unbarmherzigkeit. In Friedenszeiten betrieben sie erfolgreich Landbau und erwiesen sich als geschickte Handwerker. So bauten sie zielgerichtet Hanf zur Tuchproduktion an. Außerdem verwendeten sie das magische Gewächs bei rituellen Begräbnisfeiern als Sakrament.

Besonders jener etwa 500 vor Christus vom griechischen Geschichtsschreiber Herodot beschriebene Brauch gab Anlass zu Missverständnissen. Herodot berichtete, wie die Skythen Zelte aus Tierhäuten und wollenen Decken bauten, in denen sie in speziellen Räuchergefäßen auf heißen Steinen Cannabissamen verbrannten: »Die Skythen nehmen von diesem Hanf die Samen und schlüpfen dann unter die bereits beschriebenen Wolldecken; hernach werfen sie den Samen auf die durch Feuer rot glühenden Steine; der hingeworfene Samen fängt sofort an zu rauchen und verbreitet einen solch wohlriechenden und kräftigen Dampf, dass kein hellenisches Schwitzbad diesen übertreffen dürfte; die Skythen brüllen dann vor Freude über ein solches Schwitzbad: Denn es dient ihnen statt eines Bades, weil sie nämlich überhaupt ihren Leib mit Wasser nicht waschen.«

Aus Herodots Schilderungen sowie einigen archäologischen Funden wurde der Schluss gezogen, dass die Skythen bereits Cannabis geraucht bzw. inhaliert hätten, um sich zu berauschen. Restlos überzeugende Beweise gibt es jedoch nur für die Tatsache, dass bei Begräbnisritualen und der damit einhergehenden Reinigungszeremonie Cannabissamen verbrannt wurden. Keine unmittelbaren Belege existieren indes für die Legende, dass bei solchen Ritualen bewusst harzreiche Cannabisblüten verdampft worden wären, um euphorische Zustände zu bewirken. Die Cannabissamen entfalten ihrerseits keine psychoaktiven Wirkungen. Sie dienten den

Skythen nebst Zypressen, Zedern und Weihrauch ausschließlich als Räucherwerk. Auszuschließen ist nicht, dass die Skythen sich bereits an Cannabis berauschten. In jedem Falle war ihr ritueller Gebrauch der Rauschdroge etwas völlig anderes als der beliebige Cannabisgebrauch in unseren Zeiten.

Vergleichen lässt sich das reinigende skythische Dampfbad mit schamanistischen Schwitzhüttenritualen, wie sie sich bei heutigen »Wahrheitssuchern« zunehmender Beliebtheit erfreuen, nicht selten in Verbindung mit psychoaktiven Drogen.

Eine besonders hartnäckige Legende wird immer wieder absichtsvoll benutzt, um einen ursächlichen Zusammenhang zwischen Haschischgebrauch und Aggressivität zu belegen. Sie betrifft die »Mörderbande der Assassinen«. Die Legende nimmt ihren Ursprung in der Erzählung über den »Alten vom Berge«, Scheich Hassan Ibn Al-Sabbah. Ihr zufolge wird der zielgerichtete Gebrauch von Haschisch in Verbindung gebracht mit einem in Persien beheimateten islamischen Kult. Dessen Anhänger seien mithilfe von Haschisch dazu angehalten worden, gedungene Morde zu begehen. Den historisch-politischen Nährboden, auf dem die Legende gedieh, bildeten frühe innerislamische Auseinandersetzungen um den rechten islamischen Weg und seinen führenden »Imam«. Die 1090 nach Christus gegründete Bruderschaft um Hassan Ibn Al-Sabbah und seine nachfolgenden Großmeister bestand aus den Ismaeliten oder »Nizari«. Sie hatten sich zum Ziel gesetzt, ihr politisch-religiöses Selbstverständnis im gesamten Islam durchzusetzen. Ihre Zeit endete 1256 mit dem Fall ihrer letzten islamischen Festung »Alamut«.

In den Jahren 1209/10 nach Christus berichtete erstmals der Abt Arnold von Lübeck, welcher sich mit den Kreuzzügen beschäftigte, über die Ismaeliten. Etwa hundert Jahre später trug Marco Polo zur weiteren Verfestigung der Legenden um den Orden bei. Zur Zeit seiner Berichte aus zweiter Hand waren die religiös motivierten Taten der Ismaeliten bereits zu sagenhaft ausgeschmückten Erzählungen gediehen.

Wie kam es nun aber zu der irreführenden und unhaltbaren

Verbindung von Haschischgebrauch und fanatisierten Morden in der Legende um die Assassinen? Der Konsum von Haschisch in Persien, Arabien und im gesamten Nahen Osten war bereits bekannt. Das Wort »Haschischin« oder »Haschischesser« bezeichnete den Missbrauch der Substanz. Den Ismaeliten wurde der Beiname »Haschischin« verliehen, weil man ihnen gängigen Berichten zufolge unterstellte, gezielt ein Rauschmittel zu verwenden, um ihre Anhänger gefügig zu machen. Vermutlich enthielt die Bezeichnung »Haschischin« auch einen Unterton von Verächtlichkeit für ihre fanatischen Anschauungen und Gebräuche. Dass sie ihre Gegner gewaltsam aus dem Weg zu räumen pflegten, ist unbestritten. Dass sie dafür Haschisch verwendeten, ist erstens nicht belegt, und zweitens stimmt mordende Gewalttätigkeit in keiner Weise mit dem Wirkungsspektrum von Haschisch überein. Sofern die Ismaeliten überhaupt Cannabis gebrauchten, mussten sich die Attentäter jedenfalls vor ihren Anschlägen in strenger Enthaltsamkeit üben: »Haschisch macht sanft; der Dolch trifft dann nicht, da das Herz zu Zärtlichkeiten neigt«, belehrt eine ihrer Schriften.

Es bedurfte überhaupt keiner Droge, um gläubige Anhänger der religiösen Bruderschaft gefügig zu machen. Gläubiger Fanatismus wirkt wie eine Droge an sich und hat sich zu einer neuen Geißel der Menschheit ausgewachsen. Die afghanischen Taliban beispielsweise, welche mit ungebrochenem religiösem Eifer ihr Bild vom »Gottesstaat« durchzusetzen versuchen, sind zeitgenössische Nachfahren der Ismaeliten. Überall, wo religiös motivierter Fundamentalismus am Werk ist, findet der berühmte Satz des nahezu vergessenen Karl Marx sein neues Verständnis: »Religion ist Opium fürs Volk«, und spaltet Menschen in Rechtgläubige, Ungläubige oder Falschgläubige.

Die hartnäckige These, die Assassinen hätten unter Drogeneinfluss gemeuchelt, ist politisch weidlich ausgenutzt worden. Noch Jahrhunderte später stand sie Pate bei der Verfolgung von Marihuana als »Mörderkraut« in den USA.

Die zentralasiatischen und vorherrschend islamischen Regionen Afghanistans und des 1934 von China und der Sowjetunion geteilten Turkestans waren über Jahrhunderte hinweg traditionelle Hochburgen orientalischer Haschischkultur. Durch die politischen Verwerfungen und Konflikte der letzten Jahrzehnte haben sie zwar vorübergehend ihre Bedeutung als aktuelle Anbaugebiete für Cannabis eingebüßt. Doch inzwischen hat sich insbesondere Afghanistan wieder eine Spitzenposition im Cannabisanbau erobert. Was im Übrigen allerorten erhalten blieb, sind die uralten Gebräuche im Umgang mit Haschisch.

Im europäischen Raum waren die psychoaktiven Wirkungen von Cannabis lange Zeit unbekannt. Den antiken Griechen und Römern waren sie wenig vertraut. Wohl aber wurde etwa mit Beginn der neuen Zeitrechnung in Griechenland und im alten Rom die Verwendung von Cannabis als Heilmittel populär. Die berühmtesten Ärzte des Altertums, Plinius, Dioskurides und Galenus, verwendeten den Pflanzensaft und die Samen äußerlich angewendet gegen Schmerzen, Gelenkbeschwerden und Gicht. Die »oberen Zehntausend« im alten Rom genossen aber offensichtlich bereits ein wohlschmeckendes Hanfkonfekt. Galenus, der 129 bis 199 nach Christus lebte und als Arzt tätig war, vermerkte dazu: Wenn das Cannabiskonfekt »in großer Menge verzehrt wird, erzeugt es eine Wirkung auf den Kopf«.

Die pharmakologischen Erfahrungen der antiken Ärzte mit Cannabis beeinflussten die gesamte europäische Medizin bis zum Ende des Mittelalters. In den folgenden Jahrhunderten wurden allerdings zunehmend weitere Erkenntnisse mit den heilsamen Wirkungen von Hanfarzneien gesammelt. Die heilkundige Äbtissin Hildegard von Bingen, John Parkinson, ein englischer Kräuterarzt, der Schotte Sir William Brooke O'Shaughnessy und viele weitere Heiler priesen einhellig die medizinischen Qualitäten der Hanfpflanze.

Zur fantastischen Mythenbildung um Haschisch hat insbesondere eine kleine Gruppe französischer Intellektueller beigetragen, die zwischen 1845 und 1849 in Paris mit dem Stoff experimentierte. Es war vorwiegend ein Zirkel von Schriftstellern und Malern,

die sich im Hôtel »Pimodan« auf der Seine-Insel Saint-Louis trafen und als der »Club des Hachichins« in die Cannabisgeschichte
eingingen. Die literarischen Zeugnisse über ihre Rauscherlebnisse
werden gerne unhinterfragt zitiert, um die dramatischen und tief
greifenden Wirkungen von Haschisch zu belegen. Die Realität
der Geschichte ist allerdings weit weniger romantisierend als die
um den Club gesponnenen Mythen. Ausgangspunkt für den Ha-
schischclub war der »Seelenarzt« Jacques Joseph Moreau de Tours,
der, von klinisch-psychologischem Erkenntnisinteresse getrieben,
an veränderten Persönlichkeitszuständen jenseits des »Normalen« interessiert war. Demzufolge verabreichte er seinen willigen
»Versuchskaninchen« abenteuerlich hohe Dosen von Haschisch,
die zudem oral genossen wurden, was ihre Wirkung noch einmal
deutlich verstärkte. Die während mehrerer »Diners« im Club als
Vorspeise servierte Haschischzubereitung war die zur damaligen
Zeit geläufigste Art, das berauschende Mittel zu genießen. Es handelte sich um »Dawamesc«, eine des Öfteren als »grünliche Kon-
fitüre« umschriebene Süßspeise auf der Basis von Haschischbutter,
deren Herstellung Moreau de Tours exakt festgehalten hat. Die
extrem hohen Dosen waren dazu gedacht, besonders bewegende
Rauscherlebnisse hervorzurufen, die ausdrücklich als »Fantasia«-
Trips bezeichnet wurden.

Théophile Gautier zeichnete seine Erlebnisse anlässlich mehrerer Abendmahle im Hôtel Pimodan in seinem erstmals am 1. Fe-
bruar 1946 in »La Revue des Deux Mondes« veröffentlichten
Bericht auf, nach dessen Titel der gesamte Zirkel seinen gleich
lautenden Namen erhielt: »Le Club des Hachichins«. Gautier malt
mit Worten:

»Eine leichte Wärme überkam mich, und der Wahnsinn, einer Woge glei-
chend, die gegen eine Klippe schäumt und sich wieder zurückzieht, um
erneut gegen den Fels zu branden, trat in mich ein, verließ meinen Kopf
wieder und brach dann völlig über mir zusammen. Die Halluzination, dieser seltsame Gast, war in mir lebendig geworden ... Allmählich füllte sich
der Salon mit ungewöhnlichen Figuren, wie man sie nur auf den Stichen

Callots oder den Aquatinten Goyas findet; ein Mischmasch aus Lumpen und Fetzen, tierischen und menschlichen Gestalten. Zu jeder anderen Zeit hätte ich mich in einer solchen Gesellschaft nicht wohlgefühlt, doch jetzt lag nichts Drohendes in diesen Ungeheuern. List, nicht Bosheit blitzte aus ihren Augen. Nur bei einem gutmütigen Grinsen vermochte man die ungleichen Hauer und spitzen Zähne zu entdecken … Der etwas krampfhaften Ausgelassenheit am Anfang folgte nun ein unaussprechliches Wohlbehagen, ein Frieden ohne Ende. Ich befand mich in der glücklichsten Phase des Haschischrausches … Ich fühlte meinen Körper nicht mehr, die Fesseln der Materie und des Geistes waren gelöst; nur kraft meines Willens bewegte ich mich in ein Medium, das mir nicht den geringsten Widerstand entgegensetzte. Auf diese Weise, vermute ich, agieren Seelen in der Welt, in der wir nach dem Tode einkehren … Ich begriff, welche Freude höhere Wesen und Engel je nach dem Grade ihrer Vollkommenheit spüren, wenn sie Ätherwelten und Himmel durchstreifen, und wie sich Ewigkeit im Paradies anfühlt … Mühsam erhob ich mich und ging auf die Tür zu, welche ich erst nach geraumer Zeit erreichte, da mich eine unbekannte Macht nach jedem dritten Schritt wieder einen zurückzog. Nach meiner Schätzung mussten zehn Jahre verstrichen sein, als ich diese Entfernung zurückgelegt hatte … In der Tat fühlte ich, wie meine Glieder zu Stein erstarrten. Bis zur Körpermitte war ich zu einer Statue geworden … Nichtsdestotrotz gelangte ich zum Treppenabsatz, und ich versuchte hinunterzugehen … Als ich hinabblickte, sah ich einen Abgrund aus Stufen, Strudel von Wendeltreppen, verwirrende Spiralwindungen. Diese Treppe muss einfach bis zum Ende der Welt vorstoßen, dachte ich, während ich mechanisch weitertappte. Erst am Tage nach dem Jüngsten Gericht würde ich unten ankommen … Dann verlor ich völlig die Nerven; ich wurde wahnsinnig und fantasierte … Verzweiflung hatte mich gepackt, denn als ich mit der Hand an meinen Schädel fuhr, spürte ich, dass er offen war. Daraufhin schwand mir das Bewusstsein.«

. . . .

Mit einem früheren Haschischrausch, dessen aufeinanderfolgende Phasen als Bericht am 10. Juli 1843 im Journal »La Presse« erschienen, liefert Gautier dem ärztlichen Erkenntnisinteresse Moreaus weiteren Stoff:

»Mein Körper schien sich aufzulösen und durchsichtig zu werden. Das Haschisch, das ich gegessen hatte, sah ich sehr deutlich in meiner Brust in Form eines Smaragds, der Millionen kleiner Fünkchen sprühte ... Rings um mich waren ein Rieseln und Einstürzen von Steinmassen in allen Farben und in stetem Wechsel, das nur mit dem Spiel des Kaleidoskops verglichen werden kann. In manchen Augenblicken sah ich nur noch meine Kameraden, jedoch verändert, halb Mensch, halb Pflanze, mit dem nachdenklichen Aussehen eines Ibis, auf dem Fuße eines Vogels Strauß stehend, mit den Flügeln schlagend ... Nach einer halben Stunde verfiel ich von neuem wieder der Wirkung des Haschischs. Dieses Mal waren die Visionen sehr viel komplizierter und ungewöhnlicher. Milliarden von Schmetterlingen, deren Flügel wie Fächer rauschten, flogen mit dauerndem Summen in einer merkwürdig erleuchteten Luft umher. Gigantische Pflanzen und Blumen mit kristallenen Kelchen, enorme Pfingstrosen, goldene und silberne Betten stiegen auf und breiteten sich rings um mich aus mit einem Knistern, das an Feuerwerk erinnerte. Mein Gehör hatte sich merkwürdig gesteigert, ich hörte das Geräusch der Farben. Grüne, blaue, gelbe Töne kamen in scharf unterschiedenen Wellen zu mir. Ein umgeworfenes Glas, ein Ächzen des Stuhles, ein leise ausgesprochenes Wort vibrierten und widerhallten in mir wie Donnergetöse ... Noch nie hatte ich solches Glücksgefühl erlebt. Ich löste mich auf, war so weit entfernt von mir, meiner selbst so entledigt, dieses widerwärtigen Zeugen, der einen stets begleitet, dass ich zum ersten Mal die Existenz der Elementargeister verstand, der Engel und der vom Körper getrennten Seelen. Ich war wie ein Schwamm mitten im Meer. Jede Minute durchzogen mich Wellen von Glück, die durch meine Person ein- und ausgingen; denn ich war ja durchdringbar geworden, und bis ins Letzte hinein nahm ich die Farbe der fantastischen Umgebung auf, in die ich versetzt war. Töne, Düfte, Licht kamen durch unzählige schmale Kanälchen, so fein wie Haar, zu mir, in denen ich die magnetischen Ströme pfeifen hörte. – Nach meiner Berechnung dauerte dieser Zustand ungefähr 300 Jahre, denn die Empfindungen folgten sich dermaßen zahlreich, dass eine Zeitwahrnehmung unmöglich schien ... Eine dritte Phase, die letzte und zugleich bizarrste, beendigte meine orientalische Sitzung. In dieser verdoppelte sich mein Blick. Zwei Bilder jedes Gegenstandes spiegelten sich in meiner Netzhaut und erzeugten eine vollständige Symmetrie. Aber bald nachdem die magische Substanz vollständig verzehrt war und nun noch intensiver auf mich zu wirken begann, war ich für eine Stunde vollkommen von Sinnen. Alle pantagruelischen Träume durchzogen meine Fantasie: Einhörner, Greifen, Riesenvögel usw., kurz, die ganze Menagerie der Traumungeheuer trippelte, funkelte, flatterte und klapperte durch das Zimmer.«

Solche und ähnliche Berichte zum Ruhme des Haschischs sind verständlicherweise geeignet, Mythen zu kreieren, die sich später verselbstständigen. Wer mit den Wirkungen der Droge wenig vertraut ist, wird den Berichten Glauben schenken und von Haschisch wundersame Wirkungen erwarten. Doch Gautiers Erzählungen sind mit besonderer Vorsicht zu genießen. Sie erklären sich nur vor ihrem konkreten geschichtlichen Hintergrund. Der Arzt Moreau wollte Halluzinationen erforschen, und Gautier hat sie ihm geliefert. Die Stärke der von ihm berichteten Haschischwirkungen ist auf das Essen von Dosierungen zurückzuführen, wie sie kein normaler Haschischkonsument jemals zu sich nimmt, nicht einmal heutige Bongraucher, welche sich ins Cannabiskoma beamen. Aber selbst solch außergewöhnlich große Mengen von Haschisch reichen als Erklärung für die Schilderungen Gautiers nicht aus. Das berichtete Maß der Raum- und Zeitauflösung sowie der Sinnesverschiebungen, die völlige Losgelöstheit vom Körper, die Verbundenheit mit den Elementargeistern und letztlich das Übermaß an inneren Bildern und fantastischen Visionen gehen über die mit Haschisch erreichbaren Wirkungen hinaus. Sie gehören viel eher in das Wirkungsspektrum weitaus mächtigerer Halluzinogene und Entheogene, die in die Welt der Geister, Götter und Ahnen zu führen vermögen. Gautier war hochgebildet und literarisch begabt. Beides kommt zwar der sprachlichen Gestaltung seiner Erzählungen zugute, führt aber mit zur unrealistisch überhöhten Schilderung seiner Rauscherlebnisse. Moreau persönlich macht darauf aufmerksam, welch brillanter Schriftsteller Gautier war und wie sehr seine Berichte von dessen »poetischer Imagination« geprägt seien. Gautier stilisiert seine Halluzinationen regelrecht. Dem

Drang, Außergewöhnliches und Sensationelles bezeugen zu müssen, erliegt auch Gérard de Nerval, der festhält: »Das Haschisch macht gottgleich; indem der Rausch die Augen des Leibes trübt, erleuchtet er die Seele.«[*]

Ein hinreichendes Indiz dafür, dass die ekstatischen Berichte der Pariser Literaten sprachlich überhöht sowie in moderner Terminologie auch dem speziellen »Set« und »Setting« des exklusiven Clubs geschuldet waren, ist die Tatsache, dass ihre malenden Kollegen sich weit weniger enthusiastisch zeigten. Sie erfuhren keinerlei visionäre Inspirationen für ihre Kunst und zeigten sich von Haschisch enttäuscht.

Charles Baudelaire, der ebenfalls dem Pariser »Club des Hachichins« angehörte, ging in seiner berühmten »Dichtung vom Haschisch« wesentlich nüchterner an die Sache heran. Er analysierte die verschiedenen wellenartig anflutenden Wirkungsstadien des Rauschmittels Haschisch. Um seinen »sezierenden« Abstand von der Droge zu verstehen, muss man wissen, dass Baudelaire zur fraglichen Zeit bereits opiumabhängig und folglich mit den leidvollen Begleiterscheinungen eines unkontrollierten Rauschmittelgebrauchs vertraut war. Er geht der »Moral« des Haschischs nach. Vom »Standpunkt einer spiritualistischen Philosophie aus« erscheint es ihm tadelnswert, »die menschliche Freiheit und den unerlässlichen Schmerz zu verringern«, indem ein Mensch die Bedingungen des Lebens nicht annimmt, sondern es vorzieht, über »ein verbotenes Spiel« mit machtvollen Suchtmitteln seine Seele zu verkaufen. Von diesen Gedanken ist es nur ein kleiner Schritt zu den entwicklungspsychologisch und psychotherapeutisch ein-

---

[*] Deutsche Übersetzungen von Gautiers Berichten bleiben nahe an dessen Erzählstil. Stellenweise überhöhen sie Gautiers »Fantasia«-Trips allerdings noch mehr. Übersetzungen des ersten Zitats finden sich im Kultbuch von Hans-Georg Behr: »Von Hanf ist die Rede«, sowie bei Robert Connell Clarke: »Haschisch«. Die zweite Textstelle ist auf Deutsch nachzulesen im »Handbuch der Rauschdrogen« von Wolfgang Schmidbauer und Jürgen von Scheidt. Jedem der französischen Sprache mächtigen Leser empfehle ich jedoch die französischen Originaltexte: »Le Club des Hachichins« von 1846 ist als kleiner Nachdruck in der Edition »L'Esprit frappeur« erhältlich. Gautiers 1843 in »La Presse« erschienener Bericht wurde von Moreau de Tours wiederverwendet. Er ist integraler Bestandteil des ersten, historischen Teils von Moreaus 1845 in Paris erschienenem Werk: »Du hachisch et de l'aliénation mentale« (Vom Haschisch und der Verwirrung des Geistes, H.K.). Das Buch ist 1980 als Nachdruck in der Collection »Ressources«, Paris/Genève neu aufgelegt worden.

gebundenen Theorien unserer Tage, welche den Suchtmittelmiss-
brauch zu erklären versuchen.

So vorübergehend die Episode um den Pariser Zirkel der »Haschischesser« war, so überdauernd sind die von ihm begründeten
Mythen um die Wirkungen des Stoffes bis heute. Sie stehen in
keinem Verhältnis zur Realität, insbesondere nicht zu der eingeschränkten Bedeutung, die Haschisch zur damaligen Zeit als psychoaktive Substanz hatte. Nur in Griechenland wurde die Droge
in größerem Umfang als Rauschmittel genossen. Der Anbau von
Cannabis zur Gewinnung von Haschisch war in Griechenland
etwa ab Ende des 19. Jahrhunderts verbreitet. Beliebte Konsum-
stätten waren die »Tekés«, die Cafés für die Haschischraucher in Pi-
räus und Athen. Die Blütejahre des Hanfanbaus sowie der Genuss
von Haschisch gingen einher mit der Hochzeit der »Rebetika«-
Musik. Etwa 1930/40 flauten der Cannabisanbau und -konsum in
Griechenland durch immer schärfere Betäubungsmittelgesetze der
griechischen Regierung ab.

Ein dramatischer Bruch im Umgang mit Cannabis erfolgte zu Beginn des 20. Jahrhunderts. In Amerika und Europa wurden die
politische, wirtschaftliche, pharmakologische und gesellschaftliche
Bewertung von Cannabis völlig umgedreht. Die Ursachen für diesen gesteuerten Meinungswechsel sind vor allem in den Vereinigten Staaten zu finden. Es ist eine Ironie der Geschichte, dass das
weltweite Verbot von Cannabis von jenem Land gestartet wurde,
dessen erste Flagge noch aus einem Hanfstoff gefertigt war.
  Die Cannabisprohibition hat ihren ideologischen Ursprung in
der hart geführten Auseinandersetzung zwischen Menschen wei-
ßer und schwarzer Hautfarbe in Südafrika und stärker noch in
den USA. Dort hatte sich bis etwa 1930 das Rauchen von Marihuana stark verbreitet. Kulturell war Marihuana schon länger bei
den Mexikanern verwurzelt. Dann wurde es von der schwarzen
Bevölkerung in den USA zu ihrer Droge auserkoren. Verbreitet
wurde ihr Konsum unter anderem durch die Jazzmusik, lange Zeit
als »Negermusik« verschrien. Später hoch angesehene schwarze

Jazzmusiker setzten Marihuana manch musikalisches Denkmal. Zu ihnen zählt auch Louis Armstrong, dessen Stimme und Trompete unvergessen sind und der dem verbotenen Kraut eine Liebeserklärung macht: »Ich habe durch Gras eine Menge Schönheit und Wärme erfahren. Das war mein Leben, und ich schäme mich deswegen überhaupt nicht. Mary Warner, mein Liebling, du warst wirklich die Beste.«

Neben rassistischen Gründen für das Cannabisverbot spielten der religiöse Puritanismus sowie mächtige wirtschaftliche Interessen der Textil- und Papierindustrie eine Rolle. Die Baumwollproduzenten und die chemische Industrie, die Papier künftig aus Holz herzustellen gedachte, wollten die Hanffaser vom Markt verdrängen.

Auf der Zweiten Internationalen Opiumkonferenz setzten die USA 1925 in Genf ein internationales Verbot von Cannabis durch. Haschisch und Marihuana sollten in ihrer Gefährlichkeit der Bewertung von Opium, Morphium, Heroin und Kokain gleichgestellt werden. Folglich wurde Cannabis in das seit 1912 bestehende 1. Internationale Opium-Abkommen von Den Haag aufgenommen. Die »Eiferer« in den USA kannten fortan kein Halten mehr. Insbesondere mit einem Namen ist die Cannabishysterie in den USA untrennbar verbunden: mit Harry J. Anslinger, der von 1930–1962 Leiter der zentralen amerikanischen Drogen- und Rauschgiftbehörde war (Bureau of Narcotics). Er erklärte Marihuana zum »Staatsfeind Nummer eins« und startete eine gezielte, systematische Propaganda gegen das Kraut, die modernen Werbekampagnen alle Ehre gemacht hätte. Die Propagandabotschaften, die Marihuana als wahnsinnig machendes »Mörderkraut« und »Killer der Jugend« anprangerten, zeigten Wirkung. Mit dem hergestellten Zusammenhang zwischen Marihuanagenuss und Kriminalität sowie Mord und Totschlag wurde in der Öffentlichkeit weiter Stimmung gegen Cannabis gemacht. Die Legende um die »skythischen Mörderbanden« trieb neue Blüten.

Anslinger lancierte auch die Umstiegsthese von Marihuana auf Heroin, wenn der gewohnte Sinneskitzel nicht mehr befriedige. Seine Behörde bestimmte maßgeblich die Drogenpolitik der Vereinten Nationen. Im Jahr 1961 erreichte sie mit der »Single Convention on Narcotic Drugs« die weltweite Ächtung von Cannabis. Anbau und Besitz von Hanf waren fortan in allen UN-Staaten mit Strafverfolgung bewehrt. Der Grundstein zum heute noch existierenden weltweiten Hanfverbot war gelegt. Es gab in den USA allerdings von Beginn an auch Widerstand gegen Anslingers Methoden und Ziele. Eine 1938 vom New Yorker Bürgermeister La Guardia eingesetzte wissenschaftliche Kommission veröffentlichte 1944 einen ausführlichen Bericht, der die gesamte Marihuanahysterie für übertrieben und unbegründet erklärte.

Im Übrigen ist traditioneller Cannabis ein überaus robustes Gewächs. Es ist nicht nur resistent gegen Pflanzenschädlinge aller Art, sondern widersteht bis heute jeglicher politisch, wirtschaftlich, ideologisch oder gesundheitlich begründeten Repression. Trotz aller Bemühungen, den Cannabisgebrauch regelrecht auszurotten, wurde dieses Ziel selbst in den USA nie erreicht. Ab Mitte der 60er-Jahre war Marihuana trotz Verbots in allen Bevölkerungsschichten des Landes verbreitet, ohne Unterschied in der Hautfarbe oder im sozialen Herkommen. Die »Flower-Power«-Bewegung setzte sich mit »love & peace« gewaltfrei und beharrlich durch. Heute ist Cannabis trotz der beachtlichen Konkurrenz von Neuen Psychoaktiven Substanzen wieder das meistgebrauchte illegalisierte Rauschmittel, nicht nur in den USA, sondern weltweit. Etliche amerikanische Bundesstaaten sind sogar die Vorreiter einer neuen Legalisierungswelle, die über den Globus rollt.

Die Geschichte des Hanfverbots in Deutschland ist im Wesentlichen gekoppelt an die Verpflichtungen durch internationale Verträge. Durch das Zweite Opiumabkommen, welches das Deutsche Reich ab 1929 mit dem Reichs-Opium-Gesetz umsetzte, wurde der Besitz von Hanf zum Zwecke der Berauschung erstmals für die Konsumenten verboten. Davon unberührt blieb zunächst der Hanfanbau zur Erzeugung von Rohstoffen, der im Zweiten Weltkrieg sogar staatlich gefördert wurde, weil die Nazis es für wert befanden: »Die Kriegswirtschaft verlangt die heimischen Fasern. Vielseitig ist die Verwendung: Garne, Netze, Leinenstoffe, Drillichzeug und Zeltbahnen, Schläuche und Gurte werden aus Hanffasern hergestellt. Die Sicherung der Versorgung der Heimat und ganz besonders der Wehrmacht mit unentbehrlichem Gut ist eine Aufgabe. Das Landvolk weiß, worum es geht. Der Krieg verlangt den äußersten Einsatz.« Nach dem Krieg waren Hanfzubereitungen als Heilmittel noch bis 1958 in deutschen Apotheken erhältlich. Nach und nach verschwand der Hanf indes aus den heimischen Gärten, wo er lange Zeit wie selbstverständlich wuchs. In geschlechtsspezifischer Abwandlung des bekannten Spruches »Was die Großmutter noch wusste« wurde er von vielen älteren Männern wie selbstverständlich als Tabakersatz geraucht. Niemand dachte sich Böses dabei. Ebenso wenig sprach jemand von Haschisch oder Marihuana. In die Pfeife gestopft wurde Hanf als »seltsames Kraut«, das etwas »rauschig« machte, zum »Knaster« oder »starkem Tobak«.

Nachdem Mitte der 60er-Jahre die »Flower-Power«-Bewegung auch die damalige Bundesrepublik Deutschland voll erfasst hatte und im Gefolge Haschisch, Marihuana, LSD und Meskalin Eingang in die Gewohnheiten der zunehmend politisierten jungen Erwachsenen nahmen, verabschiedete die Bundesregierung 1971 die erste Fassung des bundesdeutschen Betäubungsmittelgesetzes (BtMG). Seine Überarbeitung von 1982 verbot neben dem Konsum von Cannabis zugleich den Anbau von Hanf als Nutzpflanze. Die zweite Novellierung des BtMG von 1992 schrieb neue Paragrafen ins Gesetz, die bei als gering anzusehenden Verstößen gegen das Cannabisverbot größeren Ermessensspielraum bei der Strafverfolgung ermöglichen.

Infolge des berühmt gewordenen Haschischurteils des Lübecker Landgerichts traf das Bundesverfassungsgericht 1994 eine bedeutsame Grundsatzentscheidung im Zusammenhang mit der Verfassungsmäßigkeit des generellen Verbotes von Cannabis. Das Urteil legt fest, dass bei Besitz von geringen Mengen Cannabis zum Eigengebrauch aus Gründen der Verhältnismäßigkeit von einer gerichtlichen Strafverfolgung abzusehen sei, wenn keine Fremdgefährdung vorliege. 1996 wurde zudem der Anbau von THC-armem Nutzhanf wieder freigegeben. Allerorten setzen sich in Deutschland überdies Hanfinitiativen für die Legalisierung von Cannabis und seine Freigabe als Medikament ein.

Außerdem wird die von einigen amerikanischen Bundesstaaten nach Deutschland schwappende Diskussion um eine neue Legalisierung von Cannabis immer lauter. Gemeint ist damit allerdings nicht eine völlige Freigabe, sondern die Regulierung des Verkaufs von Haschisch und Marihuana. Es ist bloß noch eine Frage der Zeit, bis Cannabis in diesem Sinne legalisiert werden wird.

Haschisch und Marihuana – Was ist das eigentliche Problem?

Als ich jung war,
habe ich vergessen zu lachen.
Erst später, als ich meine Augen
öffnete und die Wirklichkeit erblickte,
begann ich zu lachen und habe seither
nicht mehr aufgehört.

(SÖREN KIERKEGAARD)

Um es in aller Deutlichkeit vorwegzunehmen: Die Existenz und Verfügbarkeit von Haschisch und Marihuana sind *nicht* das Problem. Das Problem sind vielmehr die Gebraucher von Cannabis, die mit der Droge nicht angemessen umzugehen wissen. Für viele Menschen, die mit Cannabis Umgang pflegen, scheint es allerdings kaum vorstellbar, dass Gebraucher der Pflanze überhaupt in Schwierigkeiten geraten können. Manche als Experten hoch gehandelte Vertreter eines liberalen Umgangs mit der Droge, Mitglieder von Hanfinitiativen sowie zahlreiche regelmäßige Cannabisnutzer können sich überhaupt nicht oder nur mit Mühe in die Rolle derjenigen hineinversetzen, die auf vielerlei Arten an den Folgen des Cannabiskonsums zu leiden haben. In ihrer selektiven Wahrnehmung zeigen sie sich in Gesprächen häufig skeptisch bis überrascht, dass es doch mehr und mehr Haschisch- und Marihuanagebraucher gibt, die von sich aus eine Drogenberatungsstelle aufsuchen, weil sie mit dem Stoff in keiner Weise mehr klarkommen.

Während der Vorarbeiten zur Erstausgabe dieses Buches führte ich um die Jahrtausendwende herum zahlreiche Gespräche mit Besitzern und Angestellten sogenannter »Hanfläden«. Bei allen stieß ich auf das gleiche ungläubige Staunen: »Wie, gibt es wirklich Kiffer, die zu euch in die Drogenberatung kommen?« Der absolut verpeilte Cannabiskonsument, der in seinem Leben nichts mehr auf die Reihe bekommt, schien für sie ein nicht existierendes Wesen zu sein. Nur ein einziger Besitzer eines Hanfladens zeigte sich ausgesprochen nachdenklich. Er beschäftigte sich selbst schon länger mit der für ihn konflikthaften Tatsache, dass seine Kunden immer jünger werden: »Das sind doch wirklich noch Kinder.« Die Vorstellung, dass diese Kinder bereits ganz selbstverständlich Haschisch und Marihuana benutzen, bereitete ihm wachsendes Unbehagen.

In den letzten Jahren haben sich manche vorschnellen Einstellungen dem Mythos Cannabis gegenüber verändert. Angesichts neuer Cannabisrealitäten verschließen selbst überzeugte Anhänger von Cannabis nicht länger die Augen vor den problematischen Seiten des Kiffens. In der Konsequenz führte seinerzeit das Kultorgan der Cannabisszene, das »hanfblatt«, unter dem Titel »Dem Kiffer (mit Problemen) kann geholfen werden« (06/2003) ein langes Interview mit mir, um seinen Lesern ausdrücklich mein Cannabisbuch zur Lektüre zu empfehlen. Gleiche Ehre widerfuhr später meinem Buch »Drogen & Sucht«. Als Drogenberater und Suchttherapeut so akzeptiert zu werden, dass sich darüber eine vorurteilsfreie Kommunikation mit meinungsprägenden Zeitschriftenmachern der Szene eröffnet, löst zwar in manchen Kreisen spöttelnde Untertöne aus, dient aber in jedem Falle der Erreichbarkeit einer problematischen Zielgruppe. Weil dafür erkennbarer Bedarf besteht, hat sich die Redaktion der »thcene«, eines Hanfmagazins in der Nachfolge des eingestellten »hanfblatts«, entschlossen, das von ihr als »zeitlos gut« befundene Interview wieder abzudrucken (08/2011). Für mich ist das wie eine Eintrittskarte in die ansonsten eher verschlossen gehaltene Welt von Cannabisgebrauchern, die jedweden Kontakt zu einer Drogenberatungsstelle ablehnen. Der noch schärfer gestellte Blick auf die Realität zeigt sich in einer Kleinigkeit: Hatte das »hanfblatt« den Kiffer (mit Problemen) noch verschämt in Klammern gesetzt, verzichtet die »thcene« auf dieses »Mäntelchen«.

Es ist überhaupt nichts dagegen einzuwenden, für einen liberaleren und pragmatischeren Umgang mit Cannabis einzutreten. Das macht im Gegenteil sogar ausgesprochen Sinn. Wer jedoch schönredet oder ausblendet, dass die Droge erhebliche Probleme nach sich ziehen kann, blickt nicht über den eigenen Tellerrand hinaus. Er hat sich nie die Mühe gemacht, den Arbeitsalltag von Drogen- und Suchthilfeeinrichtungen kennenzulernen, um auch die zweifelsfreien Schattenseiten der Droge seiner Wahl zur Kenntnis zu nehmen. Die Probleme mit Cannabis sind nicht wegzudiskutieren, selbst wenn sie nur in die richtige Relation gesetzt angemessen zu bewerten sind. Millionen von Jugendlichen und jungen Erwachsenen probieren und gebrauchen Cannabis. Wir dürfen es als relativ beruhigend und entlastend ansehen, dass für die weitaus meisten von ihnen der Gebrauch des Rauschmittels nie zu größeren Schwierigkeiten führt. Ihr Haschisch- und Marihuanagenuss ist eine passagere Phase in ihrem Leben, aus der sie unbeschadet oder sogar mit nützlichen Erfahrungen auf dem Weg zum Erwachsenwerden herauswachsen. Trotzdem geraten allzu viele jüngere Menschen in unserer Kultur mit der Droge in eine Sackgasse, aus der sie nur mit Mühe und Hilfe wieder herausfinden. Die Zahl derer, die mit Cannabis ernsthafte Probleme bekommen, lässt sich schwer exakt beziffern. Sie ist aber in jedem Fall zu hoch, um tatenlos zuzusehen, welchen Lebenspreis Kiffer, welche die Droge nicht beherrschen, für ihre Erfahrungen bezahlen müssen.

In diesem Buch ist folgerichtig vorwiegend von denjenigen Haschisch- und Marihuanakonsumenten die Rede, welche der Umgang mit der Rauschdroge in schwerwiegende Nöte bringt. Das sei ausdrücklich betont, damit es nicht zu Missverständnissen kommt. Wer die Droge wirklich genießen kann, braucht sich von den Problematisierungen nur am Rande angesprochen zu fühlen. Er darf aber ruhig weiterlesen, um in Erfahrung zu bringen, wie es kiffenden »Brüdern« und »Schwestern« ergeht, denen die Droge weniger Genuss als Verdruss beschert. Dabei sei er vor allem vor eigenen Größenfantasien und Überheblichkeit auf der Hut.

Was ist das Problem? Selbst dort, wo Cannabis seine Anhänger in arge Bedrängnis bringt, ist die Droge nicht das wirkliche Problem. Hinter ihrem Konsum des Rauschmittels verbergen sich in aller Regel soziale Gründe und innere Motive des Drogengebrauchs, die sich als das eigentliche, tiefer liegende Problem erweisen. Die

Hauptverantwortung für den Suchtmittelgebrauch so vieler junger Menschen liegt jedoch bei einer Gesellschaft, die aufgrund ihrer wirtschaftlichen, sozialen und politischen Gegebenheiten ihre Mitglieder geradezu zum maßlosen Konsumieren nötigt. Wo unsere tiefsten menschlichen Bedürfnisse wie Liebe, Sicherheit, Geborgenheit, Verbundenheit und Beziehung zu uns nahen Menschen sowie Selbstentfaltung in konstruktiver Abgrenzung zu anderen nicht mehr ausreichend befriedigt werden, weichen wir aus in sekundäre Konsumbedürfnisse. Die konsumierende Gesellschaft lebt von der seelischen Not ihrer Mitglieder. Sie kann nur dadurch existieren, und als Gesellschaft der Maßlosigkeit ist sie eine geborene Suchtgesellschaft. Doch die Gesellschaft als solche hat keine Adresse. Bei ihr kann man nicht klingeln. Sie ist anonym. Wir gehören ihr zwar alle an, aber der einzelne Mensch hat wenig bis gar keinen Einfluss mehr auf die vielfältigen Gesellschaftsstrukturen, deren höchstes Organisationsmerkmal die totale Abhängigkeit des »einen vom anderen« ist. Darunter leidet die Zuversicht, mit unserem Handeln etwas Sinnvolles bewegen und erreichen zu können. In meinem Theoriebuch »Der rote Faden in der Sucht« habe ich die Beschädigung unseres wichtigsten Kern- oder Selbstwertgefühls von »Urheberschaft und Wirksamkeit« als die Grundursache der süchtigen Abhängigkeit beschrieben. Wer das Gefühl bekommt: »Ich kann doch nichts mehr tun«, sucht die Rettung seines Selbstwerts an einem anderen Ort. So zwingt letztlich unsere auf grenzenlosen Konsum und dürftige Beziehungen getrimmte Lebensweise zunehmend mehr von Natur aus offene, begabte, kreative und glücksfähige Menschen zum Rückzug in die Welt der Drogen und Süchte. Das ist unser eigentliches Problem. Gesellschaftskritisch zwar weniger bewusst durchdacht, aber aus dem Bauch heraus bestätigt, finden wir das Problem in exakter Entsprechung als dominierendes Lebensgefühl bei zahllosen kiffenden jungen Menschen. So problematisiert schließlich auch Amon Barth, der über sein jahrelanges »Leben als Kiffer« ein lesenswertes Buch geschrieben hat, das sich wie eine Lebensbeichte mit Zukunftsaussichten liest, die ihn umtreibende »Frage, warum die Welt in einem Zustand ist, dass Kiffen für viele so notwendig erscheint«.

Grund zur Sorge? Eine Welt voller Zahlen, Daten und harter Fakten

Cannabis ist fraglos die am besten erforschte illegale Droge überhaupt. Eine kaum noch zu überblickende Fülle von Studien versucht, den Anbau, die Gebraucher, die Konsumraten, die Wirkungen, Risiken und Langzeitfolgen von Haschisch und Marihuana zu erfassen. Alle Untersuchungen warten mit Informationen und Datenmengen unterschiedlicher Qualität und Aussagekraft auf. Eher wenige Cannabisstudien erweisen sich als unmittelbar nützlich für die direkte beratend-therapeutische Arbeit mit abhängigen Kiffern. In einer Welt, in der Quantität vor Qualität geht, führen die Zahlen jedoch ein Eigenleben. In schöner Regelmäßigkeit und jährlich aktualisiert liefern zahlreiche statistische Erhebungen eine Flut an Datenmaterial zum Drogengebrauch junger wie erwachsener Menschen.

Weltweit ist dafür das Büro der Vereinten Nationen für Drogen- und Verbrechensbekämpfung (UNODC) zuständig, das den jährlichen Weltdrogenbericht herausgibt. Innerhalb der Europäischen Gemeinschaft kommentiert die Europäische Beobachtungsstelle für Drogen und Drogensucht (EBDD) den jeweiligen Stand der Drogenproblematik in den Mitgliedsländern im Rahmen ihrer Jahresberichte. In Deutschland werden aussagefähige Daten vorwiegend durch die in regelmäßigen Abständen durchgeführten Drogenaffinitätsstudien (DAS) der Bundeszentrale für gesundheitliche Aufklärung (BZgA) und den bundesweiten Epidemiologischen Suchtsurvey des Instituts für Therapieforschung München erhoben. Daneben gibt es immer wieder spezielle Einzelstudien mit spezifischem Erkenntnisinteresse. Aus der vergleichenden Gesamtsicht des Cannabisteils all dieser Berichte und Untersuchungen lassen sich vorsichtig einige brauchbare Daten jüngeren Datums zum Umgang junger Menschen und Erwachsener mit der Rauschdroge Cannabis herauslesen.

All over the world: Zur weltweiten Verbreitung von Cannabisprodukten

Starten wir global, denn der Cannabismarkt ist ein weltweiter Markt, der den Eigengesetzen der Globalisierung unterliegt. Quer über unseren Globus wird die Pflanze in 172 Ländern und Regionen der Erde angebaut. Unabhängig von schwankenden Anbauflächen und Produktionsziffern finden wir nach wie vor einige traditionelle Anbauregionen, die als Weltmarktführer jedes Auf und Ab überdauern. Parallel findet jedoch auf Grund verbesserter Anbautechnologien und -methoden ein Verdrängungsprozess statt. Durch Ertragsmaximierung wie Qualitätssteigerung gewinnt der kleinflächigere lokale Anbau vor Ort immer mehr an Boden. Außerdem werden hochwachsende ursprüngliche Landrassen weltweit durch gezüchtete Indica- oder Sativa-Hybriden mit niedrigerem Wuchs verdrängt, weil sie von Helikoptern aus schwerer zu orten sind. Zoomen wir auf Westeuropa und Deutschland boomt allerorten eine lokale Eigenproduktion von Cannabis. Dabei tritt der Außenanbau (Outdoor) gegenüber dem Innenanbau (Indoor) immer stärker in den Hintergrund. Dessen Produktionskurve zeigt steil nach oben.

Im Weltdrogenbericht 2014 des Büros der Vereinten Nationen für Drogen- und Verbrechensbekämpfung dürfen wir lesen, dass bis zu 227 Millionen Menschen weltweit Erfahrungen mit dem Konsum von Cannabis aufweisen. Das entspricht 4,9 % der Weltbevölkerung im Alter zwischen 15 und 64 Jahren. Tendenz steigend. Erscheint Ihnen das als Leser und Leserin viel oder eher verhältnismäßig wenig? Auf den ersten Blick fällt bei der genannten Altersgruppe auf, dass die unter 15 Jahre alten Kinder und Jugendlichen von der Statistik gar nicht erfasst werden. Da klafft statistisch wie real eine empfindliche Lücke in der Cannabisrealität dieser Altersgruppe.

Cannabiskonsum und -anbau in Europa

Richten wir unser Augenmerk auf Europa, so haben nach Schätzungen des Jahresberichts 2015 der Europäischen Beobachtungsstelle für Drogen und Drogensucht etwa 78,9 Millionen Europäer wenigstens einmal Cannabis konsumiert. Man spricht hier von der Lebenszeitprävalenz. Das entspricht nahezu einem Viertel der Bevölkerung im Alter zwischen 15 und 64 Jahren. Es stellt sich das gleiche Problem wie oben: Die unter 15-jährigen Jungen und Mädchen finden noch keine Berücksichtigung in den Daten.

Cannabis ist in der Statistik vorwiegend eine psychoaktive Substanz für junge Erwachsene zwischen 15 und 34 Jahren. Daten aus Erhebungen in der Bevölkerung belegen, dass durchschnittlich 32 % der jungen europäischen Erwachsenen in diesem Alter mindestens einmal eine Cannabiserfahrung gemacht haben. In den letzten 12 Monaten haben 11,7 % der 15- bis 34-Jährigen den Stoff konsumiert, und in den letzten 30 Tagen immerhin 7 %. Wird die Altersspanne auf die 15- bis 24-jährigen jungen Erwachsenen eingegrenzt, haben in den letzten 12 Monaten 15,2 % und in den vergangenen 30 Tagen 9 % Cannabisprodukte benutzt.

Bezüglich eines wirklich regelmäßigen Konsums von Cannabis berechnet die Europäische Beobachtungsstelle für Drogen und Drogensucht auf Grund der ihr vorliegenden Datenlage für 2015, dass schätzungsweise 1 % aller europäischen Erwachsenen, das sind etwa 4 Millionen Menschen, täglich oder fast täglich Cannabis konsumieren. Die meisten unter ihnen, nämlich 3 Millionen Männer und Frauen sind wiederum zwischen 15 und 34 Jahre alt. Eine eindeutige geschlechts- wie genderspezifische Komponente belegt, dass Männer um ein Vielfaches mehr und öfters Cannabis gebrauchen als Frauen.

Auffallend im Europäischen Drogenbericht ist: Es wird zwar mit einer Fülle unterschiedlicher Daten hantiert, aber in den statistischen Hochrechnungen wird erkennbar häufig von »Schätzungen« gesprochen. Das klingt nicht nach »harten« Fakten. Eine empfindliche Lücke in der Statistik habe ich bereits mehrfach aufgezeigt: Kinder und Jugendliche unter 15 Jahre tauchen in den

Zahlenspiegeln des Jahresberichts 2015 zum Stand der Drogenproblematik in Europa nicht auf. Im Vergleich aktueller Daten mit zurückliegenden Zeitspannen konstatiert der Bericht zwar durch Cannabis verursachte Problemlagen, aber dennoch eine für die meisten EU-Länder stabile bis sogar merklich rückläufige Tendenz beim Konsum von Cannabis.

Die Konsumsituation in Deutschland

Wie sieht es nun vor unserer eigenen Haustür aus? Die Drogenaffinität Jugendlicher in der Bundesrepublik Deutschland wird in regelmäßigen Abständen von der Bundeszentrale für gesundheitliche Aufklärung (BZgA) durch entsprechende Repräsentativbefragungen ermittelt. Der Fokus der Studien liegt auf den Jugendlichen und jungen Erwachsenen und schließt realitätsnäher endlich auch die jüngeren Altersgruppen ein.

Die 2014 veröffentlichte Studie der BZgA zum »Cannabiskonsum Jugendlicher und junger Erwachsener in Deutschland 2012« gibt uns folgende Zahlen an die Hand: Von den Jugendlichen im Alter von 12 bis 17 Jahren haben 7,8 % bislang mindestens einmal Cannabis probiert. Von den jungen Erwachsenen im Alter zwischen 18 und 25 Jahren gibt mehr als jeder Dritte (34,8 %) an, mindestens einmal in seinem Leben Cannabis konsumiert zu haben (Lebenszeitprävalenz). Differenzieren wir diese Altersspannen noch weiter, sehen wir, dass die Neugier Cannabis auszuprobieren mit kleinen Alterssprüngen stetig wächst: Von den 12- und 13-jährigen Kindern hat etwa jedes Dreihunderste (0,3 %), von den 14- bis 17-jährigen Jugendlichen mehr als jeder Zehnte (11,5 %) Erfahrungen mit Cannabis. Danach steigen die Zahlen steil an. Bei den 18- bis 21-Jährigen hat etwa jeder Dritte (30,9) eine Erfahrung mit Cannabis, und bei den 22- bis 25-Jährigen sind es 39,2 %.

Der Anteil derjenigen, die im letzten Jahr vor der Befragung (12-Monats-Prävalenz) Cannabisharz oder -kraut gebraucht haben, beträgt 5,6 % bei den 12- bis 17-Jährigen und 15,8 % bei den jungen Erwachsenen zwischen 18 und 25 Jahren. In den letzten

30 Tagen (30-Tage-Prävalenz) haben 3,0 % der 14- bis 17-Jährigen und 6,4 % der 18- bis 25-jährigen jungen Menschen Cannabis zu sich genommen haben.

Die Studie der BZgA von 2012 beziffert den Anteil der regelmäßigen Cannabisgebraucher, die in den letzten 12 Monaten mehr als zehnmal zu dem Stoff gegriffen haben, bei den 12- bis 17-Jährigen auf 1,3 % und bei den 18- bis 25-Jährigen auf 3,9 %. Ob die zugrunde gelegte Definition von »Regelmäßigkeit« gemessen an der Cannabisrealität Sinn macht, ist allerdings eine berechtigte Frage.

Über alle Altersgruppen und Prävalenzraten verteilt, ist der Anteil der männlichen Cannabiskonsumenten deutlich höher als derjenige der weiblichen Konsumentinnen. Die 30-Tage-Prävalenz der jungen 18- bis 25-jährigen Männer ist fast dreimal so hoch wie die der jungen Frauen. Die geschlechtsspezifischen Unterschiede lassen sich noch genauer fassen: Männliche Jugendliche gebrauchen nicht bloß eindeutig häufiger und gewohnheitsmäßiger Cannabis, sondern auch intensiver dosiert als junge Frauen, die eher seltener, anlässlich von Gelegenheiten und sorgfältiger dosiert konsumieren.

Der Anteil der unter 14-jährigen Kinder mit Cannabiserfahrung scheint extrem gering. Ob er der Realität entspricht, ist mehr als fraglich. Zumindest ist deren Lebenszeitprävalenz von 0,3 % unvereinbar mit Angaben aus älteren Studien zur Epidemiologie des Drogenkonsums bei Schülern. So wiesen beispielsweise in Schleswig Holstein bei einer Repräsentativbefragung der Landesstelle gegen die Suchtgefahren im Auftrag des Ministeriums für Arbeit, Gesundheit und Soziales in den Jahren 1998/99 immerhin 5,1 % der 12- bis 13-Jährigen auf Eigenerfahrungen mit Cannabis hin. Das Alter der Studie ist kein Hinderungsgrund, um auf Widersprüche und Unvereinbarkeiten in den Daten und Rückschlüssen unterschiedlicher Studien zum Drogengebrauch junger Menschen aufmerksam zu machen.

Cannabis ist in jedem Falle über alle Altersstufen verteilt die am häufigsten benutzte illegale Droge in Deutschland. Die Aufschlüsselung nach Altersgruppen in den BZgA-Studien wie in den Epidemiologischen Suchtsurveys des Instituts für Therapieforschung München der Jahre zwischen 2006 und 2012 zeigen jedoch, dass die Spitzen des Konsums jeweils zwischen etwa 18 und 29 Jahren liegen. Mit zunehmendem Alter verringert sich der Konsum von Cannabisprodukten zwar stetig. Bezüglich älterer Konsumentengruppen weisen die Suchtsurveys bis 2012 aber immerhin noch Quoten von bis zu 22,9 % aller aktuellen erwachsenen Cannabisgebraucher aus, die an mindestens 20 Tagen im Monat auf die Droge zugreifen. Insgesamt streuen die Konsummuster zwischen Probierkonsum, gelegentlichem Gebrauch und chronischem Missbrauch breit, bewegen sich aber auf hohem Niveau. Der von der BZgA-Studie 2012 ermittelte Wert von 3,9 % regelmäßiger Cannabiskonsumenten bei den jungen Erwachsenen zwischen 18 und 25 Jahren entspricht in absoluten Zahlen weit über einer Viertel Million Menschen bundesweit. Dazu kommen ungemein viele jüngere Heranwachsende, die als Dauerkonsumenten von Cannabis täglich oder mehrfach täglich kiffen, häufig auch alleine ohne Clique.

Wie kommt es zum Erstkontakt von Kindern und Jugendlichen mit Cannabis? Wiederholte Angaben der BZgA bestätigen, dass 97 % der Probierer Haschisch oder Marihuana beim ersten Mal von Freunden, guten Bekannten oder gar eigenen Familienmitgliedern bekommen. Die Cannabisverführung durch den »unbekannten Dritten« findet demnach nicht statt. Sie gehört definitiv ins Reich der Unsicherheit verbreitenden Sagen und Legenden.

Das durchschnittliche Einstiegsalter für die erste Bekanntschaft mit Cannabisprodukten wird in den Drogenaffinitätsstudien der BZgA in den letzten Jahren stabil mit über 16 Jahren angegeben. Viele Konsumenten geben ihren Experimentiergebrauch von Haschisch und Marihuana nach wenigen Erfahrungen bereits wieder auf. Nicht wenige benutzen Cannabis indes über Monate oder Jahre hinweg. Letzteres macht auf einen zwar versteckten, aber in wachsendem Maße problematischen Aspekt des Gebrauchs von Cannabis aufmerksam: Eine schwer zu beziffernde Zahl von Erwachsenen, die ich repräsentativ nicht erfasst sehe, nimmt immer mal wieder oder sogar gewohnheitsmäßig Haschisch und Marihuana zu sich. Manche bedienen sich der Mittel bereits seit 20 Jahren und länger und haben nicht die Absicht, ihren Umgang damit zu beenden. Ein Ausstieg aus dem Konsum von Cannabis ist jedoch zu jedem Zeitpunkt möglich, vorausgesetzt die Person verfügt über die nötige Motivation.

Auf und Ab: Tendenzen und Trends

Der Vergleich europaweiter Cannabisstudien unterstreicht die gravierend veränderte Tatsache, dass mittlerweile mindestens jeder zweite Konsument von Cannabis über parallele Erfahrungen mit zusätzlichen illegalen Drogen verfügt, vorzugsweise mit Halluzinogenen und Party-Drogen wie Ecstasy oder Amphetaminen. Alkohol und Zigaretten sind bei nahezu allen Kiffern selbstverständlich, es sei denn, sie bezeichnen sich als »Protestkiffer«, die Alkohol als Gesellschaftsdroge ausdrücklich ablehnen. Deren Zahl ist allerdings eindeutig im Sinken begriffen, während sich die Tendenz zum Mischkonsum illegaler Rauschmittel in den letzten Jahren deutlich wahrnehmbar verstärkt.

Rein bezogen auf Cannabisprodukte lässt sich für die heutige Situation in Deutschland zusammenfassend festhalten, dass ein Großteil der Jugendlichen und jungen Erwachsenen mehr oder weniger intensive Eigenerfahrungen mit Haschisch und Marihuana aufzuweisen hat. In manchen Altersstufen erreicht ihr Anteil mit Sicherheit über 40 %.

Der Vergleich europäischer wie nationaler Studien zum Cannabiskonsum aus den Jahren 2004 bis 2014 zeigt eher einen mehrdeutigen als eindeutigen Trend. Die in den Studien sowie in den darauf beruhenden Drogen- und Suchtberichten der Bundesregierung drogenpolitisch in der jüngeren Vergangenheit einhellig als erfreulich gewertete Nachricht war die Tatsache, dass der Cannabiskonsum bei jungen Erwachsenen insgesamt signifikant rückläufig schien. Die Lebenszeitprävalenz, also die Anzahl der jungen Leute, die mindestens eine Probier- und Eigenerfahrung mit Cannabis aufzuweisen haben, stieg seit den ersten Datenerfassungen 1979 bis zum Jahr 2004 stetig und rasant an. In der Drogenaffinitätsstudie von 2004 hatte sie bei den Jugendlichen zwischen 12 und 17 Jahren mit 15,1 % und bei den jungen Erwachsenen von 18 bis 25 Jahren mit 43 % jeweils Spitzenwerte erreicht. Danach war die Tendenz über die gesamte Altersspanne fallend und erreichte 2010 für die 12- bis 17-Jährigen 7,4 % und für die jungen Männer und Frauen zwischen 18 und 25 Jahren die Quote von 35 %. Für die 12-Monats-Prävalenz gilt Gleiches: Über den gesamten Beobachtungszeitraum bis 2004 stiegt die Anzahl der 12- bis 25-Jährigen, die im letzten Jahr wenigstens einmal Cannabis konsumiert haben, stetig an. Zwischen 2004 und 2008 war sowohl bei Jungen wie Mädchen ein signifikanter Rückgang zu verzeichnen. Der Epidemiologische Suchtsurvey von 2008 bestätigte diese Tendenz auch für die Altersgruppe der 18- bis 39-jährigen Erwachsenen.

Die Studien der BZgA von 2010 und 2012 weisen aber plötzlich wieder eindeutig umgekehrte Trends aus. In der 12-Monats- und 30-Tage-Prävalenz sowie beim regelmäßigen Cannabiskonsum steigen die Konsumraten merklich an. Vor allem bei den männlichen Konsumierenden zwischen 18 und 21 Jahren. Bei den jungen Frauen bestätigt sich der Trend, wenn auch weniger steil. Im Drogenbericht der Bundesregierung von 2015 weicht die Euphorie über sinkende Prävalenzraten denn auch der Ernüchterung, dass der Cannabiskonsum erneut nach oben weist.

Wie lassen sich diese gegenläufigen Beobachtungen erklären? Auf der Positivseite durften wir zeitweilig berechtigterweise eine Wirksamkeit der cannabisspezifischen wie stoffunspezifischen Präventionsbemühungen der vergangenen Jahre vermuten. Zum anderen hat sicherlich die allgemeine Tabakprävention vorübergehend einen Teil zum Rückgang des Rauchens von Haschisch und Marihuana beigetragen. Das Elend der Drogen- und Suchtprävention ist schließlich nicht, dass sie keine Wirksamkeit zu entfalten vermag, sondern dass sie mit gänzlich ungleichen finanziellen, ideellen und logistischen Mitteln gegen eine einflussreiche Genuss- und Suchtmittellobby sowie gegen eine allgemeine Dynamik in der Gesellschaft gegenhalten soll, die Drogengebrauch und süchtige Abhängigkeit systemimmanent jeden Tag neu hervorbringt. Auf der Negativseite müssen wir infolge dessen leider auch zur Kenntnis nehmen, dass Cannabis in der Beliebtheitsskala vieler potenzieller Konsumenten schlichtweg durch eine weitere psychoaktive Droge ergänzt wurde: die legale Droge Alkohol hat ganz einfach Konjunktur. Bedenkliche Tendenzen beim Alkoholmissbrauch junger Menschen sind nun die eine Seite der Medaille, der Gebrauch von Cannabis und sonstigen psychoaktiven Stoffe die andere. Man braucht auch kein großer Prophet zu sein, um vorauszusagen, dass sich der gegenwärtige Trend zu mehr stofflichem Drogengebrauch wie nicht stofflichen Verhaltensabhängigkeiten nicht so schnell erneut umkehren lassen wird. Beim regelmäßigen Cannabiskonsum, der per se enger mit einem Risiko für die geistig seelische Entwicklung Heranwachsender wie die Ausbildung cannabisbezogener Lebensprobleme verknüpft ist, zeichnet sich eindeutig eine Verhärtung ab. Junge Männer sind davon weitaus häufiger betroffen als junge Frauen.

Eine andere, zweite Wirklichkeit: Ergänzende subjektive Wahrnehmungen

Jeder Statistik wohnt etwas Reduziertes inne. Wir alle kennen den häufig zitierten Satz. »Traue keiner Statistik, die du nicht selber gefälscht hast«. Das ist sicherlich überzogen. Doch ist jedes Abbild der Wirklichkeit nie die Wirklichkeit als solche. Selbst sich noch so sehr um Objektivität bemühende repräsentative Umfragen zum Cannabisgebrauch junger Menschen vermögen nur einen begrenzten Ausschnitt aus deren komplexen Lebensrealitäten zu einem festgelegten Zeitpunkt wiederzugeben. Selbst die Urheber der BZgA-Studie von 2010 räumen ein, dass die Ergebnisse ihrer repräsentativen Cannabisumfrage auf Grund der Fehlerquelle sozial erwünschten Antwortverhaltens eher unter- als überschätzt sind. Wer zudem einen Einblick darin hat, auf welch qualitativ fragwürdige Weise manche Erhebung zustande kommt, kann nur dafür werben, sie mit der gleichen Vorsicht zu genießen, wie den Stoff selbst, um den sich alles dreht.

Einigen Daten aus den bislang erwähnten Studien stelle ich auf Grund eigener langjähriger Beobachtungen deshalb ergänzende Praxiserfahrungen entgegen. Ich tue das auf zweierlei Weise: durch meine eigene subjektive Wahrnehmung aus dem Arbeitsalltag sowie durch Beobachtungen, wie sie junge Menschen selbst aus ihrem Umfeld schildern.

In meiner bald 30-jährigen präventiven, beratenden und therapeutischen Arbeit bin ich Tausenden von Jugendlichen, jungen Männern und Frauen, Eltern, Lehrern und Multiplikatorinnen begegnet. Ich habe junge Menschen an allen Orten ihres Alltags getroffen: in Schulen jeglicher Schulform, Jugendfreizeiteinrichtungen, Wohngruppen, Sportvereinen, Betrieben und überbetrieblichen Ausbildungsstätten sowie an ihren informellen Treffs. Bin ich mit ihnen im Gespräch über Rauschmittel und insbesondere Cannabis, macht sich ein breites, bezeichnendes Grinsen auf ihren Gesichtern breit, wenn sie hören, dass etwa zwischen 7 % und 35 % einer bestimmten Altersstufe Haschisch und Marihuana konsumieren sollen. Nicht selten reagieren sie sogar mit ungläubigem Staunen. Nicht etwa, weil sie die Zahl für zu hoch gegriffen halten, sondern aus ihrer eigenen Beobachtung heraus für wesentlich zu niedrig. Wenn sie selber schätzen, wie viele Jugendliche über Erfahrungen mit Cannabisprodukten verfügen, nennen sie spätestens mit 16 bis 17 Jahren in großer Einhelligkeit wesentlich höhere Zahlen, nicht selten zwischen 50 % und 80 %. Standardäußerungen wie:»Das machen doch alle«, sind zwar nicht repräsentativ, doch in der Regel wissen Jugendliche recht genau, was sich in ihrem Umfeld abspielt. In manchen Schulklassen an bestimmten Standorten oder in Freizeitcliquen, in denen klar festgelegt ist, wer dazu gehört und wer nicht, greifen phasenweise nahezu alle männlichen Jugendlichen zu Haschisch oder Marihuana. Diejenigen, die das für ihre Person ablehnen, haben es schwer, ihren Standpunkt zu behaupten. Sie müssen sich gefallen lassen, als »Loser« oder »Weichei« tituliert zu werden. 20 % Cannabis erfahrene Jugendliche eines Jahrgangs ab 14 bis 17 Jahren aufwärts sind mit an Sicherheit grenzender Wahrscheinlichkeit die absolute Untergrenze. Nach oben ist die Skala offen, wobei 80 % im Durchschnitt ebenso entschieden zu hoch gegriffen sein dürften. Relativ in sich abgeschlossene Cliquen und Gruppen eher männlicher Jugendlicher, bei denen diese Zahl die Realität während einer begrenzten Lebensspanne ziemlich genau trifft, lassen sich allerdings leicht finden.

Solche Aussagen stehen jedenfalls in krassem Gegensatz zu den Feststellungen der BZgA-Cannabisstudie von 2012, dass nur etwas mehr als jeder Zehnte der 14- bis 17-jährigen Jugendlichen über eine Eigenerfahrung mit Cannabis verfüge und gar nur 1,9 % der Altersgruppe regelmäßig Haschisch oder Marihuana konsumiere. Möglicherweise scheuen wir uns nur, mit aller Konsequenz der Tatsache in Auge zu blicken, dass wir zumindest für bestimmte Gruppen weitaus höhere Raten Cannabis erfahrener und regelmäßig konsumierender junger Menschen annehmen dürfen, weil wir eine andere Realität einfach zu schockierend und vor allem politisch zu wenig opportun fänden. In der Beängstigungsskala zahlreicher nicht ausreichend informierter Eltern rangiert Haschisch schließlich unmittelbar hinter der Heroinspritze.

Als Mitarbeiter einer Sucht- und Drogenpräventionsstelle kooperiere ich mit allen nur denkbaren Schulformen und Einrichtungen der sozialen Arbeit. Gleichgültig, ob es sich um Schulsozialarbeitsprojekte, Jugendzentren, andere offene Treffs, Wohngruppen, den sozialen Dienst von Jugendämtern, Beschäftigungsförderungsprojekte oder ehrenamtlich geleitete kirchliche Jugendgruppen handelt, die dort tätigen Mitarbeiter scheuen sich nicht, in großer Einmütigkeit zwischen 40 % und 80 % Cannabis erfahrene junge Menschen zu schätzen, wenn sie an die »ganz normalen« Jungen und Mädchen denken, mit denen sie arbeiten. Irgendetwas kann also nicht so ganz stimmen: Entweder sind die offiziell verbreiteten Zahlen selbst neuester Studien zur Verbreitung von Cannabis unter den Heranwachsenden nicht stimmig. Oder die Wahrnehmungen der jungen Menschen selbst sowie vieler Mitarbeiter in der sozialen Arbeit sind falsch. Persönlich bin ich klar entschieden, worauf ich mehr vertraue, zumal ich um manch fragwürdige Qualität von Datenerhebungen und Dokumentationssystemen weiß.

Die Cannabisstudie der BZgA aus dem Jahr 2010 beziffert die Zahl der Drogen erfahrenen Kinder und Jugendlichen unter 14 Jahren mit 1,3 %, die Studie von 2012 gar nur mit 0,3 %. Das als Durchschnitt ermittelte Einstiegsalter für den Erstgebrauch von Cannabis wird von der BZgA über die Jahre hinweg stabil mit über 16 Jahren ermittelt. Keine der beiden Aussagen vermag ich so zu bestätigen. Seit Jahren ist zu Recht davon die Rede, dass das Einstiegsalter für illegale Drogen ständig im Sinken begriffen ist. Wer unter diesen Umständen weiterhin davon ausgeht, dass nur 0,3 % der unter 14-Jährigen Erfahrungen mit Cannabis habe, verfehlt die Realität. In den meisten Schulklassen, die der Altersstufe 13 entsprechen, findet sich wenigstens ein Schüler, der bereits Haschisch oder Marihuana probiert hat. Eher sind es sogar 3 bis 4 Schüler, die über entsprechende Erfahrungen zu berichten wissen. Es lässt sich leicht unterscheiden, ob ihre Erzählungen authentisch sind oder ob sie sich nur interessant machen wollen. Bei der weit verbreiteten Klassenstärke von etwa 30 Schülern entspräche das immerhin einem Anteil von 3 bis 12 % 13-jähriger Schüler mit Cannabiserfahrungen, vorwiegend im Probier- und Experimentierstadium. Es handelt sich dabei fast ausschließlich um Jungen. Die geschlechtsspezifische Komponente des Kiffens ist mithin deutlich bestätigt. Nicht wenige Lehrer und Lehrerinnen verzweifeln an diesen Jungen, die sie als unbeschulbar bezeichnen.

Als Junge oder Mädchen mit 13 oder 14 Jahren Cannabis zu benutzen ist zwar glücklicherweise nicht die allgemeine Norm. Das durchschnittliche Alter für den Erstgebrauch der Droge muss allerdings realistischerweise deutlich nach unten korrigiert werden, denn mit 14 bis 15 Jahren steigen die Zahlen der Haschisch und Marihuana erfahrenen jungen Menschen sprunghaft an. Eine Studie aus Niedersachsen von 2013 der Techniker Krankenkasse zusammen mit dem Deutschen Zentrum für Suchtfragen des Kindes- und Jugendalters (DZSKJ) liegt mit dem ermittelten Einstiegsalter für Cannabis bei 14 Jahren, mithin 2 Jahre unter dem Bundesdurchschnitt, deutlich näher an der Realität. Realitätsnah macht die Studie unter jungen Menschen zudem eine Risikogruppe mit deutlich niedriger Lebenszufriedenheit aus. Ich sehe diese identifizierte Risikogruppe als Teil der neuen Klientel im Sucht-hilfesystem, die ich als die »verlorenen Menschen« beschreibe. Wer tagtäglich präventiv wie beratend mit Heranwachsenden beiderlei Geschlechts praktisch arbeitet, kann auf Grund seiner Beobach-tungen sowohl das sinkende Einstiegsalter für den Cannabisge-brauch wie neue Risikogruppen bestätigen. Die jüngsten Kiffer, mit denen ich in den letzten Jahren gesprochen habe und die es bereits faustdick hinter den Ohren hatten, waren gerade mal 11 und 12 Jahre alt geworden.

Ein Jugendzentrumsbesucher fasst seine Lebenseinstellung dem entsprechend in der Beobachtung zusammen: »Wer 14 Jahre alt ist und noch nicht gekifft hat, mit dem ist was nicht in Ordnung«. Es wäre wichtig, dass es gemeinsam gelänge, den eindeutigen Trend nach unten und den frühen Einstieg in den Gebrauch von Can-nabis wie Alkohol zu stoppen, denn jedes gewonnene Jahr vor dem ersten Probierkonsum einer psychoaktiven Droge ist von un-schätzbarem Wert für eine angemessene körperliche und seelische Entwicklung der Heranwachsenden. Das wissen wir nicht erst seit den Erkenntnissen der neueren Hirnforschung. Diese unterstrei-chen bloß noch einmal ausdrücklich die Dringlichkeit unseres Unterfangens aus hirnorganischer wie entwicklungspsychologi-scher Sicht.

Relativierende Einschätzungen: Sorge ja, Panik nein!

Statistische Zahlen sind Anhaltspunkte. Das richtige Leben bein-halten sie nicht. Das beginnt erst, wenn aus den Zahlenkolonnen die konkreten Gesichter von Menschen auftauchen. Es sind immer Menschen aus Fleisch und Blut, die sich als direkt Betroffene, als Angehörige oder Helfende von einer süchtigen Beziehungsdyna-mik erfasst sehen. Im gelebten Alltag von Drogen und Sucht gibt es berechtigten Anlass uns zu sorgen, jedoch keinen für Drama-tisierung oder gar Panik. Alle Daten und Fakten zur Verbreitung von Cannabis lassen sich nur richtig verstehen, wenn man sie in die notwendige Relation zu einem Gesamtbild setzt. Die Wahrscheinlichkeit, dass junge Menschen ab 13 oder 14 Jahren aufwärts zu irgendeinem Zeitpunkt während der Pubertät und Adoleszenz ausprobieren, wie es ist, bekifft zu sein, ist hoch. Millionen von Jugendlichen und jungen Erwachsenen machen diese Erfahrung. Das vermag vor allem Mütter und Väter zu beunruhigen oder gar zu ängstigen. Man darf bei der Einschätzung der Cannabisverbreitung allerdings nicht übersehen, dass der Gebrauch von Haschisch, Marihuana und weiterer illegaler Drogen für die weitaus meisten jungen Menschen ein Übergangsphänomen ist. Auf ihrem schwierigen Weg vom Kind über den Jugendlichen zum Erwachsenen spielen Cannabisprodukte phasenweise eine für ihre Persönlichkeitsentwicklung bedeutsame Rolle. Nach erfolgreicher Bewältigung der entsprechenden Lebensaufgaben durch die Heranwachsenden verlieren die Substanzen ihre Rolle wieder. Trotz der enormen Verbreitung von Cannabis kann es daher entlastend sein zu wissen, dass nur ein begrenzter Teil der Haschisch und Marihuana gebrauchenden jungen Menschen in ernsthafte Schwierigkeiten mit den Drogen gerät. Selbst jene, welche durch ihren Cannabisgebrauch im Strudel des Lebens weit nach unten gesogen werden, können wieder auftauchen. Wer die innere Entscheidung trifft, sein Verhältnis mit der Rauschdroge zu beenden, kann sein Leben jederzeit neu ordnen. Es gibt bei Haschisch und Marihuana keine »Deadline« und keinen »Point of no return«. Eine Aussage ist allerdings uneingeschränkt gültig: Je früher ein Heranwachsender mit dem Gebrauch von Cannabisprodukten beginnt, je regelmäßiger, länger, öfter und höher dosiert er das Mittel seiner Wahl benutzt, desto schwieriger wird der den Ausstieg finden. Gehört er obendrein zu der wachsenden Zahl junger Menschen, die die Frage: »Ist das Leben in dieser Gesellschaft ohne Rauschmittel noch zu ertragen?« mit einem entschiedenen »Nein« beantworten, hat er aus seiner Sicht auch wenig Anlass, den Ausstieg überhaupt zu suchen.

Gebrauchsmuster von Cannabis im steten Wandel: Kiffen gestern und heute

Es macht wenig Sinn, Cannabis als weiche Droge zu bezeichnen. Wenn ein Konsument mit der Substanz nicht umzugehen weiß, wird sie für ihn zu einem ernsthaften Risiko. Die Risiken, die mit dem Gebrauch der Rauschdroge einhergehen können, sind gekoppelt an die Gebrauchsmuster der Nutzer. Es gibt »weichere« und »härtere« Arten, mit Haschisch und Marihuana zu verkehren.

Damit Cannabis seine psychoaktiven Wirkungen zu entfalten vermag, muss es vom Blutkreislauf aufgenommen werden. Das ist über drei Wege möglich: durch Rauchen von Haschisch und Marihuana, durch das Inhalieren der Dämpfe und durch das Essen von Haschisch. Das Erleben des Rausches variiert mit dem Gebrauchsmuster und der Erwartung des Konsumenten an die Wirkungen der Droge.

Das traditionelle mystische oder spirituelle Rauscherleben verfolgt von vornherein andere Ziele als das Kiffen aus Langeweile, »just for fun« oder zur Verminderung unerträglicher Spannungs- und Stresszustände.

Die bei uns geläufigste Art, Cannabis zu gebrauchen, ist sicherlich das Rauchen eines einfachen »Joints«, entweder allein oder zusammen mit anderen. Ein »Joint« ist eine Haschisch- oder Marihuanazigarette. Als sogenanntes »Tütchen« kann sie in unterschiedlicher Dimensionierung »gebaut« werden. Bei dieser Anwendungsform ist die Dosis über die Anzahl und Tiefe der Züge an der »Tüte« leicht zu kontrollieren. Durch das Erhitzen beim Rauchen von Haschisch und Marihuana findet eine chemische Umwandlung von nicht psychoaktiven Cannabinoidsäuren in psychoaktiv wirksame Stoffe statt. Der komplizierte chemische Vorgang wird als »Decarboxylierung« bezeichnet.

Der Rausch tritt beim Rauchen oder Inhalieren von Cannabisprodukten nahezu augenblicklich ein. Der Hauptwirkstoff THC gelangt über die Lunge in den Blutkreislauf und ohne Umwege direkt ins Gehirn. Die Wirkung flutet je nach Rauchtechnik sanft an oder sie schlägt regelrecht zu.

Beim Essen von Haschisch verhält es sich anders. Damit die Cannabinoide in ihre psychoaktive Form überführt werden, muss der Stoff auch bei dieser Anwendungsform erwärmt werden. In aller Regel erfolgt das durch ein Verbacken von Haschisch. Als fettlösliche Substanz wird das Haschisch gut mit Backfett vermischt und zu Kuchen oder Plätzchen, sogenannten »Spacecakes« oder »Cookies« verarbeitet. Geläufig sind ebenfalls Zubereitungen als Tee, Schokoladengetränk oder als fantasievoll zubereitetes Konfekt. Die Dosierung ist weitaus schwieriger als beim Rauchen. Die Wirkung tritt verzögert ein, da das THC zunächst vom Magen und vom Darm aufgenommen werden muss. Von dort wandert es mit dem Blut in die Leber und erst dann zum Gehirn. Der unterschiedliche Weg, den das THC beim Rauchen bzw. beim Essen von Haschisch nimmt, macht die Verschiedenartigkeit der Wirkung aus. In die Leber gelangendes THC wird dort verändert. Die dabei entstehenden Metaboliten unterscheiden sich in ihren pharmakologischen Feinwirkungen von denen der Ursprungssubstanz THC. Über die Lunge aufgenommen, entfaltet THC direkt seine Wirkungen im Gehirn. Beim Essen von Haschisch kommen die Sekundärwirkungen der umgehend durch den Stoffwechsel veränderten Metaboliten hinzu. Der (11-Hydroxy)-Metabolit von THC wirkt vereinnahmender als THC selbst. Dieser Mechanismus erklärt die deutlich wahrnehmbaren aufeinanderfolgenden Wirkungsphasen beim oralen Genuss von Haschisch. Im Normalfall tritt die Wirkung in Wellen ein. Die erste Welle rollt leicht an, baut sich langsam auf, erreicht eine erste Spitze und ebbt wieder ab. Eine zweite und dritte Woge können in der Rauschwirkung ein hohes Plateau erreichen, bevor sie langsam auslaufen. Der Rausch ist in aller Regel stärker als beim Rauchen von Cannabis. Beim Verzehr großer Mengen Kuchen oder Plätzchen vermag der Rausch unangenehm stark, bisweilen sogar dramatisch zu werden. Seine Macht zieht den Haschischesser stärker in den Bann als die Wirkungen beim Rauchen. Für ungeübte Anfänger eignet sich diese Anwendungsform nicht.

Gemeinsam sind beiden Gebrauchsformen typische Stadien eines Rausches: Einer ersten Phase von Hochstimmung, Heiterkeit und Anregung folgen innere Ruhe, träumerische Schläfrigkeit und Gelöstheit. Die jeweilige Intensität ist allerdings höchst unterschiedlich.

Haschisch oder Marihuana zu rauchen bewirkt im Wesentlichen das Gleiche. Da Haschisch über Jahrzehnte als THC haltiger galt, brauchte es eine geringere rauchbare Dosis, um die gewünschte Wirkung zu erzielen. Mittlerweile haben sich die Realitäten verschoben. So wird seit Jahren in den Medien gerne darüber berichtet, dass sich in Cannabisprodukten eine erhebliche Steigerung der Wirkstoffkonzentration finde. Das gilt jedoch bevorzugt für Marihuana in Form reiner Cannabisblüten. In der Konsequenz haben daher deutliche Verschiebungen in den Konsumgewohnheiten stattgefunden. Der Marktanteil von reinem Marihuana ist gegenüber Haschisch sprunghaft angewachsen. Allerdings pflegen unterschiedliche Konsumenten unterschiedlich geartete Vorlieben. Die einen wollen lieber »high« und beschwingt drauf kommen, die anderen »beamen« sich bevorzugt in einen betäubungsähnlichen, komatösen Zustand. Sie sind »stoned«. Dazwischen existieren viele Abstufungen im Rausch, die ein Cannabisgebraucher anstreben kann. Je nach Vorliebe oder Gelegenheit wählt er den Stoff, die Dosierung, die Anwendungsform und eventuell die Rauchtechnik. Für eine 16-jährige, ziemlich aufgeweckte Freizeitkonsumentin ist die Wahl eindeutig: »Ich rauche nicht so gerne Haschisch. Ich nehme lieber Gras, weil Gras mich nicht so platt macht, sondern ich die ganze Zeit lachen muss.«

Es gibt nichts, was es nicht gibt: Gebrauchsutensilien rund um den Cannabiskonsum

Haschisch und Marihuana werden allerorten auf der Welt auf unzählige Arten geraucht. Am häufigsten wird es pur oder mit Zigarettentabak und gelegentlich weiteren psychoaktiven Pflanzen vermischt zu »Joints« gedreht oder in einfachen Pfeifen mit geringem Volumen geraucht. Das kann langsam und genussvoll oder hastig und gierig erfolgen.

Speziell zum »Jointdrehen« oder »Tütenbauen« gibt es spezielle Zigarettenpapiere, sogenannte »Longpapers«. Sie sind doppelt so lang und breit wie normale »Papers«, von denen nur zur Not mehrere benutzt werden, um eine »Tüte« zu bauen. Auf die großen Blättchen gibt man einen Filter sowie Tabak und zerbröseltes Haschisch oder Marihuana und rollt das Ganze zu einer rauchfertigen Tüte.

Ebenso geläufig ist, dass der Genuss von Haschisch mithilfe traditioneller Verfahren und ausgesuchter Rauchgeräte nebst spezieller Technik regelrecht zelebriert wird.

»Gediegene« Rauchgeräte sind allesamt »exotischeren« Ursprungs. In unserer Kultur waren sie zunächst nicht beheimatet. Mittlerweile hat sie die hiesige Haschischgemeinde jedoch erobert und sich zu eigen gemacht. Bereits als Cannabis im Zuge von »Flower-Power« im Westen populär wurde, verbreitete sich in seinem Gefolge die orientalische oder asiatische Wasserpfeife. Traditionelle Wasserpfeifen existieren in handlichen Exemplaren oder als großvolumige, dickbäuchige Schwergewichte. Das Prinzip beim Rauchen ist immer das Gleiche: Der Rauch wird durch Wasser gezogen, dabei von Unreinheiten gereinigt und gewaschen.

Der Wirkstoff THC durchwandert mit dem Rauch das Wasser, da er nicht wasserlöslich ist. Er verliert zwar etwas von seiner Potenz, doch der gekühlte Rauch fühlt sich in der Lunge angenehmer an. Folglich wird er länger in der Lunge behalten und entfaltet so wiederum stärkere Wirkung. Das typische Geräusch, das entsteht, wenn der Rauch durch das Wasser im Bauch der Pfeife hindurchblubbert, stand Pate für die Namensgebung »Blubber«, mit der heutige Haschischraucher ihre entsprechenden Rauchgeräte belegen. Einer kostbaren, zeremoniell eingesetzten Wasserpfeife mag eine solch respektlose Bezeichnung wenig gefallen.

Beim Urtyp der Wasserpfeife sitzt der Pfeifenkopf oben auf dem Wassergefäß. Über den langen, biegsamen Schlauch wird der Rauch inhaliert. Andere Wasserpfeifen haben starre, gerade Mundstücke und anders angebrachte Pfeifenköpfe. Etwas Besonderes ist die uralte afghanische »Erdpfeife«, eine in den Erdboden eingebaute Wasserpfeife. Die Konstruktion ist aufwendig und braucht Zeit. Ihre zentralafrikanische Variante in Form eines Erdaltars kam vorzugsweise bei religiösen Opferzeremonien zum Einsatz. Der Haschischrauch wurde aus dem Schoß von Mutter Erde geatmet. Die Lehmbodenpfeife wie der Erdaltar sind die Vorbilder, nach denen heutige Experimentierer sogenannte »Erdlöcher« rauchen, eine Rauchtechnik für eingefleischte Haschisch-»Freaks«.

Während die Wasserpfeife bei früheren Kiffergenerationen im Westen bei Rauchritualen bereits geteilt wurde, sprach noch kaum jemand von »Bongs«. Bongs sind ebenfalls traditionelle Rauchgeräte asiatischen Ursprungs. Sie waren ursprünglich aus Bambusstücken hergestellt, die am unteren Ende verschlossen wurden. Im unteren Teil einer solchen Röhre wurde seitlich ein schräg nach oben stehender kurzer, hohler Stab angebracht. Auf dessen oberem Ende wurde der Pfeifenkopf, heute »Head« genannt, befestigt. Der Rauch wurde eingesogen, indem der Mund das offene Ende des Bambusrohrs fest umschloss. Er wurde mit einem einzigen Atemzug vollständig inhaliert. Sowohl alte wie moderne Bongs neuester Bauart sind unterschiedlich groß. Großvolumige Bongs mit langen und zugleich dicken Röhren enthalten große Mengen Rauch. Entsprechend leicht kann man sich mit einem vollen Bong in ermattende, narkoseähnliche Zustände versetzen. Hier haben sich in den letzten Jahren die Gewohnheiten der Kiffer eindeutig verändert. Das eher »weiche« Rauchen des Joints ist vielfach dem wesentlich »härteren« Gebrauchsmuster des Bongrauchens gewichen. Viele heutige Kiffer wünschen und brauchen es »härter«. Der Zeitgeist ist danach. Fast immer handelt es sich bei ihnen um männliche Bongenthusiasten. Besonnenere Haschischraucherinnen bevorzugen meistens den »sanfteren« Joint, wie mir eine 17-jährige Schülerin schrieb: »Ich rauche gerne mal einen Joint, um mich zu entspannen. Wenn ich Haschisch in der Bong rauche, fühle ich mich einfach nur platt, d.h., ich bin müde und will nix mehr machen. Ein Joint jedoch macht mich nicht so müde, er macht mich eher nachdenklich. Ich denke über sehr viele Sachen nach.«

Eine absolut harte Konsumform ist auch das Rauchen eines »Eimers«. Eine 22 Jahre alte »Punkerin«, die vielerlei Drogen konsumiert (was als »Polytoxikomanie« bezeichnet wird), beschreibt, wie sie das macht:

. . . .

»Man füllt einen Putzeimer bis oben hin mit Wasser. In den Eimer kommt eine Plastikflasche, deren Boden abgeschnitten ist. Auf die Öffnung der Flasche kommt ein sogenanntes Köpfchen. Das Köpfchen kann aus Holz, Ton, Speckstein, aus allen formbaren Materialien sein. Köpfchen gibt es aber auch fertig zu kaufen. Sie haben oben eine Öffnung mit einem Sieb, auf das man die Mischung legt. Durch das Köpfchen geht ein kleines Loch. Die Mischung besteht aus Haschisch und Tabak. Die Flasche mit dem Köpfchen muss bis zum Flaschenhals im Wasser sein. Man nimmt die Flasche, zündet die Mischung an und zieht die Flasche langsam in kreisenden Bewegungen hoch. In der Flasche entsteht dann Qualm. Wenn die Flasche oben ist, aber mit dem unteren Teil immer noch im Wasser, dann nimmt man das Köpfchen weg, setzt den Mund an die Öffnung, zieht und drückt die Flasche langsam nach unten, bis kein Qualm mehr in der Flasche ist. Es entsteht dabei ein Hustenreiz. Diesen Vorgang kann man wiederholen, sofern noch Mischung im Sieb ist. Befindet sich dort nur noch Asche, muss man eine neue Mischung herstellen, wenn man weiterrauchen will. Beim Eimerrauchen kann die Wirkung ganz verschieden sein. Es können intensive und vielfältige Wirkungen einzeln, gleichzeitig oder hintereinander auftreten. Zum Beispiel, dass sich alles dreht, dass man einen riesigen Hunger bekommt, dass man über alles lachen muss, dass man plötzlich viel redet usw. Man nimmt die Welt mit anderen Augen wahr: bunter, farbenfroher, man nimmt alles gelassener, ist lockerer. Wenn man jeden Tag Eimer raucht, dann muss man mehr rauchen, um die gleiche Wirkung zu erzielen, denn die intensive Wirkung lässt mit der Zeit nach. Man wird träger, will nur noch relaxen und Musik hören und mit anderen, die ebenfalls drauf sind, sich über deren kreative Gedankengänge unterhalten. Man wird kreativer, aber durch die Trägheit wird diese Kreativität nicht voll ausgeschöpft.

Die Wirkung des Eimerrauchens hält etwa eine halbe Stunde an. Danach hat man sogenannten Matsch in der Birne, hat null Bock auf alles. Man ist lustlos.«

»Bong-« und »Eimerrauchen« entwickeln ein völlig anderes Abhängigkeitsrisiko als sanftere Konsumformen. Wer als potenzieller Kiffer die Schilderung des Eimerrauchens als »Gebrauchsanweisung« missverstehen möchte, mag das nachstehende Bekenntnis eines 26 Jahre alten Expunkers beachten. Zum Zeitpunkt des mit ihm geführten Interviews war er zwar aus seiner Szene raus, hatte sogar eine auswärtige Therapie absolviert, war aber weit entfernt davon, cannabisabstinent zu sein. Das Arbeitsamt hatte ihn in eine geförderte Umschulungsmaßnahme beordert. Zuerst meinte der Umschüler, er habe für ein Interview keine Zeit. Als er sich schließlich doch bereitfand, seine Kiffergeschichte zu erzählen, war es gleichzeitig eine für ihn nützliche Auseinandersetzung mit sich selbst, die ihm sein aktuelles Risiko vor Augen führte:

»Ich habe mit 15 mit dem Kiffen angefangen. Das erste Mal war eine Tüte. Der erste Eimer, den ich geraucht habe, war ein echter Knaller! Seitdem bin ich auf dem Eimer hängen geblieben.

An dem Tag ging es mir zum ersten Mal richtig gut. Ich habe den Eimer geraucht, mir drei Stunden lang die Augen festgehalten, damit sie mir nicht rausfallen, und es ging mir richtig gut. Seitdem rauche ich täglich, ja oft stündlich einen Eimer. Damals ein Eimer und der ganze Tag war toll. Das Tolle an dem Eimer ist der Hammereffekt, das ist schon richtiges Junkieverhalten.

Ich ziehe den Eimer, drücke ab, die Lunge ist schlagartig voll, ich halte die Luft an, was meist auch gelingt, aber nicht immer, und dann beginnt es im Nacken zu kribbeln, es kribbelt weiter im Kopf, ich habe das Gefühl, als würde der Kopf dann ein Stück größer, die Augen fühlen sich anders an, so als kämen sie ein Stück aus dem Kopf raus. Es ist so, als wäre vor dem Eimer alles zusammengepresst und kommt nun plötzlich raus, wird frei und groß. Druck wird freigelassen, sowohl räumlich als auch psychisch. Dann kommen noch kleine Hallus dazu, Farbvariationen und neue Muster. Blau ist immer blau, aber mit dem Eimer wird es wunderschön blau.

Heute ist spätestens nach einer halben Stunde der Eimer wirkungslos. Ich rauche vor der Arbeit heute drei Eimer und dann kann ich auf die Arbeit. Ich bin total abhängig vom Eimer, also vom Haschisch im Eimer geraucht, ohne den Eimer geht schon lange nichts mehr. Junk (= Heroin) kenne ich auch, ist aber nichts für mich, ich ziehe lieber einen Eimer als eine Spritze. Soll noch einer sagen, Haschisch macht nicht abhängig, das ist totaler Quatsch. Ich habe zurzeit wieder Angst, abzudrehen, ich brauche wieder eine Entgiftung, sonst drehe ich ab.«

Solche Abhängigkeitsprobleme sind Cannabiskonsumenten, die den Stoff auf sanftere, traditionelle Weise konsumieren, unbekannt.

Ein althergebrachtes, gediegenes Rauchgerät mit zeremoniellem Kultcharakter ist das »Chillum«. Es stammt ursprünglich aus dem Himalaja und dem indisch-nepalesischen Raum. Sein Material bestand häufig aus feinem Ton. Seltener war es aus Hartholz, Stein, Glas oder Horn gefertigt. Ein Chillum ist am Mundstück schmal und verbreitert sich nach oben zum Ende, wo der Pfeifenkopf sitzt. Es wird aufrecht nach oben gehalten geraucht, indem es am Mundstück mit beiden Händen umschlossen wird. Die Hände bilden einen Hohlraum, durch den der Rauch eingesogen wird.

»Kawumms« sind ebenfalls Rauchgeräte unterschiedlicher Größe und Materialien, denen ein eigener Pfeifenkopf eingesetzt wird.

Eine spezielle Inhalationstechnik ist das sogenannte »Rauchen einer Schlange«. Zubehör braucht es dafür nicht. Warmes, weiches Haschisch(pulver) wird fingerfertig zu einer kleinen Schlange gerollt, die wie ein Räucherstäbchen entzündet wird. Der aufsteigende Rauch wird sorgfältig und tief inhaliert. Für den Laien ist die Schlange vergleichbar einer kleinen Lakritzrolle.

Traditionelle Gerätschaften zum Rauchen von Haschisch sind in der Regel Kultgegenstände. Nicht selten verbinden aufwendige Ornamente ihren kulturellen Stellenwert mit ihrer praktischen Funktion. Eine reich verzierte orientalische Wasserpfeife besitzt sogar einigen materiellen Wert. Aufgrund ihres rituellen Bestimmungszwecks nimmt sie einen festen Platz in den Sitten und Gebräuchen der Haschisch rauchenden Bevölkerung in den traditionellen Cannabisregionen der Welt ein. Um sie ranken sich 1001 Geschichten aus dem Reich der Sagen und Legenden sowie dem alltäglichen Leben mit der Rauschdroge. Ein Wasserpfeifenritual verspricht Geselligkeit und Genuss. Solche alten Rauchgeräte sind nicht nur Kulturgut, sondern in aller Regel auch von hohem ästhetischem Wert. Von moderner Rauchtechnik westlicher Prägung lässt sich das nicht unbedingt behaupten. »Bongs«, »Chillums« und »Kawumms«, wie es sie heutzutage im florierenden Zubehörhandel zum Haschischgebrauch zu kaufen gibt, sind vielfach aus Acryl und Kunststoff hergestellt. Auf Funktion hin ausgelegt, erfüllen sie zwar hervorragend ihren Zweck. Mit ihrer »ästhetischen Kühle« und den vielfach schreienden Neonfarben verströmen sie jedoch den aseptisch cleanen Charme einer Werbung für Desinfektionsmittel. Doch ist das fraglos Geschmackssache. Alle Hersteller versprechen bestmögliche Fertigungsqualität und Rauchästhetik auf höchstem Niveau.

Manche von technischem Erfindungsgeist getragenen Hightech-Vaporizer zum Verdampfen und Inhalieren von Haschisch sind zwar in der Wirkung höchst effizient, in ihrer Anwendungsform allerdings überaus »ernüchternd«. Sie sind nur etwas für Individualisten, denn Kultstimmung lässt sich mit ihnen nicht herstellen. Bei der Konstruktion selbst gebauter Rauchutensilien greifen heutige Alltags-»Ingenieure« auf Materialien jeglicher Herkunft zurück: Plastikeimer, Kunststoffflaschen, Gummischläuche, Abflussrohre aus dem Sanitärhandel, Metall und Ähnliches mehr. Ihr Ideenreichtum ist schier unerschöpflich. Der Lustgewinn und der zusätzliche »Kick« bestehen im erfolgreichen Experimentieren. Am Rausch selber ändert sich nichts Wesentliches.

Ästhetisch anspruchsvollere Haschischkonsumenten greifen heutzutage entweder auf die »gute, alte Wasserpfeife« oder auf modernere Rauchgeräte aus Glas zurück, denen man eine eigene »Schönheit« nicht absprechen kann. Glasbongs werden funktionell als auf das Wesentliche reduzierte und ästhetisch als zeitlos klassisch schöne Rauchgeräte beworben. Edle Ausführungen können bis zu mehrere Hundert Euro kosten. Nicht selten sind die ästhetisch wählerischen Haschischraucher zugleich die erfahreneren Konsumenten. Ihnen wird ebenso wenig wie traditionellen Haschischgebrauchern in den Ursprungsgebieten der Cannabiskultur der Fehler unterlaufen, wie ihn manche Bongraucher gegenwärtig in Kiffercliquen praktizieren. Sie geben eigenen Rauch aus der Lunge wie bei einer Mund-zu-Mund-Beatmung an einen zweiten Kiffer weiter. Eine solche Praxis zeugt von großer Ahnungslosigkeit. Kein erfahrener Haschischgenießer würde freiwillig alten, verbrauchten Rauch inhalieren. Im Gegenteil: Er hätte für ein derartiges Vorgehen nur verständnisloses Kopfschütteln und Verachtung übrig. Sein höchstes Bestreben gilt der Aufnahme von frischem, unabgestandenem und aromatischem Rauch. Bei jedem Wasserpfeifenritual wird der im Wassergefäß verbleibende alte Rauch zuerst ausgeblasen, bevor ein Raucher einen weiteren Zug nimmt.

Cannabisähnliche Rauschpflanzen und Kräutermischungen

Obwohl Haschisch und Marihuana weltweit verbreitet sind, gibt es zahlreiche psychoaktive Pflanzen, die als deren Ersatz verwendet werden.

Der »Zacatechichi«-Strauch, das aztekische »bittere Traumgras«, liefert mit seinen gebrochenen, getrockneten Blättern den Grundstoff für einen leicht halluzinogen wirkenden Tee.

»Palqui«-Blätter dienen als Räucherwerk und werden als Marihuanaersatz geraucht. Gleiches gilt für »Zitronengras«, das mittlerweile allerdings ein auch bei uns beliebtes Gewürz ist.

Bestimmte »Strohblumen«-Arten werden geraucht oder inhaliert, um sich in einen leichten Trancezustand zu versetzen.

Das Harz sowie die Knospen und Blätter des »Wild Dagga«, des »Wilden Hanfs« oder »Löwenschwanzes«, erinnern unmittelbar an Cannabis. Die getrockneten Pflanzenteile werden pur oder mit Tabak vermischt geraucht. Die psychoaktive Wirkung ist leicht.

»Marijuanillo« oder »Sibirisches Herzgespann« erinnert schon vom Namen her an Marihuana. Desgleichen wird die blühende Pflanze getrocknet und pur oder mit Tabak sowie weiteren psychoaktiven Gewächsen vermischt geraucht.

Die aufgeführten »magischen Pflanzen« sind längst nicht alle cannabisähnliche Gewächse. Ihr kulturell eingebundener Gebrauch entsprach niemals dem willkürlichen, lustbetonten Konsum von Haschisch und Marihuana, wie ihn heutige Drogengebraucher pflegen. Die entsprechenden Pflanzen wurden vorwiegend rituell von Medizinmännern, Schamanen und anderen dazu ausdrücklich befugten »Eingeweihten« genutzt. Jene begegneten ihnen immerzu mit höchstem Respekt. Das Gleiche gilt auch für alle anderen biogenen, ethnobotanischen Substanzen, die kulturell eingebunden für ganz spezielle Zwecke genutzt wurden und werden, während sie in der westlichen Kultur der Beliebigkeit anheimfallen.

In unserer Kultur haben cannabisähnliche Drogen eine gewisse Bedeutung für Experimentierer, die möglichst vielfältige Erfahrungen mit pflanzlichen Rauschmitteln sammeln möchten.

Spice, Space und »Legal Highs«

Für ein neues Drogenphänomen steht exemplarisch »Spice«, auch »Chill X«, »Sence« oder »Genie« genannt. Spice wurde in unterschiedlichen Qualitäten einige Zeit als Kräutermischung legal verkauft, um das Cannabisverbot zu umgehen. Ihm haftete der Ruf an, vom Turn her sehr ähnlich wie pures Cannabis zu wirken und »ordentlich zu knallen«. Es konnte eine Mischung aus etlichen Bestandteilen sein: Meeresbohne, Blaue Lotusblume, Helmkraut, Indian Warrior, Sibirischer Löwenschwanz, Hawaiianische Wildrose, Maconha Brava, Kratomblätter und Salvia divinorum.

Weil bei Laborprüfungen in Spice erste synthetische Cannabinoide gefunden wurden, welche daraufhin für die von den Nutzern angestrebte Wirkung wie für neue Risiken verantwortlich gemacht wurden, hat die Drogenpolitik reagiert und Spice mit Wirkung von 2008 ab illegalisiert. Dass eine Droge vom Gesetzgeber dem Betäubungsmittelrecht unterstellt wird, bedeutet aber bekanntlich nicht, dass sie auf dem Markt der Möglichkeiten nicht mehr erhältlich wäre. Außerdem werden immer wieder neue Kräutermischungen als Nachfolgeprodukte auf den Markt gebracht. Aus Spice wurde Space, und aus Space das nächste Erzeugnis mit dem Ziel der Umgehung des Betäubungsmittelrechts. Die Zahl der im Zuge des Spice-Phänomens entdeckten neuen synthetischen Cannabinoide übersteigt mittlerweile die Zahl 130. Die Kräutermischungen werden als sogenannte »Legal Highs« angeboten. Deren Herstellung soll generell illegalisiert werden, um das Katz-und-Maus-Spiel zu beenden.

Der europäische Drogenbericht von 2015 verzeichnet gar eine völlig neue Herausforderung. Denn es ist ein generelles Kennzeichen der derzeitigen Drogensituation, dass beinahe täglich neu kreierte psychoaktive Substanzen in einem noch nie gesehenen Tempo auf den Markt geworfen werden, darunter »Legal Highs« und »Research Chemicals«, die sowohl in Hanfläden wie in Internet-Shops gehandelt werden. Zusammengefasst werden Sie als »Neue Psychoaktive Substanzen« (NPS) bezeichnet. Alleine im Jahr 2014 wurden 101 NPS erstmals festgestellt. Das in manchen Kreisen gerne hochherzig gehandelte Ideal des »verantwortungsbewussten Dealers« ist in diesem Kontext bestenfalls ein trügerisches Selbstbildnis. Diejenigen, die das schwer einschätzbare Risiko tragen, sind immer die unerfahrenen Konsumenten der neuen Substanzen auf pflanzlicher oder synthetischer Basis.

Die Augen öffnen für die Einstiegsdrogen

Die beliebte Diskussion darüber, ob Cannabis als Einstiegsdroge zu bewerten ist oder nicht, nimmt leicht den Charakter einer »Gespensterdiskussion« an. Mit welchem Sinn oder Unsinn sie geführt wird, hängt davon ab, wer sich mit welcher Absicht in die Debatte einmischt. Landläufig hält sich hartnäckig die Meinung, Haschisch und Marihuana seien Einstiegsdrogen und der Anfang vom Ende einer zerstörerischen Drogenkarriere. Diese Ansicht ist ebenso falsch wie Unheil stiftend, wenn sie beispielsweise bei Eltern überzogene Ängste schürt. Cannabis *kann* eine Substanz unter anderen sein, die von Menschen konsumiert wird, die den Weg in eine ernsthafte Rauschmittelabhängigkeit beschreiten. Ein zwangsläufiger Umstieg von Cannabis auf härtere Drogen findet aber nicht statt.

Nichtsdestotrotz ist es ratsam, ein wachsames Auge auf Haschisch und Marihuana zu haben, wie ein 35 Jahre alter Sozialarbeiter aus eigener Betroffenheit zu bedenken gibt:

. . . .

»Ganz am Anfang dachte ich auch immer, Kiffen ist halb so wild und Haschisch ist keine Einstiegsdroge. Erst als ich vor Jahren längere Zeit selbst gekifft habe und kurz davor war, aus dem Fenster zu springen, weil meine Erlebnisse mit Haschisch mich so weit gebracht hatten, habe ich angefangen, das anders zu sehen. Ich habe die Kurve noch gekriegt. Wer mit der Droge selbst nie was zu tun hatte, kann leicht reden. Aber viele von denen, die am eigenen Leib erfahren haben, wohin man damit kommen kann, sehen manches anders. Aus meiner heutigen Distanz und bei dem, was ich in meiner Arbeit mit Jugendlichen beobachte, sage ich zwar klar, dass die eigentlichen Einstiegsdrogen viel eher Zigaretten und Alkohol sind. Aber so ganz ausnehmen mag ich Haschisch davon nicht.«

In der Tat sollten wir uns ebenso davor hüten, Cannabis zu verniedlichen, wie seine unheilvolle Rolle als Einstiegsdroge zu beschwören. Befragungen von süchtig abhängigen Heroin-, Kokain- und Crackkonsumenten zeigen in der Regel, dass viele von ihnen als erste *illegale* Droge Cannabis konsumiert haben, aber längst nicht alle. Uneingeschränkt alle haben indes frühzeitig in ihrem Leben ganz *legal* zu normalen Zigaretten und zu Alkohol gegriffen. Cannabis ist zweifelsfrei das meistgebrauchte illegalisierte Rauschmittel. Doch nur ein kleiner Teil der Haschisch- und Marihuanakonsumenten probiert jemals Opiate. Selbst wenn Cannabis zusammen mit Partydrogen gebraucht wird, bleibt die Grundtendenz bestehen, dass die wenigsten dieser Mischkonsumenten auf Kokain oder Heroin umsteigen. Sogar diejenigen Drogengebraucher, die direkt mit synthetischen Drogen einsteigen, wählen als Zweitmittel eher Cannabis, das in der Substanzhierarchie unter den »Party«-Drogen rangiert. Nur etwa 6 bis 7 % aller drogenerfahrenen jungen Menschen haben überhaupt jemals Heroin probiert. Selbst das bedeutet noch nicht, dass sie an der Spritze hängen und eine Drogenkarriere bis zum bitteren Ende durchlaufen.

Halten wir fest: Perspektivisch betrachtet bedeutet der Gebrauch von Haschisch und Marihuana nicht den automatischen Einstieg in eine nachfolgende Suchtkarriere. Ein anderer Zusammenhang ist dagegen deutlich wahrscheinlicher: Jugendliche Zigarettenraucher freunden sich wesentlich häufiger mit Haschisch und Marihuana an als jugendliche Nichtraucher.

Wir können kaum genug betonen: Die Einstiegsdrogen in unserer Kultur sind ganz eindeutig Shishatabak, Zigaretten, Alkohol und legale Medikamente, die überall und uneingeschränkt verfügbar sind, selbst wenn der Erwerb für Minderjährige leicht erschwert worden ist. Es dürfte kaum einen Menschen in unserer westlichen Kultur geben, der nicht frühzeitig in irgendeiner Weise mit Nikotin und Alkohol in Kontakt kommt. Das geschieht ganz legal und gesellschaftlich weitgehend akzeptiert. Die Verschreibung von Abhängigkeiten erzeugenden Medikamenten ist gleichfalls weitverbreitet.

Tabak und Alkohol als Genuss- wie Suchtmittel werden mit gewissen Einschränkungen völlig ungeniert und mit großem materiellem wie ideenreichem Aufwand beworben. Die Tabak- wie Alkoholindustrie verfügen über eine mächtige Lobby, von der Macht der Pharmafirmen gar nicht erst zu reden. Wie es allen jeweils gelingt, ihre wirtschaftlichen Strategien immer aufs Neue durchzusetzen, ist ein bezeichnendes Beispiel dafür, wo die Macht ist und um wessen Interessen es in unserer Gesellschaft geht. Die Interessenlage der mächtigen Tabak- und Alkoholindustrie, die millionenschweres Sponsoring betreiben, wiegt gewichtiger als der Gesundheitsschutz von Kindern und Jugendlichen oder Nichtrauchern. Das politische Gezerre um einen wirksamen Nichtraucherschutz, der infolge der föderalen Zuständigkeit der einzelnen Bundesländer in Deutschland durch eine Vielzahl von Ausnahmeregelungen durchlöchert ist wie ein Schweizer Käse, könnte entlarvender nicht sein. Gesundheitsschutz gerät so zum Trauerspiel mit Possencharakter.

Ein zweites Beispiel dafür, wie wenig der Gesundheitsschutz von Kindern und Jugendlichen das wirtschaftliche wie politische Handeln leitet, macht es noch deutlicher: Völlig ungeniert und unter weitreichender Umgehung bestehender Altersbeschränkungen werden Minderjährige an die Volksdroge »Nummer eins«, den Alkohol, herangeführt. Die Einstiegsdrogen, die alles andere in den Schatten stellen, sind in den letzten Jahren die immer wieder neu kreierten Mixgetränke bekannter Brauereien: Cola + Bier + X, Apfelsaft + Bier oder weitere fantasievolle alkoholhaltige Mixturen auf stärkerer, spirituosenhaltiger Basis. In Unkenntnis ihres für Kinder nicht unbeträchtlichen Alkoholgehaltes werden solche Getränke häufig sogar von Erwachsenen Kindern und Jugendlichen großzügig zur Verfügung gestellt. Diese Getränke sind ein präventives Ärgernis. Sie erobern massiv den Markt und erfreuen sich dort auch einer überaus großen Nachfrage. Eine zwischenzeitliche

Steuererhöhung für »Alkopops« hat zwar deren Marktanteil wieder nach unten gedrückt, doch dafür boomen die spirituosenhaltigen Getränke oder gleich die puren harten Alkoholika. Alkopops haben zum Einsteigen jedenfalls ihren Zweck erfüllt. Mittlerweile halten sich die jungen Leute mit solchen halben Sachen gar nicht erst lange auf, sondern greifen direkt zu prozenthaltigeren Getränken. Komasaufen bei Jugendlichen ist echt angesagt. Der Szenespruch: »Wer nicht kotzt, trinkt nicht am Limit« ist ein beredtes Motto. Wer als Mutter oder Vater von seinen Söhnen oder Töchtern zu hören bekommt, sie gingen »Flunky-Ball« spielen, sollte nicht dem Irrtum erliegen, es handele sich dabei um eine angesagte ligataugliche Ballsportart. Hinter dem unschuldig klingenden Namen verbirgt sich eines der meistverbreiteten Mannschaftsspiele zum Wettkampftrinken.

Sofern irgendwo die berechtigte Rede davon sein kann, dass Kinder und Jugendliche mit voller Absicht zu Suchtmitteln verführt werden, dann gilt das jedenfalls am ehesten für Alkohol. Mit geschickten Marketingstrategien und massivem Aufwand werden gezielt jugendliche Zielgruppen angesprochen, um ihnen die jeweils neuen Alkoholmixgetränke schmackhaft zu machen. Bei Jugendkultur- und Sportveranstaltungen treten diverse Hersteller alkoholhaltiger Getränke regelmäßig als großzügige Sponsoren auf. Die Massensportart Fußball ist ohne den Mitspieler »Alkohol« nicht denkbar. Haben die Getränkehersteller ihre Marken erst einmal am Markt platziert, ist es keinesfalls übertrieben zu sagen, dass Biere und alkoholhaltige Mischgetränke von zahlreichen Kindern und Jugendlichen palettenweise »abgepumpt« werden, insbesondere bei Partys oder regelmäßigen Treffen an den bevorzugten Freizeitorten jugendlicher Cliquen. Mehrere 0,5-Liter-Dosen oder -Flaschen pro Tag sind für viele bereits Gewohnheit: »Das ist doch nicht schlimm«, »Das macht mir gar nichts aus« oder »Die anderen machen das doch auch alle« sind nicht selten gehörte Äußerungen 13- bis 14-jähriger Jungen und Mädchen. Bezeichnenderweise existiert wenig Bewusstsein dafür, dass sie mit ihren Trinkgewohnheiten für sie nicht verträgliche Mengen von Alkohol zu sich nehmen. Die Gewöhnung an den regelmäßigen Alkoholkonsum geschieht schleichend, und Geschmack lässt sich trainieren. Die Verantwortung für den derzeitigen Alkoholmissbrauch von Kindern und Jugendlichen liegt zu großen Teilen bei den Produzenten der Getränke. Zwar zwingt niemand die Jugendlichen dazu, kastenweise Bier und unzählige Flaschen härterer Alkoholika wie Wodka, Rum, Tequila und sonstige Favoriten zu kaufen, aber für die Kinder unter ihnen gilt der Titel des berühmten Films mit James Dean: »Denn sie wissen nicht, was sie tun«. Zu dreist und unverfroren werden ihnen die Produkte schmackhaft gemacht, so als seien sie unverzichtbar für ihren Lifestyle. Wer dazugehören will, macht beim Trinken von Alkohol mit.

In persona würden sich alle Hersteller und Händler der angesagtesten Alkoholika sicherlich heftig dagegen verwahren, wenn wir sie als legale Großdealer bezeichnen würden, die wissentlich und voller Absicht in Kauf nehmen, dass sie Kinder und Jugendliche auf unlautere Art an das Trinken von Alkohol heranführen. Fakt ist, dass sie genau das tun. Das als Einstiegsdroge so gerne diffamierte Cannabis spielt dagegen eine vergleichsweise bescheidene Rolle. Geradezu lächerlich mutet es an, wenn entsprechende Unternehmen als Entgegnung auf die von Suchtpräventionsstellen geäußerte Kritik an ihrem Geschäftsgebaren durch ihre Pressesprecher versichern lassen, sie hätten für ihre Getränke immer nur Zielgruppen ab 18 Jahren im Auge gehabt. Ihr konkretes Verhalten straft sie Lügen.

Übrigens: Wenn es um Einstiegsdrogen geht, sind in erster Linie die Erwachsenen gefordert. Kinder lernen unter anderem durch Vorbildverhalten. Wie gehen die Erwachsenen als Vorbilder in unserer Gesellschaft mit den Einstiegsdrogen Nikotin, Alkohol, Koffein und Medikamente um? Beantworten Sie als Leser und Leserin diese Frage bitte einmal ehrlich für Ihre eigene Person, auch wenn die Antwort nicht bequem ist. Das Kehren vor der eigenen Haustür ist bekanntlich immer am lästigsten, aber es beinhaltet die größten präventiven Chancen in Bezug auf die uns aufmerksam beobachtende nachfolgende Generation.

Kinder beklagen sich in Präventionsveranstaltungen regelmäßig darüber, wie sehr sie sich zu Hause durch rauchende Eltern oder

Geschwister belästigt fühlen. Nicht immer reagieren die Erwachsenen auf die berechtigten Bitten von Kindern um Rücksichtnahme mit Verständnis. Findigen Kindern gelingt es bei einsichtigeren rauchenden Eltern allerdings immer häufiger, sich rauchfreie Zonen zu erkämpfen. Wer als Mutter oder Vater in den eigenen vier Wänden seinem Rauchdruck nachgeht beziehungsweise als Lehrer in Schulen, Kollege in der Jugendarbeit oder als Angestellter im Betrieb die verbleibenden Raucherinseln aufsucht, verwirkt das Recht, von einer missbilligenden Warte herunter Jugendliche über Haschisch und Marihuana belehren zu wollen. Der Unterschied besteht nicht in erster Linie in Kategorien wie »legal – illegal« oder »erwachsen – nicht erwachsen«, sondern darin, wie verantwortungsvoll oder wenig pfleglich jemand für die eigene Person und Gesundheit sorgt. So einfach ist das und so unbequem.

Die Wirkungen von Haschisch und Marihuana

Des Haschischs »Stammbuch«

. . . .

»Was empfindet man? Was sieht man? Wunderdinge, nicht wahr? Außerordentliche Schauspiele? Ist es herrlich? Und schrecklich? Und sehr gefährlich? – Solche Fragen stellen die Unwissenden, in deren Neugier sich Furcht mischt, gewöhnlich an die Adepten ... Sie stellen sich den Haschischrausch wie ein Wunderland vor, ein ungeheures Theater voller Zauber- und Gauklerkünste, wo alles unerhört und unvorhergesehen ist. Das ist ein Vorurteil und eine vollkommene Verkennung ... Möchten die Weltleute und die Unwissenden, die nach außergewöhnlichen Wonnen lüstern sind, es sich doch gesagt sein lassen, dass sie im Haschisch nichts Wunderbares finden werden, durchaus nichts anderes als die gesteigerte Natur. Auch unter der Einwirkung des Haschischs auf das Gehirn und den gesamten Organismus werden sich nur die bei dem Einzelnen gewöhnlichen Phänomene einstellen, häufiger freilich und kräftiger, doch stets ihrem Ursprung getreu. Der Mensch wird der Bestimmung seines körperlichen und seelischen Temperaments nicht entrinnen: Das Haschisch wird für die dem Menschen vertrauten Eindrücke und Gedanken ein Vergrößerungsspiegel sein, doch nur ein Spiegel ... Ich nehme an, ihr habt euch vorgesehen und den rechten Augenblick für eure abenteuerliche Expedition gewählt. Jede vollkommene Ausschweifung bedarf einer vollkommenen Muße. Ihr wisst zudem, dass das Haschisch nicht nur eine Steigerung des Individuums, sondern auch der Umstände und der Umgebung bewirkt; ihr habt keine Pflichten zu erfüllen, die Pünktlichkeit und Genauigkeit verlangen; keine Familiensorgen; keine Liebesschmerzen. Das ist wichtig. Diese Sorge, diese Unruhe, diese Erinnerung an eine Pflicht, die euren Willen und eure Aufmerksamkeit zu einer bestimmten Minute erfordert, würden wie ein

Totengeläute in eure Trunkenheit schallen und euch die Lust vergällen. Die Unruhe würde Beklemmung, die Sorge Marter. Habt ihr all diese Vorbedingungen beachtet, ist das Wetter schön, befindet ihr euch in einer günstigen Umgebung, einer malerischen Landschaft etwa oder einem poetischen Raum, dürft ihr überdies auf ein wenig Musik hoffen, so steht alles zum Besten.«

(Charles Baudelaire: Die künstlichen Paradiese. »Das Gedicht vom Haschisch«, 1860)

Charles Baudelaires exakte Beschreibungen dessen, was wir heute modern als »Set« und »Setting« bezeichnen, seien jedem, der Haschisch zu probieren gedenkt oder es tatsächlich benutzt, in sein »Stammbuch« geschrieben. Obwohl bereits 1858 erstmals formuliert, haben sie nichts von ihrer Aktualität verloren und sind uneingeschränkt zutreffend. Wer seine Erwartungen an die Wirkungen von Haschisch in den Himmel hängt, wird sich enttäuscht sehen. Haschisch vermag zwar überaus angenehme Zustände herbeizuführen, öffnet aber nicht die Pforten zu einem überirdischen Paradies. Dafür sind die möglichen Wirkungen des Stoffes zu »gewöhnlich« und »alltäglich«. Einerseits führt die »Gewöhnlichkeit« der Haschischwirkungen dazu, dass viele Probierer der Droge frühzeitig wieder den Rücken kehren. Andererseits ist die unspektakuläre »Alltäglichkeit« der Wirkungen eine der Ursachen für einen langwierigen Gewohnheitsgebrauch des Mittels.

Haschisch und Marihuana bewirken äußerst vielfältige und unterschiedliche Effekte, die nicht bloß einem durch die Eigenmächtigkeit der Drogen vorgegebenen Wirkungsmuster folgen. Wie viele Rauschmittel verstärkt Cannabis die bereits vor dem Gebrauch vorherrschende Befindlichkeit des Konsumenten. Jemand, der sich in einer schlechten Grundstimmung befindet, wird auch durch Cannabis nicht davon erlöst. In dem Fall wird er zudem die körperlichen Begleiterscheinungen des Subtanzgebrauchs als eher unangenehm erleben. Ein anderer, der »gut drauf« ist, wird viel wahrscheinlicher die seelisch-psychischen Wirkungen des Rausches genießen. Es stellt sich allerdings die Frage, weswegen eine gute Ausgangsstimmung zusätzlich mit Cannabis beeinflusst werden soll.

Eine Vielzahl von Einflussfaktoren bestimmt die Feinwirkungen der Droge. Hier sind insbesondere das »Set« und das »Setting« zu nennen. Mit *Set* werden die innere Einstellung gegenüber dem Mittel, die persönliche Erwartungshaltung an die von ihm erhofften Wirkungen, die aktuell vorherrschende Gefühlslage beim Gebrauch und die Persönlichkeitsmerkmale des Benutzers bezeichnet. So weit das gängige Verständnis von *Set*. Doch es fehlt mir etwas ganz Entscheidendes, das ich in meiner täglichen Arbeit regelmäßig hinzufüge. Ich spreche von der *Eigenmächtigkeit* psychoaktiver Substanzen. Es ist richtig, dass die innere Erwartungshaltung des Users die Wirkung seiner Droge ebenso entscheidend mit ausprägt wie das Konsummuster und die Dosierung des Mittels. Doch sollten Nutznießer spezifischer Stoffe unter keinen Umständen den Fehler begehen, die Eigenmächtigkeit wirksamer Substanzen auf Seele, Geist, Gehirn und Körper zu unterschätzen. Diese Wirkkomponente wird nur zu gerne ignoriert, zumal bei einem angeblich so gut zu kontrollierenden Mittel wie Cannabis. Mit *Setting* sind im Kontext des Drogenalltags wie der »Psychonautik«, also des »inneren Reisens« unter Drogeneinfluss, die äußeren Begleitumstände der Konsumsituation gemeint. Der Ort, an dem die Droge genommen wird, wirkt sich ebenso aus wie die Entscheidung, ob jemand die Substanz für sich alleine oder mit anderen Menschen zusammen gebraucht. Deshalb sollte jeder Konsument sowohl die äußeren Begleitumstände wie die Begleitpersonen für das innere Erleben sorgfältig auswählen. In der Realität wird hierauf jedoch oft wenig persönliche Sorgfalt verwandt.

Der Cannabisrausch beginnt beim Rauchen unmittelbar nach den ersten Zügen. Er dauert bei dieser Anwendungsform von Cannabis zwischen ein und vier Stunden und ebbt danach ab. Bei oralem Gebrauch dauert es wenigstens eine halbe bis eine Stunde, bevor sich langsam steigernd die Wirkungen aufbauen. Wird Haschisch gegessen, ist die Intensität des Rausches viel weniger steuerbar. Je nach Dosis klingt der Rauschzustand nach etwa 5 Stunden ab.

Erwünschte und erhoffte Wirkungen: Die Positivliste

Wenn Cannabis gut wirkt, ruft es meist leicht euphorische Stimmungslagen hervor. Der Rausch beginnt häufig mit unbeschwerter Heiterkeit, die sich in stillem Vor-sich-Hinlächeln, in äußerlich unmotiviertem Gekicher oder lang anhaltenden Lachflashs Ausdruck verschaffen kann. Lachanfälle innerhalb einer Gruppe sind überaus ansteckend. Im Nachhinein bieten sie den Bekifften Stoff für Anekdoten, die beim gegenseitigen Erzählen immer wieder erneut für Heiterkeit sorgen. Lachen wird zum Selbstzweck, das harmloses Vergnügen bleiben, aber auch absolut grenzwertig, übergriffig und entwürdigend werden kann. So schreibt Amon Barth in »Mein Leben als Kiffer«:

»Wir wissen, dass es nicht okay ist, was wir tun, aber wir wissen auch, dass die größten Gags im Fernsehen immer die sind, in denen irgendwer verarscht wird. Das ist eben so. Wenn andere sich unseretwegen ärgern, macht uns das glücklich. Nicht, weil wir das Glück von anderen prinzipiell verhindern wollen, darum geht es gar nicht. Es ist vielmehr dieses unbeschreibliche Gefühl, aus irgendeinem Grund laut lachen zu müssen. Lachen ist im Moment unsere größte Droge. Um an sie heranzukommen, bauen wir eben Scheiße. Je größer die Scheiße ist, die wir bauen, umso mehr müssen wir uns vor Lachen bepissen.«

Der Cannabisrausch vermag gleich von Beginn an in ein den inneren Erlebnisraum vollständig ausfüllendes Wohlbehagen zu münden. Seele und Körper treten in einen Zustand leicht schwebender Entspannung ein. Große innere Ruhe und Ausgeglichenheit breiten sich aus. Die möglichen starken Glücksgefühle lassen sich am zutreffendsten mit »Glückseligkeit« beschreiben. Es könnte bestenfalls eine suchende Annäherung sein, wollte man den Befindlichkeitszustand mit Worten genauer fassen. Aber jeder, der ihn erlebt hat, findet sein Erleben im Wortbild »Glückseligkeit« wieder.

Kiffer empfinden überdurchschnittlich häufig eine gesteigerte Kommunikationsfähigkeit, die selbstverständlich nur in einem Gruppengeschehen zum Tragen kommt. In vielen Haschischcliquen werden während des gemeinsamen Bekifftseins deutlich mehr Gespräche geführt als im Normalzustand. Tiefschürfender Gedankenaustausch und leere Schwatzhaftigkeit gehen widerspruchslos ineinander über. Gegenseitiges Sichbeschweigen oder ein gemeinsames Teilen tiefen Schweigens sind ebenso üblich. Aber selbst ein gemeinsames Schweigen bleibt immer ein getrenntes Schweigen. Nie erreicht es die innere Qualität eines verbundenen Schweigens.

Als mildes Halluzinogen vermag Cannabis die bildliche und akustische Wahrnehmung zu beeinflussen. In der Regel werden die Sinneswahrnehmungen intensiver empfunden. Viele Kiffer berichten über eine deutlich gesteigerte Einfühlsamkeit in Musik, Worte und Texte. Das Hören von Klängen sowie deren Ortung im Raum erreicht eine nicht alltägliche Qualität. Unter der leicht halluzinogenen Wirkung verändert sich das Zeitempfinden, meist erlebt als ein langsames Dahinschleichen von Zeit. Optisch werden Farben intensiver, leuchtender und lebendiger empfunden. Über traumartige Gewahrseinszustände tauchen Kiffer gelegentlich in bildhaftes Geschehen ein.

Die Gedanken beginnen im Rausch, ein Eigenleben zu führen. Sie drängen an, türmen sich auf, rauschen vorbei, beflügeln, nehmen philosophische Tiefe an, spinnen eigensinnige Denkfäden. Das strikt logische Denken ist aufgelöst, wobei »Denken an sich« eine der Lieblingsbeschäftigungen des Bekifften ist, weil er den subjektiven Eindruck hat, zu immer neuen, bedeutungsvolleren Erkenntnissen über »das Leben im Allgemeinen und Besonderen« zu gelangen. Als besonders entlastend, angenehm und lustvoll wird von geübten Kiffern die Aufgabe von innerlich wie äußerlich erlebter Kontrolle empfunden. Die Befreiung von Ängsten aller Art ist gar ein herausgehobener Grund für den Konsum von Haschisch oder Marihuana. Amon Barth schwärmt:

. . . .

»Ich kann es kaum fassen. Mein Geist ist erweitert, ich bin von einem Glühen durchdrungen, fühle mich, als würde mein Gehirn von innen gestreichelt. Es dehnt sich in alle Richtungen, meine Gedanken werden immer assoziativer, ich fühle mich unglaublich kreativ, entgrenzt. Alles um mich herum ist groß und weit und weich. Filter vor meinen Augen und in meinen Ohren, eine dicke Watteschicht, ein einziger großer, unterschwelliger Klangteppich. Vollkommenes Wohlgefühl.«

Anlässlich eines weiteren intensiven Triperlebens steigert er seine Schwärmerei sogar noch:

»Der Trip ist einmalig. Ich bin so high, dass ich für einen Moment lang glaube, über Wasser gehen zu können. Jegliches Gefühl für die Realität ist verschwunden und macht einer berauschenden Unverwundbarkeit Platz. Ich erwarte, dass ich im nächsten Augenblick anfangen werde zu fliegen oder kurz davor bin, mich aufzulösen. Es ist einer dieser extrem intensiven Flashs, bei denen man alles vergisst. Euphorie breitet sich in meinem Körper aus, schwappt in Wellen von meinen Füßen bis in meinen Kopf und wieder zurück, sitzt in jeder Zelle meines Körpers. Ich lasse mich reinfallen in dieses Gefühl und verliere mich darin.«

Als erfahrener Kiffer fragt sich Amon Barth nach diesem Erleben, ob er puren, reinen Stoff höchster Qualität erworben hatte oder ob seinem Haschisch andere Drogen beigemischt waren.

Ein Cannabisrausch wird oft begleitet von Hunger- und Durstgefühlen. Der gelegentliche »Fress-Flash«, der in einem Anfall von gierig übersteigertem Appetit zur Plünderung von Kühlschränken und Vorratskammern führt, ist nahezu jedem Kiffer vertraut. Damit verbunden ist mancherlei kulinarische Entdeckung, da das Geschmacksempfinden stark verändert sein kann.

Beim Abklingen ist ein Haschisch- oder Marihuanarausch meistens von Entspannung, Schläfrigkeit und traumartigen »Nachhängern« begleitet. Sie sorgen für ein langsames Auftauchen in die Realität.

Immer wieder berichten Cannabisgebraucher über ein tief

reichend verändertes Erleben von Erotik während des Rausches. Cannabis wurde sogar der Ruf einer Sexdroge zuteil. Wer aber Haschisch in der Hoffnung raucht, danach eine besonders aufregende Sexualität erleben zu können, muss sich enttäuscht sehen. Er unterliegt dem in unserer Kultur so weitverbreiteten Irrtum, der Erotik einerseits und Nähewünsche andererseits mit Sexualisierung verwechselt. Da Cannabis eine eher dämpfende Wirkung entfaltet, regt es im eigentlichen Sinne nicht sexuell an. Die Stimulierung der Lust auf Liebe vollzieht sich auf anderen Ebenen. Cannabis vermag in überaus feinfühliger Weise das Berührungsempfinden sowie das Sehnen nach körperlicher Nähe und Berührung zu steigern. Diese Gefühle, Wünsche und Bedürfnisse sind eher von sinnlicher Zartheit als von heftigem sexuellem Begehren geprägt. Gelingt es bekifften Liebenden, sie gelegentlich zu teilen, können sie ihr gemeinsames Erleben als ungewohnt schön, innig und verbindend empfinden. Erleben sie dagegen aufgrund falscher Erwartungen gesteigerte Vereinzelung, führt das zu abgrundtiefer Enttäuschung, Katergefühlen der Seele und womöglich zu dauerhafter Abkehr voneinander. Über diese Wirkungen von Cannabis wird selten offen gesprochen. Die Konsumenten tun sich damit keinen Gefallen. Im Gegenteil: Sie setzen beständig neue Anekdoten und Legenden in die sexualisierte Haschischwelt. Es sind vornehmlich männliche Kiffer, die den Zusammenhang von Cannabiswirkung und sexuellem Erleben am eigenen Leibe erfahren wollen. Da vielen von ihnen in ihrem »phallokratischen« männlichen Denken und Erleben die Türen zur Welt der Zartheit und Erotik im eigentlichen Sinne aber nur eingeschränkt offen stehen, fehlen ihnen öfter bereits die Worte, um angemessen zu beschreiben, was Haschisch in der Liebe tatsächlich bewirkt. Zudem scheuen sie sich normalerweise, im männlichen Freundeskreis über zartfühlendes Erleben überhaupt zu sprechen. Stattdessen werden immer aufs Neue Geschichten von sexuellen »Heldentaten«, Höchstleistungen, Megaorgasmen und sonstigen »geilen Abenteuern« erzählt. Sexuelle Übergriffe unter Cannabiseinfluss werden ohne Schuldbewusstsein heruntergespielt.

Seltenst berichten männliche Kiffer über ihr tatsächliches Erleben und ihre enttäuschten Erwartungen, die solche Erzählungen erst in ihnen hervorgerufen haben. Ein 22-jähriger Studienanfänger räumt mit falschen Vorstellungen gründlich auf:

. . . .

»Ich glaubte, nach all dem, was mir Freunde über Kiffen und Zusammenschlafen erzählt hatten, das müsste wirklich was Besonderes sein. Ich fand es aber überhaupt nicht toll. Ich dachte, es müsste mit meiner Freundin im Bett total scharf abgehen. Aber am Schluss waren wir beide total enttäuscht. Klar, wir haben zwar zusammen geschlafen, aber wir waren überhaupt nicht zusammen. Jeder war mit sich allein, mit seinen Erwartungen und dem eigenen Erleben beschäftigt. Haschisch hat uns nicht verbunden, sondern getrennt. Es war die ganze Zeit störend zwischen uns. Nach dem Sex war auch die Wirkung ganz schnell verpufft. Das Ganze war nur schal. Ich habe mich wie betrogen gefühlt. Ich weiß nicht, ich glaube, es wäre schöner und richtiger gewesen, wir hätten nur zusammengelegen und uns vielleicht mehr gestreichelt, als gleich zur Sache zu gehen. Und selbst allein beim Onanieren war es nichts Besonderes. Den Orgasmus hab ich zwar irgendwie ›heißer‹ erlebt, aber auch da war die ganze Wirkung vom Kiffen gleich danach wie verpufft. Ich hab das dann nicht wieder gemacht.«

. . . .

Ich komme unter anderen Aspekten auf das Thema »Cannabis in der Liebe« weiter hinten im Buch noch einmal zurück.

Unerwünschte Wirkungen: Die Negativliste

Wir unterscheiden unmittelbare und längerfristige unerwünschte Nebenwirkungen von Cannabis.

Akute Nebenwirkungen des Kiffens sind eine Erhöhung des Puls- und Herzschlags sowie ein leichter Anstieg des Blutdrucks. Ganz typisch sind die »Kaninchenaugen«, d.h. die Rötung der Augen durch die Weitung der Blutgefäße in der Bindehaut, und die Weitstellung der Pupillen bei entsprechender Dosierung. Bei

Konsumenten, die an Cannabis gewöhnt sind, kann sich die verräterische Rötung verlieren. Spätestens mit Abklingen des Rausches verschwinden alle Begleiterscheinungen wieder. Als störend empfunden werden ein trockener Mund, Hustenreiz, Kopfschmerzen und gelegentliche Übelkeit bis hin zum Erbrechen. Sich elend zu fühlen ist insbesondere eine Erfahrung von Cannabisanfängern.

Der unter Umständen leicht erhöhte Blutdruck und Herzschlag sind zwar für Menschen, die nicht durch eine entsprechende Krankheit vorbelastet sind, nicht gefährlich. Sie können aber subjektiv als sehr peinigend und ängstigend erlebt werden, wie ein Zivildienstleistender erzählt:

»Vor allem, wenn ich Haschisch gegessen hatte, fühlte ich mich plötzlich ganz unangenehm durchpulst. Es pochte immer in meinem Kopf. Außerdem saß ich die ganze Zeit da und hielt mir beide Hände vor die Brust vor lauter Angst, mein Herz würde zerspringen oder mir vorne aus der Brust rausfliegen. Ich hielt mich regelrecht fest und zusammen. Ich konnte da gar nicht loslassen und genießen. Manchmal, wenn ich mich ganz stark konzentrierte, beruhigte ich mich. Aber sobald ich mich da reinfallen lassen wollte, spürte ich mein Herz wieder verrückt spielen.«

Gelegentlich berichten Cannabisnutzer von ganz unspezifischen unlustvollen Wahrnehmungen in allen möglichen Körperregionen. Ein Student erinnert sich:

»Wenn ich Haschisch geraucht hatte, spürte ich ganz eigenartige Veränderungen in meiner Lunge. Ich habe richtig gemerkt, wie der Rauch in meiner Lunge vorgedrungen ist. Ich kann das nur schwer beschreiben. Aber tief in meinem Körper fühlte sich das an, als würde es in meiner Lunge knistern. Ich traute mich fast nicht mehr zu atmen, weil es dann richtig stark knackte. Das zog mir irgendwie durch den ganzen Körper. Ein so unangenehmes Gefühl hatte ich noch nie vorher verspürt. Wenn das noch stärker wurde, hatte ich das Gefühl, jemand schneidet mir mit einem

Rasiermesser durch den Rücken und geht mir kreuz und quer durch die Lunge. Ich wusste natürlich genau, dass das alles überhaupt nicht so war, aber es hat mir trotzdem Angst gemacht und mir den Genuss am Kiffen verdorben.«

Ein ernst zu nehmendes Risiko, das jeder Kiffer erwägen muss, ist eine mögliche dauerhafte Schädigung der Atemwege und der Lunge. Haschisch- und Marihuanaraucher schädigen ihre Lunge durch den in den Joints enthaltenen Tabak sowie durch die cannabiseigenen Verbrennungsrückstände und Teerstoffe. Bei Gewohnheitskiffern verschlechtert sich nachweisbar die Lungenfunktion. Außerdem leiden sie häufiger als Nichtraucher an Reizungen und Entzündungen der Bronchien und Atemwege. Besonders ernst zu nehmen sind Hinweise darauf, dass Vielkiffer Zellveränderungen im Lungengewebe aufweisen, wie sie für Frühphasen der Krebsentstehung (im Prodromalstadium) typisch sind. Doch das eventuelle »Opfer von morgen« ficht den Kiffer von heute selten an. Das Risiko wird schließlich genauso von jedem normalen Zigarettenraucher »erfolgreich« ausgeblendet. Jeder weiß: »Rauchen schadet der Gesundheit«, aber kaum einer nimmt es wirklich ernst, weil ihm der Preis für die unmittelbare Konsequenz zu hoch und unlustvoll erscheint.

Es ist nicht auszuschließen, dass längerfristiger Cannabisgebrauch Auswirkungen auf das menschliche Immunsystem nimmt. Es wird spekuliert, ob und unter welchen Umständen die Aktivierung der im Immunsystem vorhandenen Cannabinoidrezeptoren eine wirkungsvolle Immunreaktion unterdrücken könnte, wenn sie im akuten Fall gebraucht wird. Zwar liegen bis heute keine Hinweise darauf vor, dass eine durch Cannabinoide vermittelte Abwehrschwäche ursächlich an der Entstehung von Krankheiten beteiligt ist. Gänzlich auszuschließen ist es allerdings nicht, zumal sich die Hinweise mehren, dass chronische Kiffer chronisch anfällig für bestimmte Infektionskrankheiten werden.

Es gibt Hinweise darauf, dass chronischer Cannabisgebrauch Auswirkungen auf die Sexualfunktionen hat. Bei Männern können der Spiegel des Sexualhormons »Testosteron« sowie die Produktion von Spermien sinken. Alle nachgewiesenen Effekte verlieren sich jedoch nach Absetzen der Droge wieder. Gerüchte über mangelnde Potenz und sexuelle Lustlosigkeit haben wohl keine hormonell oder organisch bedingte Ursache, sondern lassen sich dadurch erklären, dass ein »Zuviel« an Cannabis einfach nur noch »platt« macht. Wenn Cannabis überdies zur »fixen Idee« wird und eine Einengung des alltäglichen Lebens nach sich zieht, werden Liebe und Sexualität ohnehin zu vernachlässigende Nebensächlichkeiten. Ein ziemlich beziehungsarmer Computertechniker fasst seine Lebensprioritäten kurz und bündig zusammen:

»Was soll das ganze Getue eigentlich, das Bemühen, Frauen kennenzulernen, und das angestrengte Rummachen, wenn ich durch einen Joint jederzeit und ohne Probleme ein viel besseres Gefühl haben kann.«

Umstritten sind die Auswirkungen, die Cannabis bei Frauen während einer Schwangerschaft auf den Embryo hat. Da Cannabinoide allerdings in der Lage sind, die Plazentaschranke zu durchwandern, ist aus Sicherheitsgründen Vorsicht angebracht. Nach derzeitigem Stand des Wissens gibt es zwar keine eindeutig nachweisbare Schädigung des Fetus oder eine Beeinträchtigung der Entwicklung von Säuglingen und Kleinkindern infolge eines gemäßigten Cannabiskonsums der Mutter während der Schwangerschaft. Es existieren jedoch zumindest Hinweise, dass Neugeborene, die im Mutterleib regelmäßigen THC-Expositionen ausgesetzt waren, auffallende Ähnlichkeiten im Verhalten mit sogenannten »hyperaktiven« Kindern zeigen. Um jegliches Restrisiko durch Cannabis auszuschließen, sollte der Stoff für werdende Mütter ebenso tabu sein wie Alkohol, Nikotin und Medikamente.

Wiederholt auftretende psychische Nebenwirkungen des Cannabisgebrauchs sind Unruhe, Angstgefühle bis hin zu akuten Panikattacken und Erlebnisse von Persönlichkeitsauflösung. Stärker ausgeprägte Halluzinationen oder Depersonalisierungserlebnisse schüren eine tiefe Angst vor einem gänzlichen Kontrollverlust. Stark Bekiffte, die mit dem Ansturm solcher Wirkungen zu kämpfen haben, kann man sich regelrecht fest- und zusammenhalten sehen, um dem Gefühl zu entrinnen, auseinanderzufallen. Bisweilen versuchen sie auch, sich mit aller Kraft auf sich selbst zu konzentrieren, um die Kontrolle über das Geschehen und ihre Empfindungen zu bewahren. Von solchen unmittelbaren albtraumartigen Angststürmen werden gehäuft unerfahrene Cannabisgebraucher überwältigt, die unvorsichtig dosiert haben und noch keine Erfahrungen mit den psychischen Wirkungen höherer Dosen gesammelt haben. Bei besonnenem Gebrauch von Cannabis stellen sich unerwünscht heftige Wirkungen selten ein. Vorübergehende Orientierungslosigkeit und Verwirrtheitszustände infolge zu hoher Dosierung klingen meistens von alleine wieder ab. Klinische Gepflogenheiten, solche Zustände als akute Intoxikationspsychosen zu diagnostizieren, sind in solchen Fällen absolut entbehrlich.

Heftig umstritten in der Negativliste von Risiken und Nebenwirkungen sind drei mögliche Folgeerscheinungen eines eher längerfristigen Gebrauchs von Cannabis: Es handelt sich um das sogenannte »amotivationale Syndrom«, um das Risiko einer durch Cannabis induzierten Psychose und schließlich um die Gretchenfrage, ob und inwieweit Haschisch- und Marihuanakonsum abhängig machen können. In der lang währenden, teils ideologisch geführten Auseinandersetzung um die Folgen des Cannabisgebrauchs führen insbesondere das »amotivationale Syndrom« und die »Cannabispsychose« nahezu die Existenz von »Fabelwesen«. Die Frage nach dem Abhängigkeitsrisiko von Cannabis ist mittlerweile etwas weniger emotional beladen zu stellen. Ich werde alle drei Risiken im Anschluss an das nun unmittelbar folgende Kapitel über die Wirkmechanismen von Haschisch und Marihuana differenziert beschreiben und dabei weder dramatisieren noch beschönigen.

Wirkungsmechanismen oder: Der Stoff, der die »Glückseligkeit« macht

Damit das psychoaktive THC seine Wirkung zu entfalten vermag, muss es im Gehirn an einem Ankerplatz festmachen können. Solche Ankerplätze, Rezeptoren genannt, sind spezifische Bindungsstellen im körperlichen Gewebe, an die entweder ein körpereigener Stoff (Ligand) oder ein von außen zugeführter pharmakologischer Wirkstoff andockt. Das Andocken der Wirkstoffe ruft eine Reaktionskette mit bestimmter Wirkung hervor. Die jeweiligen Stoffe passen wie ein spezieller Sicherheitsschlüssel auf ein Schloss mit genau entsprechendem Schließzylinder.

Seit Ende der 80er-Jahre hat man zwei Haupttypen dieser Rezeptoren für Cannabinoide entdeckt, kurz CB1 und CB2 genannt. Wenn aber im Körper überhaupt bestimmungsgemäße Bindungsstellen für Cannabinoide vorhanden sind, dann muss diesen der Plan der menschlichen Entwicklung noch einen weiteren Zweck zugedacht haben als den, dass ein Kiffer mit ihrer und Cannabis' Hilfe vorübergehend seine Welt verändern kann. Oder wie es 1992 im erlauchten Wissenschaftsmagazin »Science« hieß: »Natürlich haben diese Rezeptoren sich nicht über Jahrmillionen entwickelt, um herumzuhängen, bis jemand ›high‹ werden wollte.« Ähnlich, wie es körpereigene Opiate, die Endorphine gibt, vermutete man daher das Vorkommen eines vom menschlichen Organismus selbst hergestellten und freigesetzten cannabinoidähnlichen Stoffes. Aber welche Substanzen sind es, die sich im Körper normalerweise und auch bei Nichtkiffern an die Cannabinoidrezeptoren binden und damit deren körpereigener Ligand sind? Die gesuchten und 1992 tatsächlich entdeckten Stoffe sind Abkömmlinge (Derivate) der Arachidonsäure, einer ungesättigten Fettsäure im menschlichen Körper. Da die gefundenen Substanzen noch namenlos waren, aber die gleichen verhaltenswirksamen Effekte herbeizuführen vermögen wie die psychoaktiven Cannabinoide, wurden sie nach dem indischen Sanskritwort »*Ananda*«, welches »Bringer der inneren Ruhe und Glückseligkeit« bedeutet, Anandamide genannt.

Die »Anandamide« waren indes nur die ersten identifizierten

Vertreter einer Klasse ungesättigter Fettsäuren mit einer Bindungs-
vorliebe für die Cannabinoidrezeptoren. Andere körpereigene Substanzen, sogenannte Endocannabinoide, mit einer Vorliebe für die
entsprechenden Bindungsstellen sind weniger populär geworden
als die Anandamide mit ihrem programmatischen Namensgeber.
Entsprechend der bekannt gewordenen Bezeichnung ihrer körpereigenen Liganden werden die Cannabinoidrezeptoren gerne auch
als Anandamidrezeptoren bezeichnet. Die Verteilung der Canna-
binoid- bzw. Anandamidrezeptoren im menschlichen Körper ist
inzwischen ebenfalls bekannt. Der zentrale CB1-Rezeptor befindet sich in großer Anzahl im Gehirn und im Zentralnervensystem.
Folglich ist er verantwortlich für die über bestimmte Hirnregi-
onen und das zentrale Nervensystem vermittelten Cannabinoid-
wirkungen. Er greift außerdem in die Wahrnehmung körperlicher
Schmerzreize ein und ist maßgeblich beteiligt bei Lernfunktio-
nen und Gedächtnis. Der CB2-Rezeptor kommt nur außerhalb
des Gehirns im peripheren Gewebe vor. Er ist insbesondere in der
Milz und in den Lymphknoten angesiedelt. Von dort aus über-
nimmt er Steuerungsfunktionen im Immunsystem.

Im Gehirn findet sich ein überaus auffälliges Verteilungsmuster
des zentralen Cannabinoidrezeptors (CB1). Die sich an ihn bindenden Cannabinoide oder Anandamide verteilen sich dort mit einer
derartigen Eigenwilligkeit, dass sie über die den entsprechenden
Gehirnarealen zugeordneten Steuerungsprozesse zahlreiche Wirkungen nach sich ziehen. Über das Kleinhirn und die Basal- bzw.
Stammganglien nehmen sie Einfluss auf die Koordination der Be-
wegungsabläufe und der Feinmotorik, teilweise mit verblüffenden
Effekten für den Bekifften, die nicht selten für groteske Situations-
komik sorgen.

Das Andocken der Glückseligkeit transportierenden Stoffe an
die passenden Schaltstellen in der Hirnrinde und im Stirnbereich
vermittelt die durch Cannabisgebrauch vertrauten psychoaktiven
Wirkungen: die Hochstimmung (Euphorie), die halluzinogenen,
traumähnlichen oder meditativen Zustände, die Beeinflussung des
Zeitgefühls und der Konzentrationsfähigkeit. Das Vorkommen der
Anandamidrezeptoren im Hippocampus erklärt die Beeinträchti-

gungen bei den Gedächtnisleistungen, beim Lernen und bei der Merkfähigkeit sowie die deutlichen Veränderungen in der sensorischen Wahrnehmung.

In den tieferen Regionen des Hirnstamms finden sich nur wenig Cannabinoidrezeptoren. Darauf ist zurückzuführen, dass selbst hohe Dosen von Haschisch keinen nennenswerten Einfluss auf lebensbewahrende körperliche Grundfunktionen wie insbesondere die Atmung haben. Im Gegensatz zu Opiaten (Heroin) und Alkohol ist es praktisch unmöglich, eine Überdosis an Cannabis zu sich zu nehmen, die den Tod nach sich zöge. Durch Haschischgebrauch allein ist also noch kein Mensch zu Tode gekommen; wohl aber durch eine Verkettung unglückseliger kausaler Umstände und Risikofaktoren zu Ausnahmefällen. So berichtete mir ein Rettungsarzt von einem Einsatz: Eine 21-jährige Verkäuferin, die eine hohe Dosis Haschisch mit einer ebenso großen Menge an Alkohol zu sich genommen hatte, fiel in tiefe Bewusstlosigkeit. Sie erbrach sich und erstickte an ihrem Erbrochenen.

Mit den Wechselwirkungen zwischen den Cannabinoiden, den körpereigenen Anandamiden und deren jeweiligen Rezeptoren im menschlichen Gehirn lassen sich gut die beobachteten Toleranzbildungen gegenüber Cannabis erklären. Bei Gewohnheitskiffern ist die Ausbildung einer Toleranz gegenüber dem Wirkstoff THC erwiesen. Sie ist allerdings milde und tritt nur auf, wenn sie so beständig konsumieren, dass eine fortwährende Anwesenheit der Droge im Gehirn und im Stoffwechsel gegeben ist. Bildgebende Verfahren haben bewiesen, dass sich in solchen Fällen die Cannabinoid-/Anandamid-CB1-Rezeptoren im Gehirn stark vermindern. Es findet also eine Down-Regulation statt. So gesehen, fügen gewohnheitsmäßige Haschisch- und Marihuanakonsumenten der ihnen von Natur aus innewohnenden Fähigkeit, ein natürliches Glücks- oder Hochgefühl zu erleben, einen deutlichen Schaden zu. Die Gewöhnung an den Stoff führt zur weiteren Dosiserhöhung bzw. zu noch häufigerem Kiffen. Bei unregelmäßigen Freizeitkonsumenten oder beim Rauchen geringer Mengen Cannabis spielt die Toleranzentwicklung keine so nennenswerte Rolle. Jegliche Toleranz gegenüber bestimmten Wirkungen von Cannabis bildet sich überdies rasch zurück, wenn der Gebrauch der Droge eingestellt wird. Im übertragenen Sinne ruft die »Toleranz« gegenüber Cannabis bei bestimmten Konsumenten heftige Intoleranz bzw. starrsinnige Unduldsamkeit gegenüber Menschen hervor, die gegen den Gebrauch der Droge Bedenken äußern.

Das Absetzen des Mittels ist bei Vielkiffern gewöhnlich von milden bis stärkeren Entzugserscheinungen begleitet. Insbesondere auf die heftigeren Abstinenzreaktionen sind sie innerlich selten vorbereitet. Depressive »Durchhänger« erklären sich nicht bloß durch den psychischen Verzicht auf den vertrauten Begleiter, sondern zusätzlich durch die gerade erwähnte Verminderung der Cannabinoidrezeptoren im Gehirn. Es braucht einige Wochen bis Monate, bis die Rezeptoren ihre ursprüngliche Dichte wieder erreichen. In der Übergangszeit vermögen die körpereigenen Anandamide noch nicht wieder in vollem Maße ihre angestammte Rolle bei der Regulierung des Gefühlshaushaltes zu erfüllen. Dass wir dies veränderungswilligen Cannabiskonsumenten heutzutage gut mit neueren Ergebnissen aus der Hirnforschung verständlich machen können, ist ein Gewinn auf der psychoedukativen Erklärungsebene, der ihnen Mut machen kann, die depressive Durststrecke zu überstehen.

Als weitere Entzugserscheinungen sind vielen regelmäßigen Haschisch- und Marihuanakonsumenten mehr oder minder lästige Schlafstörungen, heftiges Schwitzen, Händezittern, Ruhelosigkeit, erhöhte Reizbarkeit sowie diffuse Ängste vertraut. Gewohnheitskiffer, die Cannabis aus ihrem Leben verbannen möchten, erleben nicht selten eine länger anhaltende kritische Phase, wenn sich im Anschluss an das Absetzen des Mittels nach und nach wieder alle vorher zugedeckten Gefühle zurückmelden. Sie müssen neue Strategien zur Bewältigung derselben erlernen.

Cannabinoide wirken nicht nur über das menschliche Gehirn. Sie binden sich im Körper seltsamerweise auch (rezeptorunspezifisch) in bestimmten Organsystemen: im Herz, in der Lunge, im Auge, in endokrinen und in den Fortpflanzungsorganen. Sowohl die durch den CB2-Rezeptor vermittelte Regulierungsfunktion im Immunsystem wie jene unspezifische Bindung in manchen

Bereichen des menschlichen Organismus spielen eine wesentliche Rolle bei den sekundären organismischen Begleitwirkungen von Haschisch- und Marihuanagebrauch.

Die Wirkstoffe von Haschisch und Marihuana sowie die körpereigenen Anandamide gehen unzählige Wechselbeziehungen mit ihren Rezeptoren und den wichtigsten Botenstoffen im Gehirn ein. Insgesamt können die dadurch ausgelösten Wirkungen auf Körper, Gehirn, Geist und Seele mit dem heutigen Stand des verstandesmäßigen Wissens noch nicht zu aller Zufriedenheit erklärt werden. Als eine weitere Ursache hänge ich dem Gedanken an, dass bestimmte in den Pflanzen enthaltene Wirkstoffe eine nicht stoffliche »Information« in sich tragen. Wie beim Wirkungsprinzip homöopathischer Medikamente oder der sogenannten »morphogenetischen Felder« entfaltet die immaterielle Information zwar ihre Wirkung. Sie wird aber von einer ausschließlich stofflich-materiell oder klinisch-diagnostisch denkenden Naturwissenschaft niemals als materialisierte Substanz aufzuspüren sein. Wer fühlt sich berufen, solche übernatürlich anmutenden Wirkungszusammenhänge jenseits unseres begrenzten wissenschaftlichen Denkens mit letzter Gewissheit auszuschließen?

Legende oder Wahrheit?
Das amotivationale Syndrom

Menschen, die immer nur arbeiten,
haben keine Zeit zum Träumen,
und nur, wer Zeit zum Träumen hat,
findet Weisheit.

(SMOHALLA)

Ein Hauptargument, das immer wieder gegen Cannabis ins Feld geführt wird, ist die Annahme, dass sein Gebrauch bei den Konsumenten über kurz oder lang zur Entwicklung eines sogenannten »amotivationalen Syndroms« führe. Seit seiner »Entdeckung« in den 60er-Jahren ist die Existenz eines solchen Syndroms der Teilnahmslosigkeit, Lustlosigkeit und Passivität in der Auseinandersetzung um das Für und Wider von Cannabis heftig umstritten.

Der mit dem amotivationalen Syndrom einhergehenden Lebenshaltung werden folgende Kennzeichen zugeschrieben:

- ein herabgesetztes Antriebs- und Aktivitätsniveau,
- eine Verächtlichkeit gegenüber den Erfordernissen des Lebensalltags,
- mangelndes Durchhaltevermögen und eine geringe Fähigkeit, Frustrationen oder Enttäuschungen zu ertragen,
- Aufgabe längerfristiger und Beharrlichkeit erfordernder Lebenspläne,
- wenig zielgerichtete Orientierung auf die eigene Zukunft, dafür aber Durchsetzungsfähigkeit bei der Verfolgung lustbetonter Aktivitäten im unmittelbaren Hier und Jetzt,
- achselzuckende Gleichgültigkeit gegenüber den Anforderungen von Eltern, Schule, Beruf und inneren Bindungen an andere Menschen,

• fehlende Leistungsorientierung und Entfremdung von den Normen der Arbeitswelt.

Die den Cannabisgebrauchern mit dem amotivationalen Syndrom unterstellte »Null-Bock«-Haltung wird von diesen ganz lässig mit dem Satz gekontert: »Haschisch macht gleichgültig. Na und? Ist doch mir egal.« Die fachliche Diskussion um ein entsprechendes Risiko ihres Cannabisgebrauchs interessiert sie wenig. Für sie kommt ihr wahrscheinlich nicht mehr Bedeutung zu als dem wenig ernst zu nehmenden »Geblubber« in den Sprechblasen billiger Comichefte oder dem trügerischen »Neusprech« so vieler Politiker.

Dass es in der Realität in stetig wachsendem Maße so etwas wie das »amotivationale Syndrom« gibt, vermag indes jeder zu sehen, der mit offenen Augen durch die Welt geht und aufmerksam die Entwicklungen rund um jedweden Cannabisgebrauch verfolgt. Mit der bloßen Existenz von Cannabis hat das allerdings nur bedingt zu tun. Es ist wie mit der bekannten Frage: »Was war zuerst? Die Henne oder das Ei?« Cannabis muss in großen Teilen als Sündenbock für etwas herhalten, dessen Ursachen ganz woanders zu finden sind.

Das Bild, das mit dem »Null-Bock«-Syndrom gezeichnet wird, ist leider nicht bloß ein Phantom, sondern in der Tat eine gewachsene Realität, aber zuvörderst eine ungeheure Anmaßung desjenigen Teils der Erwachsenenwelt, welcher die gesellschaftlichen Normen der Leistungsgesellschaft zur Allgemeingültigkeit erhoben und sich den »Märkten« ergeben hat. Unerwünschte Abweichungen von der Norm werden mithilfe eines wissenschaftlich verbrämten Mäntelchens und entsprechender Definitions*gewalt* psychiatrisiert und als krankhaft eingestuft.

Menschen, die uns unliebsame Probleme bereiten, mit der Waffe psychiatrischer Diagnostik auszugrenzen, ist ein bequemes Vorgehen. Es enthebt der Verantwortung, sich ernsthaft damit auseinanderzusetzen, ob sich durch ihr Verhalten etwas mitteilt. Viele junge Menschen, denen ein Fehlen jeglicher Leistungsmotivation vorgehalten wird, vermitteln eine klare Botschaft: »Auf ein Leben, wie ihr Erwachsenen es führt und wie ihr es auch von uns erwartet, haben wir keine Lust.« Das Hamsterrad des tagtäglichen Einerleis von »métro, boulot, télé, dodo« (d.h.: zur Arbeit hetzen, sich abrackern, Fernsehen glotzen und ins Bett fallen), wie die Bewohner der Metropole Paris es treffend auf den Punkt bringen, ist das Gegenteil eines erfüllten Lebens. Insofern beinhaltet die Ablehnung des einseitigen Vorrangs der wirtschaftlichen Leistungsorientierung unserer Gesellschaft erst einmal überaus gesunde Anteile. Cannabisgebraucher, die den Stempel des amotivationalen Syndroms aufgedrückt bekommen, wirken in dieser Hinsicht auf mich häufig spürbar gesünder als manche Menschen, die sich aufgrund ihrer Position dazu berufen fühlen, eine solche Diagnose zu stellen, und deren hervorstechendste Eigenschaft ansonsten ihr angepasstes Funktionieren bis hin zur Arbeitssucht ist.

Einen Nachteil bringt eine Lebenshaltung, die mit dem amotivationalen Syndrom beschrieben wird, freilich mit sich: Kiffer, die wenig geneigt sind, sich herkömmlichen Normen entsprechend anzustrengen, haben es sozial schwer. Gemessen an Lebenswegen, die in unserer Gesellschaft als erfolgreich betrachtet werden, haben sie keine vorzeigbaren Erfolge aufzuweisen. Aber viele Kiffer, für die es in ihrem Leben Wichtigeres gibt als Leistungsmotivation, verbuchen für sich anders geartete Erfolge. Sie leben den Luxus des Zeithabens, des Nichtstuns, indem sie sich so lange durchs Leben mogeln, wie sie die Chance dazu haben. Sie sind überaus *zielstrebig* und *motiviert* bei der Durchsetzung ihrer *lustbetonten* statt leistungsorientierten Lebenshaltung. Sie geben sich dem Müßiggang hin, genießen ihr Bekifftsein. Ihr Credo lautet: »Ich kiffe, also bin ich.« Will sagen:

· ·

»Ich bin einfach da im Leben. Hier und heute will ich was vom Leben haben. Was morgen ist, lasse ich einfach auf mich zukommen. Wenn ich Lust habe, zu arbeiten, arbeite ich, wenn nicht, dann eben nicht.«

· ·

Oder wie Amon Barth in »Mein Leben als Kiffer« schreibt:

»Wir sind einfach nur da, immer gleich und doch immer anders. Wir genießen es, jedes Mal die gleichen Dinge zu tun, Abwechslung brauchen wir keine. Wir haben das Gras und uns – das reicht.«

Diese innere Haltung ist in höherem Maß eine Reaktion auf die Krankheit unseres materialistischen Zeitgeistes als ein individuelles Verhalten mit psychiatrischem Krankheitswert. Jemand, der selbst nur am Hetzen und Rennen ist, damit er im Wettlauf um den Aufstieg auf der Karriereleiter bloß nicht hinten liegt, muss ob solcher Provokation vor Neid erblassen. Das bis heute unbegrenzte Haltbarkeitsdatum der Diagnose »amotivationales Syndrom« erfüllt eine gesellschaftlich benötigte kollektive Abwehrfunktion, damit nur ja nicht mehr Menschen auf den äußerst sinnvollen Gedanken kämen, weniger zu arbeiten, um mehr zu leben.

Diese Gedanken stelle ich an den Anfang meiner Einschätzungen des amotivationalen Syndroms. In einer differenzierteren Betrachtung müssen wir heutzutage aber zur Kenntnis nehmen, dass wir die Existenz des Syndroms nicht abtun können. In Form konkreter Lebensschwierigkeiten, in welche sich intensive Cannabisgebraucher bringen, gewinnt es zunehmend an Bedeutung. Es wäre sträflich, diese Tatsache ausblenden zu wollen. Bis etwa in die Jahre zwischen 1990 und 2000 konnten wir noch mit gutem Gewissen behaupten, dass kein nachweisbarer Zusammenhang zwischen längerfristigem Cannabisgebrauch und zwangsläufig abfallender Leistungsmotivation zu belegen war. Bei sorgfältiger Auswertung aller ernst zu nehmenden Studien zum amotivationalen Syndrom bis zu besagtem Zeitpunkt durften wir diesen Schluss noch ziehen. Doch Zeiten und Umstände haben sich in einem Maße geändert, dass sich heutzutage auch andere Einschätzungen aufdrängen.

Cannabiskonsum führt nach allem, was wir heute darüber wissen, nicht zu zwangsläufiger Demotivierung in Bezug auf Leistung und Zukunftsplanung. In der Regel unterscheiden sich *gemäßigte* Cannabisgebraucher in ihrer Leistungsmotivation nicht erkennbar von ihren nicht kiffenden Altersgenossen. Sehr viel anders sieht es jedoch in den Fällen aus, in welchen Jugendliche sehr frühzeitig in den Konsum von Cannabis einsteigen, ihren Gebrauch rasch steigern und sich schließlich zu denjenigen Kiffern entwickeln, die langfristig täglich intensiv konsumieren. Da braucht man kein großer Prophet zu sein, um voraussagen zu können, welches Bild sie abgeben werden: Ihr Antriebs- und Aktivitätsniveau werden sinken; mit ihrem zunehmend gegen null gehenden Durchhaltevermögen bei der Planung und Verfolgung von Lebensplänen werden sie sich eine solche Menge von Enttäuschungen einhandeln, dass ihr Selbstwertgefühl in untolerierbarem Maße leidet; die Abwärtsspirale durch die zur Schau getragene Gleichgültigkeit gegenüber Schule, Beruf, Eltern und inneren Bindungen werden sie durch Achselzucken oder grandioses Gehabe auszugleichen suchen. Kurz: Sie werden mit hoher Wahrscheinlichkeit das Vollbild des »amotivationalen Syndroms« ausbilden, aber innerlich und heimlich martern sie sich mit der Frage: »Wer bin ich?« Dieser Frage gegenüber entwickeln sie nicht wirklich Gleichgültigkeit. Anzulasten ist die Entwicklung zur Demotivierung einer unglückseligen Mischung aus gesellschaftlichen, familiären und individuellen Umständen sowie ganz eindeutig der mächtigen Eigendynamik der Droge Cannabis und ihrer langfristigen Substanzwirkung auf junge Konsumenten, denen sowohl die allgemeinen Lebenskompetenzen als auch die drogenspezifischen Kompetenzen zu einem kontrollierten, unschädlichen Gebrauch von Haschisch und Marihuana fehlen. Diese Behauptung ist bei den Anhängern von Cannabis sicherlich nicht uneingeschränkt populär. Doch jemand, der es wissen muss, Amon Barth, fasst als Exkiffer, der jahrelang genau diesen Weg nach unten beschritt, seine Erfahrungen mit erlebter Gleichgültigkeit in den wenig spektakulär klingenden Sätzen zusammen:

»Seitdem ich regelmäßig kiffe, sind mir einige Dinge viel gleichgültiger geworden. Ich mache mir keine Sorgen mehr darum, wer nun mein Freund ist und wer nicht oder was die anderen für Probleme haben. Solange jemand da ist, mit dem ich kiffen kann, ist alles in Ordnung.«

Alles im Leben wird gleich-gültig, oder umgekehrt: gleich unbedeutend. Das Einzige, was zählt, ist das Kiffen; und ein leiser innerer Restzweifel, wie wiederum Amon Barth bestätigt:

»Manchmal denke ich, dass ich mir nichts dazukiffe, keine neue Welt, ... sondern dass ich mir etwas wegkiffe: meine wirklichen Interessen.«

In aller Regel finden sich die Ursachen für die demotiviert-resignative Lebenshaltung in einer familiären oder sonstigen sozialen Vorgeschichte der Kiffenden. Nicht selten sind sie bereits depressiv herabgestimmt und gebrauchen Cannabis anfangs mit dem Ziel, das Leid ihrer gequälten Seele zu lindern. Unglücklicherweise erfahren Gewohnheitskiffer mit hoher Wahrscheinlichkeit durch die Verminderung der Anandamidrezeptoren im Gehirn eine zusätzliche zweite Down-Regulierung. Ihr nicht von der Hand zu weisendes Risiko besteht folglich darin, dass sie durch ihren Cannabisgebrauch in einen schwer zu durchbrechenden Teufelskreis gelangen. Haschisch ist zwar in der Regel nicht der alleinige Verursacher ihrer Schwierigkeiten, aber es beschert ihnen aufgrund seiner spezifischen Wirkungen *zusätzliche* Probleme. Für junge Menschen mit depressiver oder amotivationaler Vorbelastung ist Cannabis im wahrsten Sinne des Wortes ein Gift, das die Nutzung von Lebenschancen empfindlich behindert.

Wie belastend die Wesensveränderungen junger Menschen unter dem ständigen Einfluss von Cannabis für deren Angehörige sein können, beschreibt mir eine Mutter in einem Brief, der für sie ein Notruf ist:

»Mein Sohn, 20 Jahre, verhält sich seit fast 3 Jahren konstant unmotiviert, sehr antriebslos, tagsüber ständig müde, schlecht gelaunt, launisch. Zu Hause zieht er sich zurück, weicht den Gesprächen aus, findet alles blöd hier, geht jeden Abend zu Freunden, wo die meisten auch kiffen, kommt spät nach Hause, schwänzt die Berufsschule. Körperlich lässt er sich auch schon lange hängen. Morgen ... sagt er, alles möchte er ›morgen‹ beginnen, verändern – aber nichts tut sich. Ich habe Angst, dass er gar nicht mehr aus dieser Antriebslosigkeit rauskommt und vielleicht noch ganz depressiv wird. Aber er weicht jedem Gespräch aus. Nichts hilft – kein Streiten, Drohen, Sprechen, Mutmachen – nichts. Es liegt eine Spannung in unserem Familienleben. Jedes Mitglied leidet auf seine Weise. Nichts hat bis jetzt geholfen.«

Es gehört leider zum Gesamtbild der downregulierten Kiffer, dass ihnen die Befindlichkeiten ihrer Eltern oder Geschwister entweder gleichgültig sind, sie nicht einmal ein Gespür dafür haben oder dass heimliche Scham- und Schuldgefühle deswegen schlichtweg wieder weggekifft werden. Trifft chronischer Cannabiskonsum mit seiner Sogwirkung nach unten auf die altersspezifischen hochsensiblen Umstände der hirnorganischen Entwicklung bei Jugendlichen und jungen Erwachsenen, kann sich für alle Beteiligten eine wahrhaft schwierig zu ertragende Gesamtsituation ergeben. Eine Mutter, die mein Haschischbuch »verschlungen« hat, schreibt mir in ihrer Not:

»Mein Sohn, mittlerweile 17 Jahre alt, hat mit knapp 14 Jahren seine ersten Erfahrungen mit Cannabis gemacht und ist seither Dauerkonsument. Seine schulischen Leistungen sind so gut wie nicht mehr vorhanden, er wiederholt dieses Jahr und hat die Schule gewechselt und muss nun wieder um den Aufstieg bangen.

Ich habe schon vieles versucht, um ihm aus diesem Teufelskreis heraus zu helfen, aber bislang ohne Erfolg. Meine anfänglichen Reaktionen waren vollkommen falsch, mit Verzweiflung und Hysterie unterlegt und kontraproduktiv.

Mittlerweile versuche ich, so gut es geht, ruhig und gelassen zu bleiben und ihm das Gefühl zu vermitteln, dass ich für ihn da bin. Ich mache wahrscheinlich immer noch vieles falsch, da ich nicht weiß, was besser ist, unterstützen oder fallen lassen. (womit ich nicht meine, ihn links liegen zu lassen). Derzeit sieht es so aus, dass er die Schule nur besucht, wenn ich ihn morgens unter viel Anstrengung und Streiterei aus dem Bett bekomme. Lernen ist kein Thema, das wird alles auf die lange Bank geschoben und ist unwichtig. Mein Sohn ist manchmal wirklich einsichtig, man hat den Eindruck er erkennt den Ernst seiner Lage und weiß, dass er etwas ändern muss, sich für sein Ziel, die Schule diesmal zu schaffen, ein wenig anstrengen sollte, aber im nächsten Moment ist alles vergessen und plötzlich meilenweit entfernt, es erscheint ihm nicht mehr schaffbar und umsetzbar und er verzweifelt an sich selbst, bezeichnet sich als unfähigen Idioten, der gar nichts auf die Reihe bekommt, weshalb er dann noch weniger tut.

Mein Eindruck ist, dass er ein sehr niedriges Selbstwertgefühl hat und zwischendurch sogar depressiv ist. Wenn ich dann versuche ihm Möglichkeiten aufzuzeigen, wo er Hilfe bekommen könnte, wie z. B. Beratung, Therapie etc. dann blockt er sofort ab und meint, er sei doch kein Wahnsinniger, der eine Therapie braucht. Diese Situation lässt mich nun verzweifeln, denn ich muss zusehen, wie er langsam vergeht und kann ihm scheinbar nicht helfen. Ich habe sogar den Eindruck, alles nur noch schlimmer zu machen.«

. . . .

Um derartige Verwicklungen im Werdegang junger Menschen noch besser verstehen zu können, verweise ich auf die entsprechenden Kapitel zur Entwicklung der Hirnfunktionen Heranwachsender in meinem Buch »Drogen & Sucht«.

Menschlich unzulässig wie sachlich verfehlt ist es, bei jenen Menschen einen ursächlichen Zusammenhang zwischen Cannabiswirkung und Demotivation herleiten zu wollen, die im Vollbesitz ihrer geistigen und seelischen Kräfte dem Leistungsgedanken in unserer Gesellschaft ein entschiedenes »Nein« entgegenhalten. Karriere ist für sie kein Lebensziel mehr. Sie reden nicht nur von notwendigen Veränderungen des Lebensstils, sondern leben sie vor. Cannabis ist ihnen dann ein gelegentlich willkommener und angenehmer Begleiter für genussvolle Stunden. Das amotivationale Syndrom existiert für sie nicht.

Als willkommener Sündenbock für die wachsenden Lebensschwierigkeiten einer Großzahl jugendlicher Kiffer ist Cannabis die falsche Adresse. Bei einer differenzierten Betrachtung der mit Cannabiskonsum einhergehenden Realitäten dürfen und müssen wir Haschisch und Marihuana aufgrund ihrer eigenmächtigen Wirkungsdynamik jedoch eine verantwortlichere Rolle beim Herunterregulieren von Motivation und aktiver Lebensteilhabe bei zahlreichen Kiffern zusprechen, als wir dies in der Vergangenheit getan haben. Die Zahl der Cannabisgebraucher, die in ihrem Leben phasenweise überhaupt nichts mehr geregelt bekommen, ist eine hohe Hypothek auf die Zukunft. Sofern jedoch jemand eine ambulante oder stationäre Therapie beginnt, ist die gute Nachricht, dass das komplette Symptombild des »amotivationalen Syndroms« in aller Regel gut behandelbar ist.

Überaus merkwürdig darf allerdings im Gesamtzusammenhang anmuten, dass die als amotivationales Syndrom bezeichnete »Krankheit« so regional begrenzt auftritt. Sie wird ausschließlich in Leistungsgesellschaften westlicher Prägung diagnostiziert. In den Regionen der Welt, in welchen Cannabis seit Jahrtausenden beheimatet ist, tritt die Krankheit überhaupt nicht auf. Die Menschen dort pflegen einen anderen Lebensstil. Sie folgen einem gemäßigteren Rhythmus. Eingedenk eines Eigenanteils, den der übermäßige Konsum von Cannabis bewirken kann, handelt es sich beim amotivationalen Syndrom in erster Linie um eine wirtschaftsideologische Zivilisationskrankheit, verräterisch ausgedrückt in dem gestrengen Satz eines christdemokratischen deutschen Politikers: »Einen Urlaub von der Gesellschaft können wir nicht gestatten.«

Untauglicher Abschreckungsversuch oder wahrhaftiges Risiko? Die Cannabispsychose

Ein gerne herangezogenes Argument gegen den Gebrauch von Cannabis ist die Behauptung, die Droge könne psychotische Reaktionen und Schizophrenie verursachen. Die Existenz einer Cannabispsychose als gänzlich »eigenständiges Ding« gilt zwar als widerlegt. Nicht zu widerlegen, weil Fakt, ist allerdings das Restrisiko, dass Cannabis wie jede andere psychoaktive Droge auch latent angelegte Psychosen bei Personen mit entsprechend vorgeprägter Persönlichkeitsstruktur auszulösen vermag. Cannabinoide sind in der Lage, die Psychoseschwelle zu senken. Schlummert im Verborgenen eine psychotische Vorbelastung (Prädisposition), kann sie bereits durch den einmaligen hoch dosierten Gebrauch von Cannabis zum Ausbruch kommen. Sich verselbstständigende Wahnideen, Halluzinationen, bleibende Panikzustände oder Persönlichkeitszerfall bedürfen fachkundiger Behandlung. Bleibende durch Haschisch ausgelöste psychische Ausnahmezustände sind zwar selten, insgesamt aber kommen »schlechte Haschischfilme« weit häufiger vor als gemeinhin wahrgenommen. Das Risiko einer möglichen Cannabispsychose ist nicht kleinzureden. Es besteht real und erhöht sich, wenn Cannabis im steten Wechsel mit Amphetaminen konsumiert wird. Aufgrund der massiven Eingriffe in die Dopaminregulation (Dopamin ist einer der bedeutendsten Botenstoffe im Gehirn) treten spontane Psychosen dann eher auf.

Ebenfalls nicht mehr zu widerlegen, weil genauso Fakt, ist die Beobachtung, dass sich Psychosen oder psychoseähnliche Symptome auch schleichend entwickeln können. In der Arbeit mit Cannabiskonsumenten zeigt sich eine solche Tendenz insbesondere bei denjenigen, die betont frühzeitig anfangen zu konsumieren und sich innerhalb kurzer Zeit zu Gewohnheitskiffern entwickeln. Im Zusammenspiel zwischen der Persönlichkeit der Konsumenten sowie den eigenmächtigen Wirkungen von Cannabis vermögen sich Veränderungen der inneren wie äußeren Wahrnehmung einzuschleichen, welche psychoseähnliche Zustände ergeben.

Wer solches als wenig hinterfragender Anhänger von Cannabis immer noch nicht zu glauben bereit ist, muss sich mit nachstehender E-Mail auseinandersetzen. Unter dem Betreff »Brauche Hilfe« erhielt ich sie nach dem Erscheinen der Vorausgabe des jetzigen Cannabis-Handbuchs. Ich gebe die Mail buchstabengetreu wieder:

· ·

»Hallo,

Ich habe folgendes Problem: Habe mit etwa 14 Jahren angefangen zu kiffen, kiffte regelmäßig und es lief immer gut. Einmal war ich zu Hause und kiffte alleine ziemlich viel, legte mich ins Bett und bekam plötzlich fürchterliche Angst zu sterben, es entwickelte sich ein Gefühl in mir, schwierig zu beschreiben, aber etwa so, wie wenn ich von Stromschlägen gefoltert würde, es war schrecklich. Habe so einen Zustand noch NIE erlebt. War danach nicht mehr wie früher, hatte keine Gefühle gegenüber meinen Kollegen, nur noch Angst und totale Verwirrung.

Kannte mich nicht mehr, hatte so unbeschreiblich beängstigende Gedanken. Habe dann später noch paarmal gekifft, in der Hoffnung, dadurch wieder zurück zu kommen, aber es war wieder genau so brutal! Es sind jetzt etwa 3 Jahre vergangen, aber komme nicht mehr da raus, habe diverse Probleme wie Ängste unter Leuten, komische unbeschreiblich ekelhafte Gefühle, Unsicherheiten, kein, (fast) kein Selbstwertgefühl (schwankend), habe selten Freude am Leben, jedoch kommt es manchmal vor, was mir irgendwie sagt, dass ich irgendwie wieder da raus komme, jedoch nicht ohne Hilfe ... wenn ich zum Bsp ein Film schaue mit brutalen Szenen habe ich das Gefühl, irgendwie im Film gefangen zu sein, dies ist so beängstigend. Hatte solche Probleme früher nie. Seit diesem Trip ... Was kann ich tun, um wieder da raus zu kommen?

Gibt es da Therapien, welche speziell auf solche ›drogeninduzierten‹ Probleme ansprechen?

Liebe Grüsse ...«

• •

Ist eine Cannabispsychose erst einmal ausgelöst, ist guter Rat teuer. Dann wird die Welt nie wieder sein, wie sie vorher war, selbst wenn die Symptome sich zurückbilden sollten. Alle auftretenden psychotischen Symptombilder im Zusammenhang mit dem Gebrauch der psychoaktiven Substanz Cannabis stellen die unmittelbar betroffenen Konsumenten, deren Angehörige sowie Ärzte und Therapeuten vor bisweilen schwer oder nur unbeholfen zu handhabende Schwierigkeiten. Gibt schon die saubere Diagnostik manch auffälliger Zustandsbilder Rätsel auf, so deren Behandlung nicht minder.

Die »psychotische Störung« ist eine beschreibende (deskriptive) Diagnose vielfältiger klinisch auffälliger Zustandsbilder. Die Diagnosekriterien sind eher fließend als klar definierbar oder untereinander abgrenzbar. Treten psychotische Symptome im Zusammenspiel mit der Verwendung psychoaktiver Substanzen auf, stellt sich zwangsläufig die Frage nach Ursache und Wirkung. Handelt es sich um eine echte substanzinduzierte psychotische Störung, die nach Absetzen der Substanz sowie Abklingen der Nachwirkungen der »Drogierung« nicht länger anhalten sollte, oder liegt der Symptomatik eine primäre psychotische Störung zugrunde, die unabhängig von einem Substanzgebrauch oder seiner Beendigung fortbesteht?

Generell umfasst die substanzinduzierte psychotische Störung eine Gruppe von Symptomen, welche gewöhnlich während eines Drogenerlebnisses oder unmittelbar im Anschluss daran auftreten. Die Diagnose sollte trotzdem nur gestellt werden, wenn die psychotischen Erscheinungsbilder diejenigen übersteigen, welche charakteristisch für ein normales Intoxikations- oder Entzugssyndrom sind, und wenn die Symptome gravierend genug sind, um für sich allein genommen klinische Beachtung zu erlangen. Mit gewissenhafter Sorgfalt ist auch zu vermeiden, eine schwerere Störung, beispielsweise eine Schizophrenie, zu diagnostizieren, wenn die klinisch-diagnostischen Gegebenheiten für eine drogeninduzierte Psychose auf der Hand liegen. Eine Leitlinie für eine durch psychoaktive Substanzen hervorgerufene Psychose ist sicherlich auch ihr zeitnahes, akutes Auftreten. Doch was, wenn sich die Zusammenhänge in vielerlei Hinsicht weiter verkomplizieren?

Drogenmissbrauch oder süchtige Abhängigkeit sind für sich allein genommen schon problematisch genug. Gesellen sich psychotische Symptome oder andere psychiatrische Krankheitsbilder dazu, sprechen wir von den berühmt-berüchtigten »Doppeldiagnosen«. Finden solche Diagnosen aufgrund des Zustandsbildes von Cannabiskonsumenten ihre traurige Berechtigung, lassen sie sich auch durch Wortakrobatik nicht mehr aus der Welt schaffen. Dennoch können sich sachlich nüchtern diagnostizierende Klinikärzte und unmittelbar mitfühlende Angehörige betroffener Menschen zusammenfinden, um einen gemäßigten Ton zu treffen, der die Musik macht: Statt von Doppeldiagnosen mit der drohenden Gewalt eines Damoklesschwertes sprechen sie dann zwar notdürftig, aber dennoch gezielt angstmindernd von einer »doppelten Betroffenheit«.

Aus der »doppelten Betroffenheit« einer Mutter und eines Klinikers heraus machen deshalb Lisa Lindberg und Christian Haasen in »Wenn Cannabis der Seele schadet« auf die realen Schwierigkeiten aufmerksam, vor die uns in den letzten Jahren vorwiegend der wachsende Cannabisgebrauch immer jüngerer Kinder und Jugendlicher stellt. Ihr Ziel sind die Enttabuisierung der Probleme sowie die Steigerung der Chancen zu deren Früherkennung. Zwar sollten wir im Jugendlichenalter generell mit diagnostischen Zuschreibungen zurückhaltend umgehen. Auf mögliche Frühsymptome ernsthafter cannabisbedingter Störungen sollten aber alle, die es angeht, ein wachsames Auge haben, selbst wenn sie häufig nur schwer von typischen Merkmalen pubertären Verhaltens abzugrenzen sind. Anderenfalls wächst das Risiko, dass Frühsymptome als Alarmsignale für sich einschleichende Psychosen bei jugendlichen Heranwachsenden über Jahre hinweg verkannt und damit verschleppt werden können, weil weder Angehörige und das soziale

Umfeld der direkt Betroffenen noch Haus- oder erstversorgende Fachärzte ihnen die gebührende Aufmerksamkeit zukommen lassen. Die Liste subtiler Verhaltens- und Wesensveränderungen bei jugendlichem Cannabisgebrauch, die Lisa Lindberg und Christian Haasen vermerken, liest sich bis auf zwei, drei Symptome eigentlich recht unauffällig:

- reduzierte Konzentrationsfähigkeit und Aufmerksamkeit,
- reduziertes Energieniveau,
- herabgesetzte Motivation,
- depressive Stimmungen,
- Schlafstörungen,
- erhöhte Müdigkeit,
- Appetitlosigkeit oder erhöhter Appetit,
- Angstzustände,
- Misstrauen,
- erhöhte Sensibilität,
- Gefühle von Irritation bis Aggression,
- Gefühlsschwankungen,
- magisches Denken oder bizarre Gedanken,
- Vernachlässigung der persönlichen Pflege,
- nachlassende berufliche oder schulische Leistungsfähigkeit,
- sozialer Rückzug.

Unvoreingenommen lassen sich alle Symptome als typisch pubertäre Verhaltensweisen verstehen. Genau deshalb werden sie zunehmend häufiger falsch gedeutet, wodurch wertvolle Zeit zur Frühintervention verstreicht. Der cannabiserfahrene Drogen- und Suchttherapeut liest die Liste anders. Er hat sehr im Blick, dass chronischer Cannabisgebrauch derartige Symptome nach sich zu ziehen vermag. Folglich nimmt er sie eher als Alarmsignale wahr, die in das Vollbild einer Cannabispsychose münden können. Psychische Störungsbilder im Zusammenhang mit früh einsetzendem und sich chronifizierendem Cannabisgebrauch sind stark im Steigen begriffen. Macht man auf diese Tatsache aufmerksam, läuft man Gefahr, von der interessierten Seite der Cannabisnutzer selbst sowie ihren heimlichen und unheimlichen Sympathisanten eines verkappten Abschreckungsversuchs, einer anrüchig beleumdeten Übertreibung oder gar der Dramatisierung bezichtigt zu werden. Begeht man die Unterlassungssünde des Beschweigens, rückt man in die Nähe derjenigen, die Cannabis ungeachtet veränderter Tatsachen weiterhin für eine harmlose Angelegenheit halten wollen. Eine nüchterne Bestandsaufnahme stößt auf Widerstände. Cannabis ist als jahrtausendealte psychoaktive Kulturdroge zu sehr von Mythen umweht, zu sehr drogenpolitisches Symbol, zu sehr ideologischer Zankapfel und insgesamt zu stark überhöhte Glaubenssache, als dass die heutige Cannabisrealität zu ihrem ungebrochenen Recht kommen könnte.

Wer selbst Cannabis konsumiert und bei meinen Worten einen Widerwillen dagegen verspürt, dass Cannabispsychosen in wachsenden Maße Realität werden, vertraut vielleicht mehr auf Amon Barth, der beschreibt, wie er schleichend in seine Psychose abglitt:

»Alles dreht sich, jede Gehirnzelle scheint davonzuschwimmen, ich kann keine Zusammenhänge mehr herstellen zwischen dem Raum, den Leuten, die da sitzen, und mir selbst. Nichts ergibt Sinn. Gleichzeitig ist das erleichternd. Endlich muss etwas keinen Sinn haben. Der Raum dehnt sich und dreht sich, eine vierte Dimension kommt hinzu, ich scheine auf einmal einen erweiterten Blickwinkel zu haben. Wow! Schwebe über meinem Körper und spüre gleichzeitig jede seiner Zellen. Simultanexistenz. Irgendwann gegen sechs Uhr morgens wache ich als irgendjemand irgendwo auf. Ich weiß weder, wer ich bin, noch, wo ich bin. Panik.«

Noch verbucht er das nach der ersten Panik als »Kiffertrophäe«, doch in seinem »Leben als Kiffer« nimmt das Abgleiten in die Psychose Tempo auf:

»Ich denke zu viel. Während ich stoned auf dem Sofa sitze, höre ich meine innere Stimme unentwegt plappern. Manchmal schreibe ich mit. Endlose, sich um sich drehende Betrachtungen, die sich im breiten Nichts verlieren. Dunkler, schwerer Rauch liegt im Raum Meine Seele erstickt unter der Asche.«

· ·

Es ist in der Regel nicht das große, spektakuläre Drama, nach dessen plötzlichem Auftreten sich eine wachsende Zahl von Cannabisgebrauchern in der Psychose wiederfindet, sondern in der Mehrzahl der Fälle vollzieht sich das Abgleiten genauso schleichend, wie es Amon Barth erlebt hat, bevor er der Tatsache ins Auge blicken musste, dass er völlig die Kontrolle über sein Leben verloren hatte.

Wie hartnäckig der Widerstand in manchen Kifferkreisen ist, das Risiko einer Cannabispsychose ernst zu nehmen, verdeutlichen auch die Erlebnisse eines meiner aktuellen Klienten. Der 23-jährige junge Mann war vor Jahren schon einmal stationär wegen paranoider Wahnvorstellungen psychiatrisch behandelt worden. Danach hatte er in seiner Clique mehrere Rückfälle mit Cannabis, die ihn von Mal zu Mal wieder tiefer in den Gebrauch seiner Droge hineinzogen. Der Klient wandelte während seiner Kifferjahre ständig am Abgrund des lauernden Niemandslands. Nach einem wochenlangen heftigen »Abturn« kämpft er aktuell in seiner Entwöhnungsbehandlung um eine wirklich stabile Abstinenz. Er bezeichnet sich selbst als »in höchstem Maße suchtgefährdet« und hat realisiert, dass er auf den letzten Zug zum Ausstieg aufgesprungen ist. Seine Freunde ficht das nicht an, weshalb er ernüchtert beklagt:

· ·

»Ich finde echt scheiße, wie mich meine sogenannten Freunde bedrängen zu kiffen, obwohl sie wissen, dass ich schon mal eine Psychose gehabt habe. Ich merke jetzt ganz klar, dass die alle nur blöde Scheiße labern, selbst die, von denen ich bisher dachte, sie hätten was im Kopf. Es bleibt mir wirklich nichts anderes übrig, als denen allen den Rücken zu kehren, wenn ich das endlich schaffen will, aufzuhören mit dem Kiffen. Ich glaube, die anderen haben sich aufgegeben.«

· ·

Der junge Mann, der mir schreibt: »Ich habe 10 unendlich lange Stunden gedacht, ich sterbe«, singt auch kein Loblied mehr auf die Droge seiner Wahl.

Weit weniger beeinträchtigend als Todesängste, eindeutige psychotische Zustandsbilder und gänzliche Realitätsverluste wird es erlebt, wenn die eigenen Gedanken während eines unangenehmen Rauschverlaufs plötzlich laufen lernen, sich verselbstständigen, in unablässiger Gedankenflut anrollen, sich zu Bergen von innerem Chaos auftürmen und die Gedankenknäuel ein undurchdringliches Gewirr ergeben. Ein solcher »Wettkampf der Gedanken« wird zwar nicht mehr als bereicherndes Gut des philosophierenden Kiffers erlebt, sondern als »Foltergeist« im eigenen Kopf. Mit dem Ende des Rauschzustands verfliegt der lästige Spuk aber glücklicherweise wieder von allein.

Die Frage, ob jahrelanger regelmäßiger Cannabiskonsum bleibende organische Gehirnschäden nach sich ziehen kann, wurde lange Zeit verneint. Endgültig vom Tisch ist sie jedoch nicht, zumal sie sich durch Ergebnisse der neueren Hirnforschung als offener denn je erweist. Zweifelsfrei beeinträchtigt werden durch gewohnheitsmäßiges Kiffen allerlei Gedächtnisleistungen. Die Konzentrations- und Merkfähigkeit leiden, das schnelle Hin- und Herschalten zwischen parallelen Gedankensträngen gestaltet sich schwieriger, Lernvorgänge werden durch die aus dem Gleichgewicht geratenen Cannabinoidrezeptoren blockiert oder laufen deutlich langsamer ab. Die flüssige Lesefähigkeit und das Leseverstehen leiden. Ohne jeden Zweifel gibt es auch komplizierte Wechselwirkungen mit den Sprachzentren im Gehirn: dem Zentrum für die Wortfindung und Sprachproduktion (dem sogenannten Broca-Zentrum) und dem Zentrum für die Sprachempfindung bzw. für das Sprachverständnis (dem Wernicke-Zentrum). Nicht bloß im akuten Rauschzustand kann die Sprachbildung schleppend und verwaschen werden. Der gesamte Umgang mit dem Sprachempfinden kann sich derart wahrnehmbar verändern, dass sich ein Kiffer hinsichtlich dieses Veränderungsprozesses sogar selbst als »Sprachkrüppel« bezeichnet, wie es Amon Barth tut:

. . . .

»Meine Sprache hat sich durch das Kiffen stark verändert. Die Grenzen zwischen sich über andere lustig machen und selbst ein Sprachkrüppel zu sein sind fließend: ›Ey Digger, der Fuchs, den wir eben klargemacht haben, ist so krass, weißt du, ich hab noch nie so gechillt und davor so wenig gebarzt.‹«

. . . .

Unter Umständen wirkt der gesamte sprach- wie psychomotorische Habitus eines Vielkiffers verlangsamt. Über einen Kamm zu scheren sind solche Folgewirkungen eines intensiven Haschisch- oder Marihuanagebrauchs aber keineswegs. Die individuellen Unterschiede zwischen jahre- oder gar jahrzehntelangen Hardcorekiffern sind enorm. Während manche wie marionettenhafte geist- und seelenlose »Zombies« wirken, scheinen andere im Verhalten relativ unbeeinträchtigt. Altersweisheit bewirkt chronisches Kiffen jedoch niemals.

Die Gretchenfrage: Wie abhängig macht Cannabis?

Macht Cannabis abhängig? Und falls ja, in welchem Maße? Weder mit einem klaren »Jein« noch mit den Windungen einer weitgehend akzeptierenden Drogenarbeit kann man sich um eine Antwort auf diese Fragen herummogeln. Die eindeutige Antwort kann nur lauten: »Ja, Haschisch und Marihuana machen dafür empfängliche Menschen abhängig.« Im Anschluss bedarf es allerdings ausführlicher Erläuterungen dieser Aussage, um ihre Tragweite angemessen einzuordnen.

Seit Jahren gibt es immer angestrengtere und ausgefeiltere Versuche, weltweit zu einer einheitlichen Diagnose psychischer Krankheiten oder »Störungen« zu gelangen. Das Ergebnis sind bis heute zwei internationale Diagnosesysteme, mit denen auch die Erscheinungsbilder einer Suchtmittelabhängigkeit aufgeschlüsselt werden. In Deutschland wird zumeist mit den klinisch-diagnostischen Leitlinien der »Internationalen Klassifikation psychischer Störungen«, kurz ICD, gearbeitet. Die USA und viele andere Länder bevorzugen das »Diagnostische und Statistische Manual Psychischer Störungen« in der jeweils gültigen Fassung. Beide Diagnosesysteme führen Kriterien auf, die erfüllt sein müssen, um berechtigterweise die Diagnose »Substanzabhängigkeit« oder »Substanzkonsumstörung« zu erstellen.

Nach den diagnostischen Leitlinien der ICD-10 (die ICD-11 ist in Vorbereitung) soll ein Abhängigkeitssyndrom (F1x.2) nur dann diagnostiziert werden, wenn bei einem Suchtmittelkonsumenten innerhalb des letzten Jahres drei oder mehr der nachstehenden Kriterien gleichzeitig gegeben waren:

1. Ein starker Wunsch oder eine Art Zwang, psychotrope Substanzen zu konsumieren.
2. Verminderte Kontrollfähigkeit bezüglich des Beginns, der Beendigung und der Menge des Konsums.
3. Ein körperliches Entzugssyndrom bei Beendigung oder Reduktion des Konsums, nachgewiesen durch die substanzspezifischen Entzugssymptome oder durch die Aufnahme der gleichen oder einer nahe verwandten Substanz, um Entzugssymptome zu mildern oder zu vermeiden.
4. Nachweis einer Toleranz. Um die ursprünglich durch niedrigere Dosen erreichten Wirkungen der psychotropen Substanz hervorzurufen, sind zunehmend höhere Dosen erforderlich.
5. Fortschreitende Vernachlässigung anderer Vergnügungen oder Interessen zugunsten des Substanzkonsums, erhöhter Zeitaufwand, um die Substanz zu beschaffen, zu konsumieren oder sich von den Folgen zu erholen.
6. Anhaltender Substanzkonsum trotz Nachweises eindeutiger schädlicher Folgen, wie z.B. Leberschädigung durch exzessives Trinken, depressive Verstimmungen infolge starken Substanzkonsums oder drogenbedingte Verschlechterung kognitiver Funktionen. Es sollte dabei festgestellt werden, dass der Konsument sich tatsächlich über Art und Ausmaß der schädlichen Folgen im Klaren war oder dass zumindest davon auszugehen ist.

In der deutschen Fassung des DSM-5 von 2015 finden sich bedeutsame Veränderungen gegenüber dem DSM-IV, weit über die Abkehr von römischen hin zu arabischen Ziffern hinaus. Das DSM-5 unterscheidet nicht länger zwischen »Substanzmissbrauch« und »Substanzabhängigkeit«, sondern spricht nur noch von einer »Substanzkonsumstörung«.

Spezifiziert für Haschisch und Marihuana gilt:

Ein problematisches Muster von Cannabiskonsum führt in klinisch bedeutsamer Weise zu Beeinträchtigungen oder Leiden, wobei mindestens zwei der folgenden Kriterien innerhalb eines Zeitraums von 12 Monaten vorliegen:

1. Cannabis wird in größeren Mengen oder länger als beabsichtigt konsumiert.
2. Anhaltender Wunsch oder erfolglose Versuche, den Cannabiskonsum zu verringern oder zu kontrollieren.
3. Hoher Zeitaufwand, um Cannabis zu beschaffen, zu konsumieren oder sich von seiner Wirkung zu erholen.
4. Craving oder ein starkes Verlangen, Cannabis zu konsumieren.
5. Wiederholter Cannabiskonsum, der zu einem Versagen bei der Erfüllung wichtiger Verpflichtungen bei der Arbeit, in der Schule oder zu Hause führt.
6. Fortgesetzter Cannabiskonsum trotz ständiger oder wiederholter sozialer oder zwischenmenschlicher Probleme, die durch die Auswirkungen von Cannabis verursacht oder verstärkt werden.
7. Wichtige soziale, berufliche oder Freizeitaktivitäten werden aufgrund des Cannabiskonsums aufgegeben oder eingeschränkt.
8. Wiederholter Cannabiskonsum in Situationen, in denen der Konsum zu einer körperlichen Gefährdung führt.
9. Fortgesetzter Cannabiskonsum trotz Kenntnis eines anhaltenden oder wiederkehrenden körperlichen oder psychischen Problems, das wahrscheinlich durch Cannabis verursacht wurde oder verstärkt wird.
10. Toleranzentwicklung, definiert durch eines der folgenden Kriterien:
    a) Verlangen nach ausgeprägter Dosissteigerung, um einen Intoxikationszustand oder einen erwünschten Effekt herbeizuführen.
    b) Deutlich verminderte Wirkung bei fortgesetztem Konsum derselben Menge an Cannabis.
11. Entzugssymptome, die sich durch eines der folgenden Kriterien äußern:
    a) Charakteristisches Entzugssyndrom in Bezug auf Cannabis
    b) Cannabis (oder eine sehr ähnliche Substanz) wird konsumiert, um Entzugssymptome zu lindern oder zu vermeiden.

Eine vorliegende Cannabiskonsumstörung wird nach der Schwere der Symptomatik spezifiziert:

Beim Vorliegen von 2–3 erfüllten Kriterien liegt eine eher leichte Cannabiskonsumstörung vor.

Das Erfüllen von 4–5 Kriterien wird als mittelgradige Störung gewertet.

Für das Feststellen einer schweren Cannabiskonsumstörung müssen 6 und mehr der Kriterien erfüllt sein.

Mit einer Fülle möglicher Zusatzcodierungen versucht das DSM-5 eine gegebene Cannabiskonsumstörung weiter zu spezifizieren.

Falls Sie als Leser oder Leserin selbst Haschisch- oder Marihuana konsumieren, halten Sie an dieser Stelle bitte einen Moment inne und nehmen Sie eine Selbsteinschätzung Ihres Cannabisgebrauchs sowie Ihres Abhängigkeitsrisikos anhand der aufgeführten Kriterien vor. Prüfen Sie zusätzlich, welche Kriterien für Ihre persönliche Entscheidung ausschlaggebend sind. Lesen Sie erst anschließend weiter.

Die in der Praxis getroffene Unterscheidung zwischen »körperlicher« und »psychischer« Abhängigkeit kann heute vermutlich als allgemein vertraut vorausgesetzt werden. Das körperliche Abhängigkeitsrisiko eines potenziellen Suchtmittels ist sehr substanzspezifisch. Dasjenige von Cannabis ist zwar nicht unkalkulierbar hoch, aber bei den heute verbreiteten Gebrauchsmustern von Haschisch und Marihuana können die Effekte auf den Körper sowie die Abstinenzsymptome bei Entzug des Mittels weitaus stärker ausgeprägt sein, als das die Anhänger von Cannabis anzunehmen gewillt sind. Das Risiko, von der Substanz seelisch oder psychisch abhängig zu werden, steigt mit der Häufigkeit des Gebrauchs, der Härte des Gebrauchsmusters sowie den individuellen Eigenheiten der Konsumursachen. Es gibt im Bereich der Suchthilfe und der Forschung Tendenzen, den Begriff der »psychischen Abhängigkeit« durch den wesentlich abstrakteren der »Sensitivierung« zu ersetzen. Die Sensitivierung beschreibt ein neurobiologisches Modell der Abhängigkeit, also ein Modell, wie die Abhängigkeit von einem psychoaktiven Stoff im Gehirn entsteht. In diesem Erklärungsmodell werden der typische Verlust der Konsumkontrolle sowie der wachsende Konsumdruck, das »Craving«, als Ausdruck einer Empfindlichkeitssteigerung gegenüber der Substanz verstanden. Die im Gehirn sich vollziehenden Veränderungen sollen auch verstehbar werden lassen, dass Drogenkonsumenten unter Suchtdruck wie neben sich stehen und sich bei ihrem ungewollten Konsum bloß noch selbst zuschauen, ohne noch gezielt in die automatisch ablaufenden Handlungsvollzüge eingreifen zu können. Das »Sensitivierungsmodell« macht Suchtverhalten in starkem Maße zu einer organischen Erkrankung des Gehirns und grenzt die menschliche »Seele« aus dem Geschehen aus.

Es ist ohne jeden Zweifel nützlich, dass wir mit den Erkenntnissen der modernen Hirnforschung viel detaillierter über die komplizierten Wechselwirkungen zwischen spezifischen Rauschdrogen sowie rezeptor- und botenstoffgesteuerten Veränderungsprozessen im Gehirn Bescheid wissen. Das gibt uns auch zusätzliche konkrete Hilfsmöglichkeiten gegenüber Suchtklienten an die Hand. Persönlich werde ich aber nie verzichten auf die Vorstellungen einer »psychischen« oder »seelischen« Abhängigkeit. Zum einen, weil sie von den betroffenen Menschen innerlich gut nachvollzogen werden können. Zum anderen, weil »Psyche« und »Seele« in meinem Welt- und Menschenbild ihren menschlich angestammten Platz behalten. Das »Herz« ist sozusagen mein wichtigstes »Arbeitssensorium«. Meine Klienten danken es mir, und so vollzieht sich Gesundung auf der Ebene von Beziehung und Verbundenheit.

Im Großen und Ganzen sind sich die Diagnosekriterien der ICD-10 und des DSM-5 recht ähnlich. Es findet sich jedoch ein entscheidender Unterschied. Das DSM-5 führt den »anhaltenden Wunsch oder erfolglosen Versuch, den Substanzgebrauch zu verringern oder zu kontrollieren« auf, der in der ICD-10 nicht enthalten ist. Dies ist jedoch ein absolut bedeutsamer Punkt in der Arbeit mit Cannabiskonsumenten, denn vom eigenen Erleben her bezeichnen sich viele Cannabisgebraucher bereits als abhängig, wenn sie gescheiterte Versuche hinter sich haben, ihren Gebrauch des psychoaktiven Stoffs dauerhaft zu begrenzen oder gar ganz aufzugeben. Eine solche Erfahrung ist das für sie entscheidende Kriterium für ihre subjektiv empfundene Abhängigkeit. Als weiteres Abhängigkeitskriterium benennen Cannabiskonsumenten das Verspüren von Entzugs- oder Abstinenzsymptomen während konsumfreier Tage.

Die Diagnose »süchtige Abhängigkeit« von Cannabis – ich dopple »Sucht« und »Abhängigkeit« bewusst – ist indes bloß eine Seite einer schillernden Medaille. Im weiten Spannungsbogen zwischen einem abstinenten, gänzlich suchtmittelfreien Leben und einem Leben in totaler Abhängigkeit von Suchtstoffen pflegen Menschen nämlich einen überaus eigenwilligen und privat geprägten Umgang mit diesem psychoaktiven Genuss- oder Rauschmittel. Diagnosesysteme tun sich damit schwer. Kennt die ICD-10 noch die gängige Diagnose »Schädlicher Gebrauch« (F1x.1), hat das DSM-5 den früher geläufigen Begriff »Missbrauch« psychotroper Substanzen aufgegeben. In der ICD-10 erfordert die Diagnose »schädlicher Gebrauch« eine tatsächliche Schädigung der seelischen oder körperlichen Gesundheit des Konsumenten. Etwaige negative soziale Folgen reichen für die Diagnosestellung ausdrücklich nicht aus. Bei einem Praktiker des Suchthilfesystems kann diese Vorgabe eigentlich nur verwundertes Kopfschütteln auslösen. Die Betonung dieses Ausschlusses ist widersinnig. Insbesondere vor dem Hintergrund heutiger Cannabisrealitäten legen diverse (psycho)soziale Folgen des Haschisch- und Marihuanagebrauchs die Feststellung eines für den Konsumenten schädlichen Gebrauchs ausdrücklich nahe. Das DSM-5 kommt der Realität zwar nahe, weil es auch die sozialen Folgen des Drogengebrauchs berücksichtigt, unterscheidet aber nicht länger zwischen »Missbrauch« und »Abhängigkeit«. Persönlich vertrete ich schon immer die Auffassung, dass »Missbrauch« im Gegensatz zur tauglichen Beschreibung »schädlicher Gebrauch« als diagnostische Kategorie ohnehin ungeeignet ist, und auch als definiertes Zwischenstadium auf der süchtigen Karriereleiter hat der »Missbrauch« nichts zu suchen. Ich sehe darin einen Denkfehler im System und operiere in meinem Buch »Der rote Faden in der Sucht« mit dem Begriff zweckmäßiger in der oppositionellen Dualität Genuss–Missbrauch, die das Mittel zum Zweck differenziert.

Wie hoch ist nun das Risiko von Cannabisgebrauchern, schädlichen Gebrauch zu praktizieren oder gar in hohem Maße von Cannabis abhängig zu werden? Gemäß hochgerechneter Schätzungen des Epidemiologischen Suchtsurveys des Instituts für Therapieforschung von 2012/2014 liegt für rund 1,0% der Gesamtbevölkerung zwischen 18 und 64 Jahren eine Cannabisabhängigkeit oder problematischer Konsum der Droge vor. Nach den Kriterien des zu der Zeit gültigen DSM betreiben etwa 283.000 Personen zwischen 18 und 64 Jahren einen schädlichen Cannabismissbrauch. 319.000 Personen gelten als abhängig von der Substanz. Sehr misslich bloß, dass die unter 18-jährigen jungen Leute von diesen Zahlen gar nicht erfasst werden, wissen doch sämtliche Praktiker des Suchthilfesystems, viele stationäre Einrichtungen sowie Mütter und Väter von Cannabis gebrauchenden jungen Leuten ein Lied davon zu singen, dass wir in der Altersgruppe zwischen 14 und 18 Jahren heutzutage Formen der Abhängigkeit von Cannabis finden, die wir uns noch vor wenigen Jahren so gar nicht vorzustellen vermochten. Wir müssen die jeweiligen Zahlen also in nicht genau zu beziffernder Höhe nach oben korrigieren. Speziell die jungen männlichen Cannabisgebraucher weisen immer höhere Raten von schädlichem Cannabisgebrauch und von ausgeprägter Abhängigkeit auf. Das Cannabisproblem ist im Wesentlichen männlicher Prägung.

Zwei nachvollziehbare Trends erklären die nachdenklich stimmende Entwicklung, dass die Zahl der cannabisbezogenen »Störungen« sowohl statistisch wie realiter ansteigt, selbst wenn sich die Anstiegskurve aktuell gegenüber den zurückliegenden Jahren etwas abgeflacht hat: zum einen die gegenüber früheren Konsumentengenerationen härter gewordenen Gebrauchsformen der Droge Cannabis, zum anderen das stetig sinkende Einstiegsalter in den Rauschmittelgebrauch. Je jünger ein Halbwüchsiger die Bekanntschaft mit Haschisch und Marihuana macht, desto größer ist sein Risiko, damit in Schwierigkeiten zu geraten. Je später umgekehrt ein junger Mensch Cannabis probiert, desto wahrscheinlicher wird ihm ein Umgang mit der Droge gelingen, der wenig Anlass zu übertriebener Sorge bietet. Ein 13-Jähriger kann Haschisch schwerlich einen angemessen begrenzten Platz in seinem Leben einräumen. Einige Jahre älter kann er dagegen problemlos in der Lage sein, einen risikoarmen und absolut seiner Kontrolle unterliegenden Umgang mit dem Mittel zu pflegen.

Geraten Cannabisnutzer in Schwierigkeiten mit dem Mittel ihrer Wahl, sind die jeweils zur Anwendung gebrachten Diagnoseschlüssel bestenfalls pragmatische Hilfsinstrumente in den Strukturen des psychosozialen Suchthilfe- oder des medizinisch-therapeutischen Leistungssystems. Das Wesen der süchtigen Abhängigkeit, die höchst eigenwillige Dynamik des süchtigen Geschehens sowie das Besondere der süchtig getönten Beziehungsstrukturen erfassen sie nicht. Und schon gar nicht sind sie dazu dienlich, der inneren Landkarte oder dem Seelenkompass eines individuellen Menschen gerecht zu werden, welcher Cannabis einen bedeutsamen Platz in seinem Leben einräumt.

Zuverlässige Einschätzungen zum Stand eines Konsumenten auf der Abhängigkeitsleiter lassen sich pragmatisch am besten auf der Grundlage verhaltensbezogener Kriterien treffen, wie sie uns die Benutzer der Rauschdroge mit ihren Selbsteinschätzungen selber nahelegen. In der praktischen Arbeit halte ich derartige Selbsteinschätzungen nützlich für eine Prognose. Wer selbst den Eindruck hat, dass ihm die Kontrolle über den Gebrauch von Cannabis entglitten ist, bringt in der Regel eine größere Eigenmotivation auf, an dieser Situation etwas zu verändern. Das belegen unter anderem die Aussagen zahlreicher Kiffer zu ihren Versuchen, Cannabis entweder unter Kontrolle zu halten oder die uneingeschränkte Kontrolle darüber wiederzugewinnen.

Die größte Herausforderung im Cannabisgebrauch so vieler junger Menschen liegt darin, dass sie es überhaupt für nötig befinden, ihr Leben mit den durch die Rauschdroge hervorgerufenen Erlebnissen anzureichern. Bis heute war und ist unsere Kultur nicht in der Lage, auf diese eigentliche Herausforderung auch nur annähernd angemessen zu reagieren. Mit ihrem Versagen gegenüber »dem Hunger nach Drogen« stellt sie sich täglich aufs Neue ihr eigenes Armutszeugnis aus.

Im Rahmen eines Jugendwettbewerbs zum Thema »Cannabis« hat sich eine 14 Jahre alte Schülerin um solche tieferen Entstehungsursachen von süchtiger Abhängigkeit intensive Gedanken gemacht. Mit wachen Sinnen betrachtet sie ihre Umgebung und gibt auf originelle Weise wieder, was sie wahrnimmt. Mithilfe eines von ihr gezeichneten Cannabis-»Mandalas« und dessen Deutung erfasst sie intuitiv das Wesen der Sucht, das immer etwas mit der Verwirrung von Gefühlen zu tun hat:

»Das irre Gefühl, das Gefühl, übermächtig zu sein, lässt die riesigen Sorgen und Probleme mit einem Mal schrumpfen und als ferne Erinnerungen am Wegrand zurück. Das Glück auf diesem neuen, unbekannten Weg scheint unendlich, genauso wie das leichte Gefühl, das einen umgibt.

Bis sich die überwältigende Kraft Schritt für Schritt auflöst, Schatten wirft. Bis man auf einmal Sorgen und Probleme am Wegrand entdeckt. Bis man plötzlich merkt, dass man im Kreis gelaufen ist. Bis der Rausch nachlässt und die Probleme unaufhörlich zu wachsen scheinen. Man wehrt sich, weigert sich, die Wahrheit anzunehmen. Man kann nicht anders, muss an diesen wunderschönen Ort zurück, egal, wie hoch der Preis ist. Man denkt nicht mehr nach, überlegt nicht mehr, folgt nur noch dem inneren Zwang, der die Erlösung zu sein scheint. Man ist an einem Punkt angekommen, von dem man ohne fremde Hilfe nicht mehr wegkommt. Er hält einen gefangen und stiehlt einem die letzte Lebensenergie.

Wenn man bei solch einer Hilflosigkeit angelangt ist, wird man oft in ein falsches Licht gestellt, von der Familie verstoßen, von den Mitmenschen verachtet. Doch jetzt ist es wichtig, zu helfen, dem Abhängigen eine neue Chance zu geben, denn nicht umsonst haben wir Gefühle wie Hass, Trauer, Verzweiflung, Sehnsucht, Hilflosigkeit, Freude, Liebe, Angst und viele mehr ...«

Zur Chancennutzung schreibt mir eine Abiturientin, die Jahre mit Cannabis verbracht hatte, als »Erfolgskontrolle« unserer Entwicklungsarbeit: »Mir ist einfach noch mal klar geworden, dass ich lieber mit klarem Kopf durchs Leben gehe. Länger kiffen will ich auf keinen Fall, das hindert mich zu sehr am Leben.«

Konsumentengruppen zwischen Stillstand und Wandel

Den Kiffer gibt es nicht. Die Konsummuster und Rauchgewohnheiten von Cannabisgebrauchern sind überaus individuell und verändern sich im Lauf der Zeit. Doch wie überall versucht man auch in der Cannabisforschung, aufgrund der Lebenslage, der Sozialisation oder persönlicher Eigenheiten von Kiffern Gruppen von Cannabiskonsumenten zu beschreiben, die sich in den Grundzügen ähneln. Wirklich objektive Kategorien gibt es für eine solche Einteilung jedoch nicht. Es gibt sicher die Gruppe der Probierer, der Gelegenheitskonsumenten und der gewohnheitsmäßigen Dauerkonsumenten. Letztere lassen sich wiederum unterteilen in die regelmäßigen oder gar exzessiven Kiffer mit Problemen und diejenigen, für die ihr Gewohnheitskonsum von Haschisch und Marihuana ohne Folgeschwierigkeiten bleibt. Der Aussagewert jeglicher »Schubladen« für Kiffer ist allerdings relativ begrenzt. So manchem will der ihm zugedachte Anzug gar überhaupt nicht passen. Persönlich möchte ich einige Kiffertypen vorstellen, die mir in der Realität von Prävention, Beratung und Therapie immer wieder begegnen.

Die neugierigen Probierer und die Experimentierer

Die neugierigen Probierer von Haschisch und Marihuana werden zusammen mit den Experimentierern gern in einen Topf geworfen. Das ist allerdings wenig ratsam, da es sich bei den beiden Gruppen um völlig verschiedene »Spezies« handelt.

Die Probierer erleben eine Ersterfahrung mit Cannabis. Häufig machen sie die erste Bekanntschaft mit den Wirkungen der Droge gänzlich unvorbereitet und unüberlegt, weil sie sich spontan und situationsbedingt entschließen, das Mittel anzunehmen, wenn es ihnen im Freundeskreis angeboten wird.

Der zweite Typus des Probierers ist derjenige, der innerlich schon länger mit der Entscheidung ringt, ob er Cannabis probieren soll oder nicht. Seine Hauptmotive sind die Neugier und die Wissbegierde. Eventuelle Bedenken gegen den ersten Eigenversuch verblassen. Er möchte endlich selbst herausfinden, was das Interessante an dem Stoff sein soll und wie es sich anfühlt, bekifft zu sein.

Ein Probierkonsum von Cannabis ist keine Katastrophe. Die meisten Erstgebraucher des Mittels kommen zu dem Schluss, dass die Wirkungen der Droge längst nicht so aufregend sind, wie sie es sich in der Fantasie möglicherweise aufgrund von Hörensagen ausgemalt haben. Zahlreiche junge Menschen gebrauchen Cannabisprodukte bei 5 bis 10 Versuchen. Danach ist das Thema für sie erledigt.

Der Experimentierer unterscheidet sich vom gewöhnlichen Probierer durch seinen lange Zeit nicht zu stillenden Wissensdurst. Alltägliche Cannabiserfahrungen genügen ihm nicht. Er möchte nach Möglichkeit das gesamte Erfahrungsspektrum von Cannabis kennenlernen. Der Experimentierer testet die verschiedenen Wirkungsweisen von Haschisch beim Rauchen und beim oralen Verzehr. Er raucht Cannabis und Marihuana nicht bloß als Joint, sondern probiert alle verfügbaren Rauchutensilien einschließlich selbst gebauter Geräte durch. Er scheut auch nicht den Aufwand, den es braucht, ein »Erdloch« bzw. eine »Erdpfeife« zu bauen. Versuche mit dem Eigenanbau von Cannabispflanzen gehören gleichfalls zu seinen Experimenten. Sein Umgang mit Haschisch und Marihuana hat einerseits etwas zwanghaft Getriebenes, weil er anstrebt, Cannabis in all seinen Möglichkeiten auszuloten. Andererseits haben seine Experimente viel spielerischen Charakter. Der Experimentierer gibt sich aufgrund seiner Erfahrungsschätze mit Cannabis zwar wissend überlegen, aber er protzt nicht mit seinen Kenntnissen. Er ist öfter »Einzeltäter« als Mitglied einer Kifferclique. Der »Exklusivcharakter« seiner Experimente schließt einen unüberlegten Gewohnheitsgebrauch von Cannabis aus. Deshalb findet man den Experimentierer auch nicht in den Therapiezimmern von Drogenberatungsstellen.

Die uneindeutigen Gelegenheitskiffer

Die immer wieder beschriebenen Gelegenheitskiffer lassen sich bestenfalls uneinheitlich als abgrenzbarer Typus von Cannabiskonsumenten fassen. Zu uneindeutig ist ihr Drogenverhalten, zu schwammig die Typenbeschreibung. Die Gelegenheitskonsumenten sind die »schillernden Zwitter« unter den Kiffern.

Wir treffen auf Gelegenheitskonsumenten, für die eine Gelegenheit, bei der sie Haschisch oder Marihuana benutzen, tatsächlich eine besondere Situation ist. Sie erwägen anlässlich jeder sich bietenden Konsumgelegenheit ernsthaft, ob sie in diesem Augenblick wirklich Lust verspüren, Cannabis zu benutzen, oder ob es ihnen eher widerstrebt, weil ihnen ein klarer Kopf wichtiger erscheint.

In dem Fall nähern sie sich dem Typus des »genießenden Freizeitkonsumenten«. In der Regel haben die sich immer wieder neu entscheidenden Gelegenheitskiffer ihr Leben gut organisiert. Sie sind sozial unauffällig und passen sich an gesellschaftlich verbreitete Normen an.

Ebenso finden wir aber Gelegenheitskonsumenten, die bei jeder der sich ihnen massenweise bietenden Konsumgelegenheiten zu Haschisch und Marihuana greifen. Sie wählen kaum mehr aus unter den Situationen und schlagen folglich selten ein Konsumangebot aus, denn wie heißt es so lapidar: »Gelegenheit macht Kiffer. Und Gelegenheiten gibt es ständig.« Wer diesem Motto folgend jeden beliebigen Anlass zum Kiffen nutzt, gehört eher schon zur Gruppe der recht wahllos und regelmäßig konsumierenden Gewohnheitskiffer.

Im Normalfall erweist ihr weiterer Lebensweg, welch genauer gefasstem Typus von Cannabisgebrauchern die »uneindeutigen Gelegenheitskonsumenten« letztlich stimmiger zuzuordnen sind.

Die gedankenlosen Vielraucher und (abhängigen) Gewohnheitskiffer

Die gedankenlosen Vielraucher sind üblicherweise Gewohnheitskiffer. Sie gebrauchen nahezu täglich, bisweilen sogar mehrfach täglich Haschisch oder Marihuana. »Gedankenlos« besagt nicht, dass sie sich grundsätzlich keine Gedanken über ihr Leben machen würden. Die meisten von ihnen verspüren bloß keine innere Bereitschaft mehr, über die Hintergründe sowie den Sinn und den Zweck ihres Cannabiskonsums nachzudenken. Sie sind der »Alltäglichkeit« von Haschisch und Marihuana voll erlegen.

Die regelmäßigen Gewohnheitskiffer bilden keine einheitliche Gruppe. Die Vielraucher gruppieren sich in wenigstens drei abgrenzbare Untergruppen: solche, die trotz ihres regelmäßigen Cannabisgebrauchs nie ein ihr Leben ernsthaft beeinträchtigendes Problem mit der Droge bekommen. Die mit Nachdruck vorgetragene Äußerung: »Täglich meinen Joint zu rauchen ist doch nichts Besonderes. Ich sehe darin überhaupt kein Problem für mich«, ist für sie stimmig. Sie kommen für die Zeitspanne, in der Cannabis in der Geschichte ihres Lebens von Bedeutung ist, mit dem Stoff klar. Auch von außen betrachtet, bietet sich kaum ein anderes Bild.

Für eine zweite Gruppe von Gewohnheitskiffern gilt das nicht. Sie sind persönlich zwar felsenfest der Überzeugung, keinerlei Schwierigkeiten mit ihrem Rauschmittelkonsum zu haben. Bei unvoreingenommener Betrachtung von außen lassen sich allerdings leicht Probleme benennen. Selbst- und Fremdeinschätzung liegen bei ihnen weit auseinander.

Ein häufig anzutreffendes Alltagsbeispiel ist der 16-jährige Schüler, der in jeder ersten großen Pause regelmäßig seinen Joint rauchen geht, aber beständig behauptet: »Wenn ich will, kann ich jederzeit aufhören.« In Erklärungsnot gerät er, wenn die anderen Schüler während der Regenpausen bei schlechtem Wetter nicht mit ihm in die heimlichen Raucherecken gehen. Selbst dann muss er in den Regen, um seinen gewohnten Joint zu ziehen. Wenn Klassenkameraden ihn zurückzuhalten versuchen, wird er verlegen und ungehalten: »Lasst mich in Ruhe. Ich muss jetzt raus einen

Joint rauchen, sonst halte ich das nicht aus.« Ein auf solche Weise gewohnheitsmäßig Cannabis gebrauchender Schüler hat bereits zwei Probleme: Erstens fällt es ihm ungeheuer schwer, wenn er seiner Gewohnheit nicht nachgehen kann. Zweitens gebraucht er die vertraute Droge im funktionellen Lebensbereich »Schule«, in dem sie absolut nichts zu suchen hat. Er stellt damit unter Beweis, dass er das Mittel nicht situationsangemessen zu benutzen weiß.

Typische Vertreter für diese Art von Gewohnheitskonsumenten, welche sich langfristig soziale Nachteile einhandeln, sind auch viele Altkiffer. Ein Paradebeispiel ist ein mir lange bekannter, stark in die Jahre gekommener Mathematiker, der seit Jahrzehnten täglich Haschisch raucht. Er bekommt zwar sein Familien- wie Berufsleben geregelt, wirkt aber physisch wie psychisch derart herabgestimmt, dass er wie der Prototyp eines Haschisch-»Zombies« wirkt. Aufgrund seiner Trägheit hat er zahlreiche Lebenschancen ungenutzt an sich vorbeiziehen lassen, da er nicht in der Lage war, sie entschlossen anzupacken. So führt er ein »mittelmäßiges Leben« weit unterhalb der Möglichkeiten, die ihm von seinem intellektuellen Niveau her offengestanden hätten. Einen für sein Leben schädlichen Cannabisgebrauch verneint er jedoch entschieden.

Beiden bisher erwähnten »Spezies« von Gewohnheitskonsumenten ist eines gemeinsam: ihr zur Schau getragenes Staunen darüber, dass es Menschen geben soll, die mit Haschisch und Marihuana überhaupt nicht umzugehen in der Lage sind. Da sie ihrer festen Selbsteinschätzung gemäß keinerlei Probleme im Umgang mit den Stoffen haben, gehen sie automatisch davon aus, dass es anderen Menschen ebenso ergehen müsste. Dass Cannabis für regelmäßige Kiffer zu einer echten Bedrohung werden kann, liegt zunächst einmal außerhalb ihres eigenen Erfahrungshorizonts und dessen, was sie zuzugeben gewillt sind. Der Unterschied zu den »militanten Kiffern« besteht darin, dass sie sich trotz aller Zweifel noch eher gesprächsbereit zeigen. Sie verteidigen zwar ihren Standpunkt, lassen Menschen mit anderer Einschätzung aber wenigstens zu Wort kommen. Sie haben das Zuhören nicht gänzlich verlernt. Wird im Kontakt mit ihnen ihre Selbsteinschätzung von

»Problemlosigkeit« erschüttert, willigen sie nicht selten ein, ihre Gewohnheiten ernsthaft zu überprüfen. Damit sind sie das Publikum erster Wahl für einen Kiffertest der etwas anderen Art, wie ich ihn weiter hinten im Buch vorstellen werde.

Eine dritte Untergruppe von Gewohnheitskiffern zeigt sich an einem Punkt ihrer Karriere problembewusst. Sie sind durch kritische Selbsteinschätzung zu der Erkenntnis gelangt, dass sie mit Haschisch und Marihuana ein ihren Alltag einschränkendes Problem haben. Sie mussten während der Phase ihres Drogenkonsums schmerzlich erfahren, dass es in ihrem Leben zunehmend zu Komplikationen kam, die ihnen spürbar zum Nachteil gereichten. Sie schätzen zutreffend ein, dass ihnen die Kontrolle über ihren Drogengebrauch entglitten ist und dass sie in ihrem Leben etwas verändern müssen, wenn ihr Weg sie nicht weiter nach unten führen soll. In der Erkenntnis dieser Notwendigkeit stimmt ihre Selbstwahrnehmung mit Fremdeinschätzungen von außen überein. Wir finden Menschen in jener Gruppe, die sich von Haschisch und Marihuana völlig abhängig fühlen und die sich zunächst nicht vorzustellen vermögen, ohne die Droge ihrer Wahl überhaupt weiterleben zu können. Bei solchen problembeladenen oder abhängigen Kiffern handelt es sich um Haschischgebraucher, die es nach Ansicht der Gewohnheitskiffer ohne Schwierigkeiten im Umgang mit dem Stoff eigentlich gar nicht geben dürfte. Es sind die Kiffer, die am ehesten aus eigenem Antrieb Beratung und Hilfe suchen, denn wer realisiert, dass sein Leben den Bach runtergeht, kommt irgendwann an den Punkt, wo er endlich wieder gegensteuern möchte. E-Mail-Anfragen wie diese sind daher keine Seltenheit:

. . . .

»Ich bin 20 Jahre alt und kiffe mittlerweile schon 5 oder 6 Jahre. In der letzten Zeit habe ich aber gemerkt, dass mein Leben stark bergab läuft und auch so weiterlaufen wird, wenn ich nix änder ...!
Gibt es bei uns die Möglichkeit, eine stationäre Behandlung gegen das Kiffen zu beginnen? Wenn ja, wo genau, und kostet mich das was?«

. . . .

Alle Gewohnheitskiffer, gleichgültig ob mit Problemen oder ohne im Umgang mit Cannabis (und weiteren Drogen), heben sich von gemäßigteren Konsumentengruppen dadurch ab, dass ihr Leben weniger geradlinig verläuft. Sie verfügen über ein weniger stabiles »inneres Gerüst«, über ein spürbar niedrigeres Selbstbewusstsein sowie eine schwächer ausgeprägte allgemeine Lebenskompetenz. Sie sind eingeschränkt leistungsmotiviert und weichen vor den Herausforderungen des Lebens häufiger zurück. Sie sind seltener optimistisch und erwartungsfroh gestimmt und fühlen sich insgesamt in ihrer Haut weniger wohl. Deshalb unterscheiden sie sich in ihrer Anwendung von Haschisch und Marihuana von den anderen Konsumentengruppen in einem ebenso bedeutsamen wie entscheidenden Merkmal: Während »Genießer« und »Individualisten« das Rauschmittel ihrer Wahl bevorzugt zur weiteren Steigerung angenehmer Gefühlszustände einsetzen, ist das vorrangige Ziel der Gewohnheitskonsumenten eher, drohende negative Gefühle zu vermeiden, sie abzupuffern oder ihren unkontrollierten Durchbruch mithilfe der dämpfenden Wirkungen von Cannabis in Schach zu halten.

Gewohnheitskiffer und von Cannabis abhängige Konsumenten tragen ihre Kifferexistenz phasenweise regelrecht stolz zur Schau. »Kiffer« zu sein ist Ehrensache, wie Amon Barth in seinem Buch »Mein Leben als Kiffer« bestätigt: »Kiffen ist zu einem Teil meiner Identität geworden. Ich bin ein Kiffer.«

Die »militanten« Kiffer

Der »militante Kiffer« ist kein geschützter Begriff. Der Typus hat sich mir im Laufe der Jahre durch Erfahrungen mit einer doch ziemlich genau zu beschreibenden Gruppe von Cannabisverehrern geradezu aufgedrängt. Mit »militant« ist nicht gemeint, dass diese Art von Kiffern zu tätlicher Gewaltbereitschaft neigen würde. Das ist nicht das Problem. Das hervorstechendste Merkmal, durch welches sich die militanten Kiffer auszeichnen, ist ihre äußerste Unduldsamkeit gegenüber Andersdenkenden. Ihr daraus resultierendes Auftreten vermag durchaus den Charakter »psychischer Gewalt« anzunehmen. Die militanten Kiffer sind nicht unbedingt gleichzusetzen mit Gewohnheitskiffern, eher sogar selten. Ihr persönlicher Cannabisgebrauch bleibt bevorzugt besonderen Gelegenheiten vorbehalten. Ihre Militanz beweisen sie in der absolut entschlossenen Verfechtung ihrer gemeinsamen Cannabisideologie. Auf diesem Feld haben sie selbstgerecht die Weisheit für sich gepachtet. Sie allein wissen, wo es langzugehen hat. Menschen, die Einwände gegen den Gebrauch von Cannabis vortragen, werden von militanten Kiffern gewöhnlich nicht für voll genommen. Es gibt für sie »nichts Schlimmeres, als wenn Leute schlecht über etwas reden, das a) nicht schlecht ist und von dem sie b) keine Ahnung haben«, wie es mir zwei »Militante« in einem »Bekennerschreiben« formuliert haben.

Die gläubigen Fundamentalisten fühlen sich als die einzig wahren »Eingeweihten«. Cannabis ist ihre Religion, ihr Dogma. Missionarisch singen sie das Hohelied auf Cannabis. Argumentative Auseinandersetzungen auf der Sachebene mit ihnen sind unendlich ermüdend und letztendlich fruchtlos, weil sie nur gelten lassen, was ihrem eigenen Cannabisbild entspricht. Für jeden Einwand finden sie ein Gegenargument. Ihre Wahrnehmung der Welt ist folgerichtig überaus selektiv. Was nicht ins Bild passt, wird ausgeblendet. Hierin sowie in der Penetranz ihrer Haltung und der vorgegebenen Unangreifbarkeit ihrer Argumentationsketten unterscheiden sie sich von dem ebenso eingeweihten »bewussten Kiffer«, der für andere Meinungen jedoch innerlich ansprechbar bleibt.

Militante Kiffer finden sich vereinzelt in jeder Schule, jedem Betrieb und nahezu jeder Einrichtung der Jugendarbeit. Gehäuft treten sie in »Hanfinitiativen« und »Gesellschaften für nachwachsende Rohstoffe« aller Art in Erscheinung, wo sie für ihre Überzeugungen fechten. Aber damit keine Missverständnisse oder falschen Zuschreibungen entstehen: Längst nicht jedes Mitglied einer Hanfinitiative, die für die Legalisierung von Cannabis oder seine patientengerechte Verwendung als Heilmittel eintritt, ist ein militanter Kiffer. Trotz ihrer Tendenz zur Überheblichkeit sind die militanten Kiffer ein nützlicher Typus, weil sie als Teil der politisierten

Cannabisbewegung vom Rest der Gesellschaft immer wieder hartnäckig das Recht einfordern, dass Menschen selbstverantwortlich
über eine zweckbestimmte und sinnvolle Verwendung jener uralten Kulturdroge entscheiden dürfen. Die eifernde Haltung hinsichtlich Cannabis widerspricht auch in keiner Weise der Tatsache,
dass militante Kiffer in ihrem Wesen ansonsten überaus liebenswerte Menschen sein können.

In einem äußeren Merkmal sind die militanten Kiffer unver-
wechselbar: Sie sind zu 99,9 % männlichen Geschlechts.

Die genießenden Freizeitkonsumenten

Die genießenden Freizeitkonsumenten weisen eine gewisse Ähnlichkeit mit den in Studien öfter beschriebenen sozial gut integrierten Gelegenheitskonsumenten auf. Die Genießer, die Cannabis
gelegentlich in ihrer Freizeit in Dienst nehmen, haben mit der
Droge keine Schwierigkeiten. Sie pflegen einen moderaten Umgang mit dem Mittel und wissen sein Wirkungsspektrum gezielt
einzusetzen. Sie »beamen« sich niemals komatös weg, sondern stre-
ben die Verstärkung angenehmer Gefühle an. Sie leben sozial unauffällig, sind in tragende Freundschaftsbeziehungen eingebunden
und entwickeln persönliche Vorstellungen über ihre Zukunftsper-
spektiven, die sie ebenso zielstrebig wie leistungsmotiviert verfolgen. In ihrer Freizeit sind sie nicht einseitig auf den Gebrauch von
Cannabis fixiert, sondern gehen zahlreichen weiteren Interessen
nach. Folglich entscheiden sie sich stets neu, wie und mit wem sie
ihre Freizeit gestalten. Der Griff zur Droge erfolgt nicht automatisch und gewohnheitsmäßig, sondern wohlüberlegt.

Wenn man unabhängig von den Kriterien »legal« oder »illegal« davon ausgeht, dass es für Rauschmittel wie Cannabis einen
mehr oder minder »bestimmungsgemäßen« Gebrauchsmodus gibt,
dann gehören die genießenden Freizeitkonsumenten ebenso wie
der Individualist unter den Kiffern zu den bestimmungsgemäß
konsumierenden Menschen. Sie benutzen die Droge unter keinen Umständen in der Schule oder während der Arbeit. In beiden

»Funktionsbereichen« erfüllen sie problemlos die an sie gestellten Erwartungen. Außerhalb dieser normativen Lebenswelten gönnen sie sich in der Freizeit gelegentliche »kleine Fluchten«, in denen sie die angenehmen Wirkungen der Rauschdroge zu genießen suchen. Mit zunehmendem Alter, verbunden mit innerer Reife, misslingen solche Versuche allerdings des Öfteren. Der Genussanteil wird immer flüchtiger, der Preis unangenehmer. Nach wenig geglückten Konsumsituationen hängen »ungeübte« Freizeitkonsumenten eher körperlich ermattet und seelisch abgeturnt drei Tage in den Seilen. So schleicht sich ihr Vergnügen davon. »Es lohnt sich nicht mehr«, sagte mir kürzlich ein Sozialarbeiter.

Über die Belastungen hinaus, die das Rauchen von Cannabis mit sich bringt, erleiden Genießer kaum weiteren Schaden durch ihren Drogengebrauch. Da sie insgesamt eher selten Cannabis gebrauchen, ist selbst dieses Restrisiko überschaubar. Im Übrigen haben sie wenig Schwierigkeiten, gänzlich auf Haschisch oder Marihuana zu verzichten, wenn andere Interessen oder die Sehnsucht nach »klarem Kopf« den Drogen dauerhaft den Rang ablaufen.

Der bewusste Individualist unter den Kiffern

Um den bewusst Cannabis einsetzenden Individualisten unter den Kiffern brauchen wir uns nicht zu sorgen. Er gehört nicht zur gefährdeten Klientel von Drogenberatungsstellen. Meist wird er ein Altkiffer, der Jahre oder gar Jahrzehnte einen ausgesuchten Umgang mit Haschisch und Marihuana pflegt. Weil er das gern im Alleingang tut und überdies den am seltensten ausfindig zu machenden Typus des Cannabiskonsumenten darstellt, beschreibe ich ihn als singulären »Einzeltäter«. Für ihn ist der gezielte Gebrauch der Droge eine der schönsten Nebensachen in seinem Leben. Er ist theoretisch belesen und praktisch erfahren im Erleben der Drogenwirkungen. Sein Risiko hält er gering, da er der Droge keine bestimmende Macht in seinem Lebensalltag gewährt. Er bleibt beständig Herr der Lage. Der Individualist pflegt den sorgfältigen Umgang mit der Droge wie die seltenen Begegnungen mit einer ihm menschlich nahen, aber entfernt lebenden Bekanntschaft. Das Wort »pflegen« ist durchaus wörtlich zu nehmen, denn von Beginn an hat er stets beherzigt, was bereits Charles Baudelaire in »des Haschischs Stammbuch« schrieb. Im Kapitel »Wirkungen« habe ich seinem berühmten Haschischgedicht diesen treffenden Zusatztitel gegeben. Der Individualist unter den Kiffern benutzt Cannabis über die Zeit selten und dann ganz gezielt. Er hat nicht die Erwartung, die Droge könne Probleme für ihn lösen oder ihn von einem schlechten Gemütszustand erlösen. Er kifft nicht »einfach so«, zufällig oder unüberlegt. In aller Regel plant er ein Drogenerlebnis bewusst vor, indem er sorgfältig Zeit, Situation, Ort und eventuelle Begleitung wählt. Er benutzt Cannabis, um auserkorene Situationen nahezu zeremoniell zu erhöhen: vielleicht an einem stillen Wochenende zu Hause oder an einem schönen Ort draußen in der Natur; allein mit sich oder mit einer vertrauten Person als Gemeinsamkeitserlebnis, durch Haschisch zwar getrennt, aber mit dem fühlenden Herzen verbunden. Es wäre nicht verfehlt, zu behaupten, dass der Individualist die Wirkungen der Droge für manch »romantische« Augenblicke des Lebens in Dienst nimmt. Es geht ihm um »Spüren« und niemals um »Zumachen«. Im gleichen Sinn gönnt er sich an bestimmten »Feiertagen« in seinem Leben vielleicht sogar eine Drogenreise mit einem stärker wirkenden Halluzinogen wie LSD oder magischen Pilzen.

Auf diesen Typus des Cannabisgebrauchers trifft die Bezeichnung »Kiffer« kaum noch zu. Dafür ist sein Kontakt mit dem Stoff zu selten. Er ist nicht gefährdet, süchtig zu entgleiten, da er von seinem inneren Gerüst her in der Lage ist, süchtigen Verlockungen jedweder Art zu widerstehen. Maßloser Gebrauch und Abhängigkeit von Suchtmitteln sind nicht »sein Ding«. In der Regel ist er trotz gelegentlichen Kiffens sogar Nichtraucher, bezogen auf den Konsum von Nikotin.

Das Leben des cannabisgebrauchenden Individualisten ist nicht ohne Stolpersteine und Klippen. An den Schwierigkeiten in seinem Leben wächst er jedoch. Er ist nie der trügerischen Hoffnung erlegen, sie mit der Hilfe von Drogenwirkungen aus seinem Leben verbannen zu können. Offen für das Leben, sammelt er Lebens- und Selbsterfahrung und erfährt darüber, was Glück und Leid bedeuten. Mit Persönlichkeit und Charakter füllt er seinen gefundenen Platz im Leben aus. In aller Regel verfügt er über zwar wenige, dafür aber umso tragendere soziale Beziehungen und eine gesicherte berufliche Existenz. Als Cannabisgebraucher ist er gänzlich unauffällig und ein lebender Beweis dafür, dass die Droge bei Menschen, die ihr bloß eine Nische in ihrem Leben einräumen, keinen Schaden anrichtet.

Die ideologischen Weltschmerzkiffer

Bewusste Individualisten eines ganz anderen Kalibers sind die von mir unterschiedenen »ideologischen Weltschmerzkiffer«. Es handelt sich bei ihnen um chronischen Cannabiskonsum betreibende junge Erwachsene zwischen etwa 16 und ältestens 24 Jahren, wobei die Geschlechterwaage sich eindeutig zur Seite der jungen Männer neigt. Sie zeichnen sich durch eine besondere Spielart von willentlicher wie unbewusster Lebensverweigerung aus. Mit ihren charakteristischen Nöten stellt diese spezifische Gruppe lebensverneinender junger Leute alle anderen Menschen in ihrem sozialen Umfeld privat wie professionell vor besondere Herausforderungen. Bei unbezweifelbarer Präferenz für Cannabis sind viele dieser Weltschmerzkonsumenten dennoch nicht abgeneigt, sich auch »in andere Drogenimperien hineinzunaschen«. Die Lebensumstände und biografischen Hintergründe dieser Individualisten streuen zwar stark, doch eines ist ihnen allen gemeinsam: ihre demonstrativ vorgetragene Verachtung und Ablehnung eines Lebens in unserer Gesellschaft in Bausch und Bogen. »Ich will und kann in dieser Gesellschaft nicht leben. Das macht mich krank, so ungerecht ist das alles«, oder: »Ich habe doch hier mit meiner Meinung und mit meinen Wünschen nach Gerechtigkeit ohnehin keine Chance. Am liebsten würde ich auswandern, irgendwohin, wo ich ein einfaches Leben führen könnte, ohne all diese Zwänge und Verlogenheit.« Prinzipiell wird ideologisch gebunden das menschliche Geburtsrecht auf Glück im Leben in Abrede gestellt: »Wie soll es mir hier denn gut gehen dürfen, wenn überall die Welt nur zerstört und alles kaputt gemacht wird?« Im Kern aller Lebensäußerungen finden sich bei diesen Klienten eine tiefe Verzweiflung, ein sie völlig ausfüllendes Leiden an der Welt. Ihr Unglück ist authentisch und daher mit Händen zu greifen und nachzuempfinden. Es ist ausdrücklich kein »Image« und keine »Schauspielerei« in einer »Loser-Rolle«, ganz im Gegensatz zu einer gleichfalls vertrauten Gruppe »notorischer Nörgler« und »Jammerer«, welche mit ihren vorgebrachten Kritiken an der Gesellschaft vorwiegend ihre eigene Denkunlust und Passivität bemänteln, während sie gleichzeitig die von ihnen angeprangerten Strukturen geschickt nutzen, um darin zu leben.

Bei den Weltschmerzklienten wird die Ablehnung der Gesellschaft so weit zur Lebensverneinung an sich generalisiert, dass sie letztlich auch die eigene Person einbezieht. Ihren Drogengebrauch sehen diese jungen Leute als »ideologisch« verursacht, womit sie jedem Hinterfragen eines individualpsychologischen oder familiären Kontextes einen Riegel vorschieben. Jedes sachliche Argument bezüglich ihres Verhaltens kontern sie mit 10 Gegenargumenten. Da sie darin äußerst geschickt und ihre Argumentationsketten rein rational seltenst zu widerlegen sind, argumentieren sie Eltern, Lehrer, Ausbilder, Ärzte und Helfer mundtot. In der Regel geben die meisten Bezugspersonen völlig entnervt auf, was die jungen Leute in ihrer Ansicht bestärkt: »Mit dir ist ja sowieso nicht zu reden. Du verschließt ja die Augen vor allem und willst gar nicht sehen, was Sache ist.« Drogenberatung lehnen sie kategorisch ab, weil sie ihnen nichts bringt. Sie haben schließlich kein Problem mit Drogen, sondern bloß mit der Gesellschaft, die ohnehin nicht veränderbar ist. Folglich brauchen auch sie sich um keine Veränderung zu bemühen. Weil diese jungen Leute in ihrer Weltsicht und der Verweigerung jeglicher Akzeptanz normativer Grenzen als so anstrengend erlebt werden, reißt den Mitmenschen in ihrem sozialen Umfeld leicht der Geduldsfaden, menschlich verständlich, aber kontraproduktiv. Im Grunde handelt es sich bei diesen Cannabisnutzern um im innersten Kern tief nachdenkliche, hochsensible und aufgrund ihrer Feinfühligkeit äußerst liebenswerte Menschen. In ihrer

Selbstablehnung wissen sie das alles leider nur zu gut zu verbergen, falls wir nicht dahinterschauen. Sie haben nicht gelernt, beziehungsweise niemand hat ihnen bisher beigebracht, wie sie mit ihrem Leiden an der Welt alternativ umzugehen vermögen, ohne sich selbst als Menschen mit einem Geburtsrecht auf »Glücksfähigkeit« und »Lebensteilhabe« zu verneinen. Die typischen langfristigen Wirkungen chronischen Cannabiskonsums gehen ein perfektes Zusammenspiel mit ihrer inneren Selbststruktur ein.

Es ist auch beileibe keine marginale Gruppe von jungen Leuten, denn aufgrund der tief greifenden Veränderungen in den gesellschaftlichen Rahmenbedingungen ist sie stark im Wachsen begriffen. In Prävention, Beratung und Therapie begegnen sie mir jedenfalls immer häufiger. Es lohnt sich, sie nicht aufzugeben und im Stich zu lassen. Sie sind ansprechbar, wenn es uns gelingt, einen Fuß in die Tür zu ihrer Welt zu bekommen. Gewusst wie, fällt dies sogar ausgesprochen leicht. Da sie gewohnt sind, dass praktisch niemand mehr ihnen zuhört, sind sie schon freudig überrascht, wenn wir uns auf ein Gespräch mit ihnen einlassen. Nicht im Sinn von Diskussionen mit »Totschlagcharakter«, um ihnen ihre vermeintliche Unreife zu demonstrieren, sondern im Sinn eines tatsächlichen zwischenmenschlichen Gesprächs mit Interesse an ihrer Person und ihrer Sicht der Welt. Das braucht allerdings ein Quantum Geduld. Für Ungeduldige und »Zeitsparer« ist das nichts. Die Arbeit mit diesen speziellen Klienten gleicht einem Leistungskurs in »politischer Philosophie« oder »philosophischer Politik«. Sobald es uns an einer Stelle gelingt, ihren guten Argumenten gegen eine Zufriedenheit erlaubende Beteiligung am Leben in dieser Gesellschaft noch bessere Gründe für eine aktive Positionierung in dieser Welt zu liefern, sind sie fast schon neu für das Leben gewonnen. Ihre eigene Logik ist etwa in der Art aufzubrechen, dass das Leiden in der Welt nicht weniger wird dadurch, dass sie selbst mit leiden, oder dass sie das Übel in der Welt durch »mehr desselben«, nämlich durch das eigene Übel, nur vergrößern, anstatt die Welt im Kleinen mit zu verändern, indem sie das Maß an positiver Energie durch ein höheres Maß an eigener Zufriedenheit erhöhen. Derart in ihrer eigenen Denkstruktur überrascht und sich ernst genommen fühlend, sind Begegnungsschienen möglich, die ihr selbstschädigendes Verhalten in eine Richtung gesteigerter Achtsamkeit und Selbstfürsorglichkeit zu bahnen vermögen. Tief in ihrem Inneren ersehnen sie sich kaum etwas mehr als eine »Überredung zum Leben«, welche ihnen Wege aufzeigt und gestattet, ihre berechtigte Kritik an Gott und der Welt zu vereinbaren mit der Suche und dem Finden eines eigenen Platzes in der Welt, ohne indes das Gefühl zu bekommen, sich selbst untreu zu werden und die eigenen Werte zu verraten. Der etappenweise Rückzug aus dem Leben wird gestoppt. Er wandelt sich mit der Wiederaneignung der eigenen Lebensbejahung in aktive Lebensteilhabe.

Die innerlich verlorenen Kiffer

Erst seit kurzem unterscheide ich in Prävention, Beratung und Therapie einen gänzlich neuen Typus von jungen Menschen. Auf den ersten Blick könnte man sie mit den ideologischen Weltschmerzkiffern verwechseln. Doch ihr Leiden wird aus anderen Quellen genährt, ist zutiefst existenziell und frei von jeglichem ideologisch getöntem Hintergrund. An den Rändern der Welt lebend wirken diese Jungen und Mädchen bereits in ganz frühen Jahren komplett verloren. Ihre innere Verlorenheit kann sich auf dreierlei Weise ausdrücken: Die einen sind erkennbar an ihren erloschenen, unendlich traurigen Augen, mit denen sie ohne einen Restfunken Hoffnung völlig resigniert in die Welt schauen. Die anderen agieren ihre Verlorenheit durch zornige Zerstörungswut. Beim geringsten Anlass schlagen sie um sich, nicht aus Bösartigkeit, sondern aus unerträglicher Lebensenttäuschung heraus. Die dritte Gruppe dieser verlorenen jungen Leute zeichnet sich durch ihre totale Unverbundenheit aus. Sie wissen keine menschliche Brücke mehr zu schlagen. Eines eint sie: Um überhaupt irgendwie durch ihren Alltag zu kommen, gebrauchen sie sehr häufig Haschisch oder Marihuana zur Selbstberuhigung. Mit enormem Nachdruck stehen sie hinter ihrem Gebrauch der Rauschmittel: »Ohne zu kiffen kann ich das Leben überhaupt nicht mehr ertragen.« Mit unseren standardisierten Angeboten in Prävention, Beratung oder Therapie lassen sie sich nicht erreichen. Nur durch Einfühlungsvermögen und »Gewusst wie« lassen sich bei stimmigen Gelegenheiten erste Türchen in ihre Welt der Verlorenheit öffnen.

Keiner der hier beschriebenen Typen von Cannabisgebrauchern ist mit einem Absolutheitsanspruch versehen. Selbst wenn wir aufgrund der beobachtbaren Realität mit Berechtigung bestimmte, voneinander abgrenzbare Konsumentengruppen unterscheiden dürfen, gebieten der menschliche Respekt und das für die praktische Arbeit so unverzichtbare Taktgefühl eines: Wir sollten ausnahmslos allen »Kiffern« ihre individuellen Gesichter gönnen und jeden Menschen mit seiner ganz persönlichen Lebensgeschichte als »Einzelfall« vor uns sehen.

Ursachen und Motive für den Konsum von Cannabis

*Seinen Kummer ausatmen können,
tief ausatmen,
sodass man wieder einatmen kann.
Und vielleicht auch
seinen Kummer sagen
können in Worten,
die zusammenhängen und Sinn haben
und die man noch verstehen kann
und die vielleicht sogar irgendwer sonst
versteht oder verstehen könnte,
und weinen können.
Das wäre schon fast wieder Glück.*
(ERICH FRIED)

Ursachen und Konsummotive für den Gebrauch von Cannabisprodukten gibt es so viele, wie es Konsumenten von Haschisch und Marihuana gibt. Aufgrund wiederkehrender Ähnlichkeiten lassen sich jedoch offene Überschriften für den Rauschmittelgebrauch junger Menschen formulieren, die geeignet sind, etwas von den persönlichen Lebensgeschichten erahnen zu lassen, mit denen der Konsum von Drogen einhergeht. Längst nicht jeder Cannabiskonsum ist ein schädlicher oder problembelasteter. Die meisten Motive, aufgrund derer Menschen zu Suchtmitteln greifen, lassen jedoch tief blicken. Sie sind ein schonungsloses Spiegelbild für unsere kranke »zivilisierte« Gesellschaft, die so völlig aus den Fugen geraten ist, was ihr Verständnis von Leben und Glück anbelangt. Täglich veranlasst sie neue Menschen, ihre Zuflucht in den trügerischen Heilsversprechungen potenter Rauschdrogen zu suchen.

Wer mit dem Finger auf »Nachbars Uwe« zeigt, der Drogen

nimmt, sollte sich Gedanken über die restlichen vier Finger der Hand machen, die auf ihn selbst zurückweisen. Viele der als »problematisch« oder gar als »seelisch krank« bezeichneten Konsumenten von Rauschdrogen weisen mehr gesündere Lebensanteile auf als viele der als »normal« angesehenen Menschen, deren hervorstechendste Eigenschaft ihr angepasstes Funktionieren ist. Allzu viele Halt und Orientierung suchende Menschen geraten durch ihre Bekanntschaft mit Drogen indes zeitweilig oder dauerhaft in die Irre und ins Abseits des Lebens. Die im Folgenden beschriebenen Lebensgeschichten, in denen sich die Motive und Ursachen für den persönlichen Drogengebrauch junger Menschen entdecken lassen, werden viele Leser und Leserinnen an bestimmten Stellen an eigene vergangene oder aktuelle Situationen im Leben erinnern. Mögen sie sich aus den wiedergegebenen Erfahrungen anderer Menschen sowie aus der beratend-therapeutischen Arbeit mit ihnen die »Essenz« herausziehen, von welcher sie für ihr eigenes Leben vielleicht profitieren können.

Die Auswahl der vorgestellten »Fälle« ist nicht von einer Selbstdarstellung erfolgreicher Arbeitsprozesse getragen. Das wäre der Realität unangemessen, denn so einfach liegen die Dinge meistens nicht. Insofern habe ich nicht nur erfolgreich abgeschlossene Cannabisgeschichten gewählt, sondern mit Bedacht auch etliche Lebenswege, die in ihrem Fortgang noch völlig offen sind. Entscheidend für die Auswahl waren ausschließlich die Lebensgeschichten und Konsummotive der Klienten, die in ihrer persönlichen Vielfalt Unterschiede, aber auch Gemeinsamkeiten für den absichtsvollen Griff zur Droge ihrer Wahl erkennen lassen. Fachlich verdeutlichen die ausgewählten »Fälle« den Unterschied zwischen klärender bzw. kurzfristiger Beratung und längerfristigen Therapieprozessen.

Ich will Spaß, entspannen, chillen ...

Cannabis zu gebrauchen, um es zu genießen und seinen Spaß damit zu haben, ist das unproblematischste Konsummotiv. In der Regel hängen daran keine belasteten Lebensgeschichten.

Viele Jugendliche und junge Erwachsene kiffen, um sich absichtsvoll kleine Auszeiten vom Stress ihres Alltags zu gönnen. Die oft
gebrauchte Aussage »Ich kiffe ›just for fun‹« muss nicht beständig in
argwöhnischen Zweifel gezogen werden. Der 16-jährigen Schülerin, die mir erzählt: »Ich rauche am Wochenende gerne mal Gras,
wenn ich mit meiner Freundin ausgehe, um noch besser drauf zu
sein«, kann ich ihre Aussage vom Gesamteindruck her ebenso fraglos abnehmen wie der 34-jährigen Berufstätigen, die hervorhebt:
»Ich rauche manchmal etwas Haschisch, um mir einen besonderen
Musikgenuss zu bescheren. Wenn ich bekifft bin, macht mir Mu-
sikhören deutlich mehr Spaß.«

Der Spaßfaktor von Haschisch und Marihuana ist in der Tat
nicht zu unterschätzen. Sei es der beliebte Lachflash, den die Konsumenten ungehemmt genießen, die mühelose Entspannung für
sich alleine, die gesteigerte Sinnlichkeit zu zweit oder das vergnüg-
lich geteilte Herumalbern mit Freunden. Haschisch ist in der Lage,
problemlose Freuden zu bescheren. Niemand braucht darüber
Schlechtes zu denken, wenn Cannabis gelegentlich und ausschließlich als »gute Unterhaltung« benutzt wird. Das Entscheidende ist,
den Unterschied zu bemerken, wann und wo aus Spaß Ernst wird.

Die meisten Jugendlichen trauen sich zu, die Grenze nicht zu
überschreiten, so wie der 17-jährige Auszubildende, der versichert:
»Ich rauche in vollem Bewusstsein aller damit verbundenen Gefahren als Abwechslung und Entspannungsmöglichkeit zum alltäglichen Alltag.« Bei vielen Jugendlichen und jungen Erwachsenen,
die im Brustton der Überzeugung von sich behaupten, Haschisch
»just for fun« zu benutzen, ergibt sich bei näherem Hinschauen
dagegen ein Bild, welches ihrer Vorgabe nicht so recht entsprechen
mag. Das vorgeschobene Spaß- und Entspannungsmotiv überdeckt
nicht selten tiefer reichende Gründe für den Griff zu Cannabis.
Maßgeblich für eine zuverlässige Einschätzung ist nicht allein der
vom Konsumenten gezeichnete Vordergrund, sondern ebenso das
Hintergrundbild, das man im Kontakt mit dem einzelnen Menschen gewinnt.

Da wird auch die Absicht, mit Cannabis zu »chillen«, zum
gänzlich uneindeutigen Geschehen. »Chillen« ist zu einem festste-

henden Begriff in der Welt von Cannabis geworden. Es bedeutet ursprünglich »abkühlen« und steht für alle Wünsche, abzuhängen, runterzukommen, zu entspannen, zu relaxen, nichts zu tun, das einen Sinn ergeben muss. In Zeiten wachsenden gesellschaftlichen Drucks im Sinne von Funktionierenmüssen und Mithaltenwollen enthält »chillen« als Gegenbewegung also sehr gesunde Anteile. Problematisch wird es ab dem Zeitpunkt, wo »abhängen« infolge chronischen Cannabisgebrauchs zum einzigen Lebensinhalt wird und die nachteiligen wie selbstzerstörerischen Folgen des Stoffgebrauchs die Lebensperspektiven zunehmend verengen.

Ich bin so zu, oder: In mein Herz lasse ich niemanden mehr rein ...

Die Indienstnahme von Rauschdrogen und Suchtmitteln hat immer etwas mit Gefühlen zu tun. Je weniger Zugang ein Mensch zu seinen Gefühlen hat, je eingeschränkter er ihnen vertraut und je schwerer es ihm fällt, sie auszudrücken und sich mitzuteilen, desto mehr wächst sein Risiko, in seinen Gefühlshaushalt steuernd über die Wirkungen von Rauschmitteln einzugreifen.

Eine 17-jährige Gymnasiastin brachte es ohne Beschönigung auf den Punkt:

. . . .

»Wir sind eine Generation, die ist gefühlsmäßig so zu, dass jeder nur noch für sich allein ist. Wenn wir gemeinsam kiffen, hilft uns das, wenigstens dann mit den anderen näher zusammen zu sein. Kiffen erleichtert mir den Kontakt. Ich mache mir dann weniger Gedanken, wie ich auf die anderen wirke, bin weniger kontrolliert und kann mehr aus mir herausgehen.«

. . . .

Junge Menschen auf dem Weg zum Erwachsenwerden müssen ihr inneres Gleichgewicht finden zwischen »Bei-sich-Sein« und »Im-Kontakt-mit-anderen-Sein«. Wer sich in sich selbst vergräbt, verliert die bereichernde zwischenmenschliche Berührung, wer sich zu viel nach anderen richtet, läuft Gefahr, die eigene Person aus den Augen zu verlieren.

Ein 23-jähriger Verkäufer sucht »das richtige Maß« mithilfe von Cannabis zu ermitteln:

· ·

»Ich bin öfter unsicher, wenn ich mit anderen Leuten zusammen bin. Ich weiß manchmal nicht so richtig, was ich mit denen reden soll oder wie ich mich verhalten soll. Dann verschwimmt mir alles oder wird mir zu eng. Wenn ich Gras rauche, ist das anders. Das Kiffen führt mich auf direktem Weg zu Gefühlen, die ich sonst nicht so zeige. Ich fühle mich dann auch mehr wie ich selbst. Gleichzeitig erleichtert mir Gras den Umgang mit den Leuten. Ich finde alles viel unkomplizierter, kann mehr und besser reden. Gras macht mich einfach lockerer.«

· ·

Viele Aussagen junger Menschen gleichen sich inhaltlich. Unbekifft strengen sie sich sehr an, sich gegenseitig an »Coolness« zu überbieten. Weder wollen sie im Beisein anderer Gefühle »rauslassen« noch sie an sich »ranlassen«. Da niemand Gefahr laufen will, als »uncool« zu gelten, ist Fassade angesagt. Rauer Umgang miteinander gehört in der Lebenswirklichkeit der jungen Leute dabei heutzutage zum guten Ton. Jede Verletzlichkeit muss angestrengt verborgen werden. Tendenziell gilt das für Jungen wie Mädchen gleichermaßen, obgleich sich männliche Jugendliche geschlechtsspezifisch meist noch einen Tick härter geben, ungeachtet des inneren Preises, den sie dafür zu bezahlen haben. So schreibt Amon Barth beispielsweise noch über die Anfänge seiner Kifferkarriere in der Clique:

· ·

»Die reden immer furchtbar roh miteinander, für sie ist das offenbar normal. Ich komme damit jedenfalls nicht wirklich klar. Wahrscheinlich hat jeder von uns ein sensibles und verletzliches Ego, und gerade deshalb geht es so rau und hart bei uns zu ... Bei uns Jungs geht es zu wie in einer Affenbande. Wir halten zusammen gegen die Außenwelt, doch unsere ganze

Freundschaft besteht aus Angeberei und derben Sprüchen. Solange man über die Schwächen anderer redet, fühlt man sich selbst prima. Wir finden immer jemanden, den wir niedermachen und über dessen ›Behindertheit‹ wir uns amüsieren können. In unseren Augen sind wir von Spastis und Mongos, Honks und Wichsern umgeben.«

Jeder muss seinen Weg finden, um mit solch kalten Realitäten zurechtzukommen. Lässig und »obercool« stellt mir daher ein 17-jähriger Schüler sein Lebensmotto vor, das er wie ein Schutzschild vor sich herträgt:

»Ich will meinen Spaß und machen können, was ich will, sonst eigentlich nichts. Die anderen interessieren mich nicht.«

Im bekifften Zustand verändert sich die nach außen errichtete Fassade, wie ein sich im Klassenverband ebenfalls betont unnahbar gebender Mitschüler im Einzelgespräch zugibt:

»Coolsein ist viel Show. Aber hier zieht doch jeder seine Show ab. Manchmal fühle ich mich schon ganz schön allein. Mir ist überhaupt nicht egal, sondern richtig wichtig, was mit mir und meiner Familie oder mit meinen Freunden ist. Auch wenn das für Stress sorgt und die das nicht verstehen, für mich ist Kiffen etwas, das mir hilft im Umgang mit anderen Menschen. Deshalb kiffe ich ja auch immer nur so viel, bis ich leicht angeturnt bin. Voll dicht sein will ich ja gerade nicht. Gras ist mir wie ein Freund, der mir wieder andere Leute zum Freund macht.«

Die Wirkungen von Cannabis vermögen die persönliche Wahrnehmung zu sensibilisieren oder genau umgekehrt die Unterschiede im Empfinden anderen Menschen gegenüber einzuebnen. Auf jene Tatsache hat Mitte des 19. Jahrhunderts bereits der haschisch-

und opiumerfahrene Charles Baudelaire in seinem »Haschischgedicht« hingewiesen. Er vermerkt, wie er und seine Mitbeobachter im berühmt gewordenen Zirkel des Hôtel Pimodan »im Haschisch ein seltsames Wohlwollen sich kundtun sahen, das auch Unbekannte keineswegs ausschließt, eine eher dem Mitleid als der Liebe entstammende Philanthropie …, welche so weit geht, nur ja niemanden betrüben zu wollen«. Einer seiner modernen »Nachkommen« bestätigt Baudelaires Worte. Es handelt sich um einen hochintelligenten, in sich gekehrten (introvertierten) 29 Jahre alten »Geisteswissenschaftler« mit einem überdurchschnittlichen Maß an Belesenheit. Selbstverständlich waren ihm auch die zeitgenössischen Zeugnisse der französischen »Haschischesser« vertraut. Er erzählt:

»Mein Leben ist stark nach innen gerichtet, kann man sagen. Es fällt mir schwer, nach außen hin offen zu sein. Ich kann zwar gut mit mir allein sein und bin es auch gerne, aber zeitweilig fühle ich mich wie in mir eingesperrt und isoliert, wenn ich zu viel mit mir selbst und meinen Büchern beschäftigt bin. Obwohl das so nicht ganz stimmt. Richtiger wäre es, zu sagen: Wenn ich über Menschen lese, bin ich ihnen ganz zugewandt, fühle oft tief mit, wie in ihnen drin. Nur dass es eben bloß Innenfiguren sind. Ich wünsche mir dann doch mehr realen Kontakt mit den Menschen draußen. Wenn ich dann Haschisch rauche, komme ich besser aus mir raus. Ich fühle mich beglückt, und ganz wie Baudelaire in ›Die künstlichen Paradiese‹ geschrieben hat, werde ich offener für die ganze Welt. Ich mag dann alle Menschen, denen ich begegne. Selbst mir völlig Fremde würde ich manchmal am liebsten umarmen oder wenigstens ein paar freundliche, mitfühlende Worte an sie richten, wie man das im Alltag so gar nicht gewohnt ist. Mit Haschisch fühle ich mich nur friedfertig und innerlich wie geweitet. Ich finde das einfach wohltuend und will darauf in keinem Fall verzichten.«

Das Gefühl des »Zuseins« bezieht sich nicht nur auf die Mitmenschen und die Außenwelt. Viele Menschen sind gleichzeitig zu für sich selbst, haben keine oder nur wenig Berührung mit ihren Gefühlen. Wer selbst das nicht einmal mehr wahrnimmt, leidet nicht unmittelbar darunter. Andere wiederum spüren ihre »Oberflächlichkeit« sehr deutlich und suchen krampfhaft »einen Weg nach innen«. Cannabis vermag dabei eine seltsame Rolle zu spielen: zugleich hilfreich wie nichts verändernd, wie eine berufstätige Frau, Mitte 30, ihr Erleben treffend zusammenfasst:

»Haschisch aktiviert meine verdrängten Gefühle und erleichtert mir den Zugang zu meinem Unterbewusstsein. Es verhindert allerdings zugleich die bewusste Auseinandersetzung mit dem, was ich mit seiner Hilfe in mir finde und auftue. Letztlich bleibt also alles beim Alten. Weil mir das jetzt nicht mehr reicht, sitze ich hier bei Ihnen, um mir manche Sachen im Verlauf der Therapie hoffentlich richtig anschauen und sie verändern zu können.«

Ein 20-jähriger Student, der lange Jahre nichts und niemanden mehr in sein Herz hineinlassen mochte und derzeit rätselt, was er mit seinem Leben anfangen soll, bringt es auf den Punkt: »Ich will mein Herz wieder öffnen und spüren, ohne zu kiffen.« Für einen jungen Mann sind solche Worte wohl nur im geschützten Rahmen möglich.

Es ist immer wieder eine stille Freude, wenn Menschen, die »zu« sind, sich während der Beziehungsarbeit in einem therapeutischen Prozess langsam, aber beständig öffnen wie die Blüte einer Pflanze.

Ich beame mich ins Traumland und dann weg ...

Die Rauchgewohnheiten heutiger Cannabisnutzer haben sich stark verändert. Bongrauchen wirkt in der Regel viel intensiver oder härter als das Ziehen an einem Joint. Tut sich zu Anfang vielleicht noch das Traumland auf, drohen längerfristig Abhängigkeit, schwer erträgliche Gefühle von Scham und Schuld sowie innere Leere.

Vor seinem Abgleiten in die Psychose schildert Amon Barth in »Meine Leben als Kiffer« seine Erlebniswelten zwischen »Stolz und Selbstmitleid« so:

»Es frustriert mich, von der Droge abhängig zu sein und nichts dagegen tun zu können, außer weiter zu kiffen. Andererseits finde ich es schön, mich gehen zu lassen, in der Droge zu versinken und vollkommen in die breite Erlebniswelt einzutauchen. Nur durch sie gelange ich in diesen meditativen Zustand, der mir wahres Glück beschert.

Es ist so einfach, sich einen rauchbaren Joint zu drehen. Ich will dieses Hochgefühl nicht verlieren – also kiffe ich ständig. Der harte Rauch schießt mir in die Lunge, und sofort durchfährt mich dieses wunderbare Ganzkörpergefühl, das fast besser als ein Orgasmus ist.

Ich bin ein Grasjunkie und liebe die Traumzeit, die ich mir durch das Kiffen herbeizaubere. Ja, ich bin ein Grasjunkie, doch wenn ich auf meinem roten Sofa sitze und kiffe und voll breit meine grüne Lavalampe betrachte, fühle ich mich großartig. Ich bin fast wunschlos glücklich. Das Leben ist eine Sternschanze, und ich schieße mich mit meiner Bong ins Traumland ... Es ist eine Lüge, zu sagen, man könne als Kiffer nicht glücklich sein. Das geht sehr gut. Trotzdem hoffe ich, dass ich nicht irgendwann mal durchdrehe. Eigentlich wäre ich prädestiniert für ein solches Ende bei meinem Kifferverhalten ... Ich weiß, dass ich mit dem Kiffen übertreibe, doch habe ich das Ideal eines zugedröhnten Superchillers im Kopf.«

Kiffen wird auch für ihn zunehmend »eine Flucht aus der Realität. Ich kiffe, um mich in eine andere Welt ohne Verpflichtungen hineinzusteigern«.

Wir brauchen den jungen Leuten nur genau zuzuhören, um zu erfahren, was sie antreibt. Es ist eine schallende Ohrfeige für unsere Gesellschaft, wenn zunehmend mehr junge Menschen sich durch ihren Cannabisgebrauch schließlich nicht mehr ein »Highgefühl« zu verschaffen trachten, sondern unverblümt aus der Realität flüchten und sich wie tot stellen: »Ich beame mich weg«, »Ich mache mich völlig breit und drehe ab«, »Je mehr es mich schickt und knallt, desto lieber«, »Ich will einfach nur dicht sein«. Nichts mehr spüren zu wollen ist ein starkes Antriebsmotiv für exzessiven Bonggebrauch bei jungen Cannabisnutzern.

Einer meiner abhängigsten Cannabisklienten hat sich in seiner Therapie an einen Punkt vorgearbeitet, an dem er resümiert:

. . . .

»Ich war die ganze Zeit wie tot, als ich gekifft habe. Da kann man sich natürlich fragen, was soll daran eigentlich so erstrebenswert sein? Aber ich habe es ja trotzdem auch genossen, schließlich kann man sich sogar daran gewöhnen, diese Scheißgefühle zu genießen.«

. . . .

Um sein Auftauchen aus der Versenkung und die Rückkehr seiner lebendigen, wachen Gefühle hat er mit seiner Hassliebe »Cannabis« lange gerungen.

Ich kiffe, weil der andere kifft ...

In vielen Cliquen von Jungen und Mädchen wird gemeinsam Bong geraucht oder der Joint kreisen gelassen, weil das Selbstverständnis in der Gruppe danach ist und weil es an alternativen Ideen wie Möglichkeiten zur Freizeitgestaltung mangelt.

Als gänzlich fremdbestimmte Variante findet sich das Konsummotiv »Ich kiffe, weil du kiffst!« in geschlechtsspezifischer Form bei jungen Mädchen und Frauen. Sie probieren Marihuana oder Haschisch, weil sie sich in einen jungen Mann verlieben, der bereits Cannabiskonsument ist und das Mittel mit seiner neuen Freundin teilen möchte, ohne lange zu überlegen, ob das Sinn macht. Die tieferen Beweggründe der jungen Frauen, »Ja« zu Cannabis zu sagen, sind unterschiedlich: Sie reichen von bloßer Neugier bis hin zu schwerwiegender Selbstaufgabe und Anpassung an den neuen männlichen Partner. Davon hängt zugleich ab, ob ihr Eigengebrauch für sie zu einem lebensbestimmenden Problem wird oder nicht.

Eine 16-jährige Schülerin probierte Gras zum ersten Mal mit ihrem ein Jahr älteren Freund. Aus dem neugierigen Probieren ihm zu Gefallen wurde binnen kürzester Zeit ein tägliches Gewohnheitskiffen. Das Paar verbrachte nie Zeit miteinander, ohne zu kiffen. So ging das über ein paar Wochen, bis die aufgeweckte junge Frau durch wachsende Ernüchterung feststellte, dass das gemeinsame Kiffen die Beziehung nicht tragen konnte. Da ihr Freund keinerlei Bereitwilligkeit zeigte, an seinem Umgang mit Haschisch etwas zu verändern, verließ sie ihn kurz entschlossen. Mit der Trennung von ihm war der Spuk für sie vorbei. Sie gab von heute auf morgen ihren täglichen Konsum von Marihuana auf, ohne das Gefühl zu verspüren, auf etwas Wesentliches verzichten zu müssen. Heute nimmt sie nur noch ganz gelegentlich ein paar Züge am Wochenende. Die 16-Jährige hatte auf ihrem bisherigen Lebensweg bereits genügend Selbstbewusstsein entwickelt, um sich rasch von einer Beziehung zu verabschieden, die ihr nicht guttat. Sie wusste Besseres zu tun, als ihre kostbare Lebenszeit mit ihrem ständig bekifften Freund zu verschwenden.

Nicht allen jungen Frauen gelingt solches gleichermaßen. Sie zeigen in Beziehungen ein so hohes Maß an Unselbstständigkeit, dass sie unter Umständen über Monate oder gar Jahre an männliche Partner gebunden bleiben, mit denen zusammen sie den Konsum von Alkohol, Cannabis oder anderen Drogen teilen, ohne dass sie »es eigentlich wollten«. Für sich allein täten sie es ebenso wenig wie mit einem seinerseits keine Rauschmittel gebrauchenden Partner. An ein Pendant indes, das zu Alkohol oder Drogen greift, passen sie sich an. Die Schwierigkeiten solcher Mädchen und Frauen liegen eindeutig auf tieferen, nicht stofflichen Ebenen. Es kann passieren, dass sie über lange Zeit hinweg keinen wirklich gestaltenden Einfluss auf die Beziehung und damit auf ihr Leben nehmen, wie es eine 34 Jahre alte Angestellte für mich aufschrieb:

. . . .

»Die Beziehung zu meinem Partner hat über die Kifferei angefangen. Kiffen hatte für ihn immer Priorität. Er hat sich auch damit von mir distanziert. Anfangs habe ich mit ihm zusammen gekifft, um so etwas wie Gemeinsamkeit herzustellen, später, um mich meinerseits abzugrenzen. Ich habe dann auch oft gekifft, um Auseinandersetzungen zu vermeiden. Beide haben wir mit dem Kiffen viel entschuldigt. Umgekehrt hat es uns das Kiffen erleichtert, den anderen zu idealisieren. Indem wir uns auf die Sucht konzentriert haben, mussten wir uns beide nicht um das eigentliche Problem kümmern. Wir konnten uns die Illusion der Beziehung aufrechterhalten, wie sie einmal sein sollte – später.«

Längere Zeit lebten die beiden ihre Beziehung nebeneinanderher, umeinander herum, aneinander vorbei, nur niemals wirklich miteinander. Erst nach Abschluss ihrer Berufsausbildung ging die Frau den ersten Schritt der Trennung von ihrem Partner, indem sie ihn nicht mehr sah. Aber »über die Trennung hinaus hielt ich mit der Kifferei an der Beziehung fest«.

Das Festhalten kostete sie ein weiteres halbes Jahr, bis sie zu mir in Therapie kam. Frühzeitig zu Beginn unserer gemeinsamen Arbeit vollzog sie den zweiten trennenden Schritt: Sie stellte von einem Tag auf den nächsten ihren täglichen Marihuanagebrauch ein. Symbolisch trennte sie sich damit und diesmal vollständig von ihrem Partner. Mit der Verzögerung des halben Jahres konnte sie danach das gesamte Ausmaß ihrer Trauer über »das Verlorene« zulassen, spüren und verarbeiten. An der Auflösung und Veränderung der tieferen Ursachen, welche an ihrer inneren Anpassungsbereitschaft bis hin zur Selbstaufgabe beteiligt sind, arbeitete sie noch eine geraume Zeit weiter.

In Einzelfällen läuft »das Spiel« umgekehrt. Selbst stark oder gewohnheitsmäßig Cannabis gebrauchende junge Männer geben plötzlich und ohne weitere Schwierigkeiten ihren Drogengebrauch auf, wenn sie sich neu verlieben. Deren Motiv ist allerdings nicht die Anpassung an eine neue Partnerin. Vielmehr ist die »Macht der neuen Liebe« ein mehr als vollwertiger Ersatz, der den Gebrauch von Cannabis gänzlich überflüssig macht. Liebe ist »schließlich die beste aller Drogen«.

Ich kiffe, also bin ich wer ...

In Abwandlung eines der berühmtesten erkenntnistheoretischen Sätze in der Geschichte der Philosophie, in welchem der französische Philosoph, Mathematiker und Naturwissenschaftler René Descartes (1596–1650) durch die Schlussfolgerung »Ich denke, also bin ich« den menschlichen Existenzbeweis führte, verfahren viele heutige Cannabisgebraucher nach dem Motto: »Ich kiffe, also bin ich wer ...!«

Bloß, wer oder was sind sie, wenn sie kiffen? »Haschisch macht mich viel selbstbewusster«, oder: »Mit Cannabis fühle ich mehr Leben in mir«, sind so oder ähnlich öfter geäußerte Feststellungen. In der Tat vermögen die Wirkungen von Haschisch eine innere Leere zu füllen oder zu einer illusionären Steigerung eines zerbrechlichen Selbstwertgefühls beizutragen. Solche Wirkungen des Mittels sind beinahe alltäglich.

Mehr Exklusivität nehmen diejenigen Cannabiskonsumenten für sich in Anspruch, die sich mit solch »billiger« Alltäglichkeit nicht zufriedengeben wollen. Sie fühlen sich berufen, Größeres zu leisten, und verkünden »frohe Botschaften«. Unter dem Einfluss von Cannabis wird das Gehirn so manches Konsumenten zu einer regelrechten »Denkfabrik«. Mit deren Erkenntnissen möchte er ohne Unterlass ehrerbietigen Verehrern ebenso wie von seinen Gedankengängen entnervten Mitmenschen den Lauf der Welt und des Universums erklären oder doch zumindest die Vorzüge des Mittels seiner geistigen Labsal preisen.

Ein mit seinen Gedanken derart freizügig umgehender Student der Rechtswissenschaft ließ andere deutlich spüren, dass er sich für »etwas Besseres« hielt. Für ihn war sein »gepflegter Umgang mit Haschisch« wie »eine Einweihung in eine anderen Menschen nicht offen stehende Welt«. Als der junge Mann eines Tages anlässlich einer privaten Begegnung mit mir sprach, schien er mir von maßlosem, aufgeblähtem Stolz erfüllt. Bei den sorgfältig gesetzten Worten meines Gegenübers musste ich unwillkürlich an Charles Baudelaire denken, wie genau er doch in seiner scharfsinnigen Charakterisierung manches unter Haschischeinfluss stehenden

Zeitgenossen den Nagel auf den Kopf getroffen hatte. Eine falsche Stimme schien meinem Gesprächspartner Baudelaires Worte einzuflüstern:

»Du hast das Recht, dich allen Menschen überlegen zu fühlen; niemand kennt und könnte begreifen, was du alles denkst und empfindest; sie wären nicht einmal fähig, das Wohlwollen zu schätzen, das sie dir einflößen. Du bist ein König, den die Vorübergehenden verkennen und der in der Einsamkeit seiner Überzeugungen lebt: doch was kümmert dich das? Besitzest du nicht jene höchste Verachtung, welche die Seele so gut macht?«

Größenfantasien und heimliche bis offene Verachtung sind in der Tat ein Thema bei nicht wenigen Konsumenten von Cannabis. So, wie mein Gesprächspartner sich gab, schien er mir von seinem Thron herunter quasi huldvoll Audienz zu gewähren, um mich an seinen weltumspannenden Gedankengängen teilhaben zu lassen. Hinter der zur Schau getragenen Selbstherrlichkeit wirkte er vordringlich unsicher und angreifbar auf mich. Sein Glück »des Eingeweihten« schien eher verderblich und versprach kein langes Haltbarkeitsdatum.

Nicht immer erheben sich die nach dem Motto »Ich kiffe, also bin ich wer« verfahrenden Cannabiskonsumenten in einem Maße über ihre Mitmenschen wie der gerade erwähnte geistige »Überflieger«. In aller Regel geht es bescheidener zu. Ein 19-jähriger Auszubildender, der keinen leichten Stand in seinem Leben hat, sieht es auf dem Boden der Tatsachen weitaus nüchterner:

»Auf meiner Arbeit geht es hart her. Da herrscht ein rauer Umgangston, sowohl von meinem Chef wie unter den Kollegen. Wenn ich manchmal kiffe, gibt mir Haschisch das Gefühl, ein Mensch zu sein, der einen eigenen Wert hat.«

Ein wieder anders gelagertes Motiv, jemand sein zu wollen, offenbarte mir ein erst 13-jähriger Schüler, der mit fünf Gleichaltrigen aus freien Stücken in eine Kleingruppenberatung kam. Äußerlich war er selbst für sein noch junges Alter ein sehr kleinwüchsiger und schmächtiger Junge, der den anderen körperlich in allen Belangen unterlegen war. In seiner Aufgewecktheit und Pfiffigkeit übertraf er seine Kameraden indes bei Weitem. Nach kurzem »Abchecken« führte er in dem Gespräch das große Wort. Obgleich es aufgrund der bislang gewechselten Worte wenig Anlass dafür gegeben hätte, betete er mir nahezu das vollständige Einmaleins des Kiffens herunter. Es war eindeutig, dass er bereits über ein gerüttelt Maß an Eigenerfahrung mit dem Gebrauch von Haschisch verfügte. Seine Klassenkameraden kamen anfänglich kaum zu Wort, blickten ihn allerdings mehr mit fragender Neugier oder sogar Bewunderung denn mit kritischer Distanz an. Das mochte mir nicht gefallen. Es roch zu stark nach »Verführung«. An manchen Stellen seiner geschilderten Cannabiserfahrungen bemerkte ich eindeutige Ungereimtheiten in der Darstellung des Jungen. Es war spürbar, dass er sich dort auf unsicheres Terrain begab und noch mehr bieten wollte, als er tatsächlich an gesicherter Erfahrung besaß. Seinen Kameraden fiel das nicht auf. Sie lauschten ihm andächtig. Die Rolle des Jungen war klar ersichtlich: Er beanspruchte das Sagen und war der Boss in der Clique. Eine einleuchtende Erklärung für sein Mehr-scheinen-Wollen war unmittelbar ersichtlich: Wie musste sich der Junge in seiner Haut fühlen, so klein und schmächtig, wie er geraten war?

Mit Sicherheit war ihm die Erfahrung nicht erspart geblieben, dass die Jungen- wie Männerwelt gnadenlos brutal sein können im Herabsehen auf körperlich zu klein geratene Geschlechtsgenossen. Der Junge behalf sich in der Not. Mit körperlicher, »männlicher« Größe hatte die Natur ihn bisher nicht begünstigt. Folglich bot der 13-Jährige anderes auf. Mit seiner listigen Schläue, pfiffigen Aufgewecktheit und einer guten Portion Durchtriebenheit hatte er sich die Rolle des Wortführers in seiner Clique erkämpft. Er suchte seine Position zu festigen mit den fesselnden Reden über Drogenerfahrungen, die seine Kameraden bisher nicht aufzuweisen hatten. Ich legte die Unstimmigkeiten im Wissen des Jungen über Cannabis nicht offen, um ihn nicht bloßzustellen, gab ihm aber für ihn erkennbar zu verstehen, dass ich sein Spiel durchschaut hatte und ihm längst nicht alles als seine persönliche Erfahrung abkaufte. Wir tauschten einen langen, uns verständigenden Blick miteinander.

Dann sprach ich ihn ganz direkt an, während ich ihn weiterhin nicht aus den Augen ließ: »Was du über deine bisherigen Erfahrungen mit Haschisch erzählst, ist bestimmt wichtig für dich. Deine Freunde hören dir auch alle aufmerksam oder sogar neugierig zu. Ich kann sehen, dass du nicht sehr groß bist. Das ist für dich bestimmt nicht einfach, so klein zu sein. Aber eines ist sicher: Durch Kiffen wirst du keinen einzigen Zentimeter größer. Meiner Meinung nach brauchst du Haschisch gar nicht, um wer zu sein. So aufgeweckt und klug, wie ich dich erlebe, verfügst du über ganz andere Stärken und eine Art innerer Größe. Ich glaube, schon allein dafür mögen dich deine Freunde. Das macht dich auch mir sympathisch. Du brauchst dich wahrscheinlich gar nicht so anzustrengen, um dich größer zu machen.«

Ich habe mich selten von einem Jungen aufmerksamer und ruhiger angeschaut gefühlt. Von einem Augenblick auf den anderen veränderte sich das Verhalten des Jungen völlig. Vermutlich hatte bislang noch niemand so klar und direkt mit ihm über die vermuteten Gründe für sein Kiffen gesprochen. Er schien sich verstanden zu fühlen. Fortan war er mit großem Ernst bei der Sache. Er trennte aufrichtig die Spreu vom Weizen, erzählte, was er mit Haschisch wirklich erlebt hatte und wo er Gehörtes und Aufgeschnapptes hinzugefügt hatte, damit das Ganze noch interessanter wirken sollte. Die Ungereimtheiten wie Halbwahrheiten klärten wir sachlich auf. Durch die Veränderung des Gesprächscharakters waren mittlerweile alle seine Freunde lebhaft an der Unterhaltung beteiligt. Sie kamen jetzt zu ihren Themen und holten sich von mir, was sie aus dem Gespräch für sich mitnehmen wollten. Die entstandene Ernsthaftigkeit hatte die zeitweilige »Verführungsstimmung« verfliegen lassen. Dem Jungen erklärte ich noch einmal, dass Kiffen ihn nicht größer mache. Im Gegenteil: Es sei nicht auszuschließen, dass regelmäßiges Kiffen sein zukünftiges Längenwachstum sogar behindere, er durch Kiffen möglicherweise also noch weniger wachse, als wenn er nicht kiffe. Das ist zwar nicht erwiesen. Aber es kann niemand aufstehen, um sich über eine solche Argumentation zu erheben und mit Gewissheit auszuschließen, dass Cannabis bei einem 13-Jährigen keinerlei Einfluss auf sein Körperwachstum nimmt. Für einen so jungen, voll in der Entwicklung begriffenen Organismus ist regelmäßiges Kiffen in jedem Falle eine Belastung, die in seine normale Entwicklung über Gebühr eingreift.

Es blieb nicht bei dem einen Gespräch mit der Gruppe. Aufgrund des langfristig angelegten Konzepts des speziellen schulischen Beratungsangebots folgten weitere Termine. Innerhalb kurzer Frist gab der 13-Jährige an, sein Kiffen völlig eingestellt zu haben. Ich sah keinen Anlass, ihm nicht zu glauben.

Ich habe solche Angst vor ...

Die Angst ist ein idealer Nährboden für die Entstehung von Rauschmittelgebrauch und süchtiger Abhängigkeit. Sie tritt in vielen Gewändern auf: als konkret begründete Furcht vor bestimmten Situationen und Menschen, als Angst vor Klassenarbeiten, Prüfungen und Versagen, als Lampenfieber vor öffentlichen Auftritten, als Erwartung des Liebesverlusts nahestehender Personen, als Angst vor Überfremdung, Arbeitsplatzverlust und sozialem Abstieg, als Bangen vor Gewalt und Naturkatastrophen, als existenzielle Angst vor Krankheit, Unfall, Hilflosigkeit und Tod sowie nicht zuletzt in ihrer alle menschlichen Regungen einschränkenden Form der generalisierten Angst vor dem Leben überhaupt. Die Angst macht vor niemandem halt. Kinder, junge wie erwachsene Menschen leiden unter ihrem Zugriff. Keinem Menschen ist dieses machtvolle Gefühl fremd. In der Regel verfügen wir über Bewältigungsstrategien, um mit einem tolerierbaren Maß an Angst oder mit konkret Furcht einflößenden Situationen fertig zu werden, ohne den Boden unter den Füßen zu verlieren. Wird die Angst dagegen übermächtig, versuchen Menschen, ihrer mit allen Mitteln Herr zu werden. Nicht selten kommen dabei Alkohol, dämpfende illegale Drogen oder angstlösende Medikamente (Anxyolitika) zum Einsatz. Es ist ein ebenso ernster wie trauriger Fingerzeig, dass ein Drittel aller schulpflichtigen Kinder und Jugendlichen gelegentlich Psychopharmaka verabreicht bekommt, um dem Schulstress standzuhalten.

Von den vielen Situationen, die Kinder und Jugendliche mit Angst erfüllen, greife ich einige mir mit Hoffnung auf Hilfe erzählte Beispiele heraus. Sie zeigen einerseits die Alltäglichkeit der Angst und andererseits, wie hoffnungslos alleingelassen die Betroffenen sich oftmals lange Zeit fühlen.

Einem 13-jährigen Schüler sah ich seine Angst schon an, kaum dass er vor mir saß. Er war mit einem Freund in eine schulische Kleingruppenberatung gekommen. Ängstlich bis in die Körpersprache erzählte er, was ihn umtrieb. In seiner Klasse waren fast alle Jungen sowie einige Mädchen mit Marihuana oder Haschisch zugange. Ich kannte die Klasse. Es gab zwei sich beharkende Gruppierungen: eine Gruppe deutscher und eine Gruppe türkischstämmiger Jungen. Beide Gruppen trafen sich regelmäßig an ihren bevorzugten Aufenthaltsorten im Stadtviertel. In jeder kreiste der Joint oder der Bong. Unzufriedenheit mit der Situation vor Ort, Langweile, Lustlosigkeit und Orientierungslosigkeit prägten das Zusammensein. Das gemeinsame Kiffen war das verbindende Element in den Cliquen, milderte die unangenehmen Gefühle und hielt die schwelende Aggressionsbereitschaft in Schach. Jeder wartete indes auf den Tag des »Showdowns«, an dem die Cliquen aufeinander losgehen würden.

An beiden Gruppen musste der 13-jährige Klassenkamerad auf seinen täglichen Wegen vorbei. Die türkischen Jungen ließen ihn unbehelligt. Spürbare Angst hatte er vor seinen deutschen Mitschülern, die ihn als ruhigen, strebsamen Außenseiter fortwährend hänselten und anpöbelten. Der Junge war nicht wie sie, gehörte nicht zu ihnen, wurde ausgegrenzt und gemobbt. Er fühlte sich von der Clique bedroht. Seine größte Angst war, dass seine Altersgenossen ihn eines Tages unter Androhung körperlicher Gewalt zwingen würden, Haschisch zu rauchen: »Und dann würde ich wohl mitrauchen. Ich kann mich gegen die doch nicht wehren«, meinte er kleinlaut mit Tränen in den Augen. Der Junge verspürte wenig Zuversicht, Erwachsene könnten ihm in seiner Bedrängnis hilfreich sein. Sein Problem ließ sich jedoch innerhalb des präventiven Gesamtkonzepts der Schule regeln. Bei den Cliquen, die ihn einschüchterten, handelte es sich um ihrerseits verunsicherte Jungen auf der Suche nach Halt. Ihre »starken Arme« waren bloßer Ausdruck von Gefühlen eigener Wertlosigkeit. Alle waren froh und dankbar, mit mir als außenstehendem Dritten über ihre Kiffergewohnheiten sowie ihre sonstigen »Aktivitäten« reden zu können. Völlig unspektakulär erfuhr die Lage über Respekt und Ernsthaftigkeit Entspannung.

Das geschilderte Beispiel ist kein Einzelfall. In schöner Regelmäßigkeit erzählen mir Schüler von ihren Ängsten, in bestimmten Situationen zum unfreiwilligen Konsum von Drogen gezwungen zu werden. In aller Regel sind die Ängste irreal und von der Sache her völlig unbegründet. Zudem werden sie den Jungen und Mädchen häufig von Eltern oder Lehrern eingeimpft, die eigene Ängste und sachlich unhaltbare Fehlinformationen als Tatsachen ausgeben. In solchen Fällen sind die Verunsicherungen der Kinder und Jugendlichen durch entsprechende Richtigstellungen sowie konkrete Verhaltenshinweise auszuräumen. Sie erfahren mithin einen unmittelbaren Zuwachs an Sicherheit.

Einer Lösung harrt derweil noch die begründete Angst eines 14-jährigen Schülers, der auf seiner Suche nach Halt und Zugehörigkeit in eine rechtsradikale, gewaltbereite Gruppe geraten ist, die er als seine Freunde bezeichnet. Der Junge, dem das Gewaltpotenzial seiner Neonazifreunde zu bedrohlich wird, würde sich gern wieder von der Gruppe lösen, hat aber real berechtigte Angst, dass seine Freunde das nicht zulassen werden: »Die machen mich platt.« Seinen Angstpegel dämpft er mit Haschisch und Alkohol.

Die doppelte Panik eines 18-jährigen Schülers ist zweifach durch Cannabis hausgemacht. Nach einem ersten quälenden Entzug von Haschisch wurde er heftigst rückfällig. Er gehört zu den Typen, die Cannabis eigentlich überhaupt nicht vertragen. Es

macht ihn rasend schnell so abhängig, dass er sich auf einen un-
umkehrbar scheinenden Trip der Selbstzerstörung begibt. Ungefähr alle zwei Stunden muss er seinem Suchtdruck nachkommen:

»Wenn ich dann nichts zu rauchen habe, drehe ich total durch. Das halte
ich gar nicht aus. Am liebsten würde ich dann alles kaputt schlagen oder
den Kopf gegen die Wand hauen. Gestern habe ich mit der Pinzette auf
dem Boden die letzten Krümel Haschisch gesucht, um was zu rauchen zu
haben. Ich entwickle auch schon wieder lauter Scheißfantasien, wie ich an
Geld kommen könnte.«

Der junge Mann hat sich schon mal ein Messer in den Arm ge-
rammt vor lauter Wut auf sich selbst. Mit seinen dunklen Augenrin-
gen sieht er aus wie »der eigene Tod auf Urlaub«. Seine schlimmste
Angst ist die vor einem weiteren Entzug:

»Ich schaffe das nicht noch einmal. Ich will es auch nicht mehr. Lieber
werfe ich mein Leben weg, als wieder von vorne so einen quälenden Entzug machen zu müssen. Da ist mir alles egal. Dann hab ich wenigstens
meine Ruh. Von wegen Haschisch macht nicht abhängig. Wenn mir das
noch mal jemand sagen würde, würde ich ihn wegen diesem Schwachsinn
am liebsten in Grund und Boden rammen.«

Mit seiner Mutter liegt der 18-Jährige im Clinch, weil sie ihn auf
eine Weise zu unterstützen versucht, die er bloß als unerträglichen
Druck wertet. Erführe seine Mutter den Namen seines Dealers,
würde sie ihn ohne Zögern anzeigen. Davor hat ihr Sohn blanke
Panik: »Der würde mich kaltmachen oder umbringen lassen. Da
könnte mich keiner schützen. Der käme nicht mal in den Knast,
weil die Polizei sowieso nicht mehr als ein paar Gramm bei dem
finden würde.« Seinen Bunker mit großen Mengen Stoff hat sein
Dealer ausgelagert. Er scheint in der Tat einer der übleren Sorte zu

sein, der wenig zimperlich wäre, den jungen Mann richtig unter Druck zu setzen.

Vom Kopf her ist meinem Klienten absolut einsichtig, was er tun müsste, um sich von seiner Abhängigkeit zu befreien, »aber ich habe die Kraft und den Willen nicht mehr«. Im Grunde ist er ein liebenswerter Kerl, was er aber selbst nicht annehmen mag, obwohl er es tief drin in sich spürt. Und so vermeidet er derzeit noch, herauszufinden, wer er eigentlich ist, und sucht unablässig etwas zu sein, das er nicht ist. Ob ich ihm während unseres letzten Gesprächs ausreichend Mut einflößen konnte, seine Ängste vor den erforderlichen Schritten zu besiegen, werden die weiteren Termine erweisen.

Eine völlig anders gelagerte »Angstgeschichte« betrifft ein 14-jähriges Mädchen. Die Angst hatte sich in es hineingefressen und saß wie ein fester Stein in ihm. Das Mädchen fühlte sich innerlich mehr und mehr von dem unverdaulichen Brocken ausgefüllt. Der Hintergrund war eigentlich recht undramatisch. Das Mädchen litt an einer chronischen, unheilbaren, aber keineswegs lebensbedrohlichen Stoffwechselkrankheit. Unter Berücksichtigung überschaubarer Ernährungsregeln lässt sich mit der Krankheit leben. Eine unsensible Hausärztin hatte die 14-Jährige unnötigerweise mit dem Virus panischer Angst angesteckt. Sie hatte ihr mehrfach zu verstehen gegeben, wenn sie dieses und jenes nicht beherzige, bekomme sie Krebs. Seither litt das Mädchen seelische Qualen. Sie war das reinste Nervenbündel. Fahrig und beständig unter Hochspannung, fand sie keinen natürlichen Moment der Ruhe mehr. In ihrem Kopf existierte nur noch ein Wort: »Krebs, Krebs, Krebs …« Wie ein rotes Warnsignal blinkte das unheilvolle Wort vor ihrem geistigen Auge auf. Ohne Unterlass horchte sie in ihren Körper hinein. Bei jeder unvertrauten körperlichen Empfindung dachte sie an Krebs, Operationen, Schmerzen und Sterben. Ihre Ärztin hatte ihr ohne Not eine sie verfolgende fixe Idee eingepflanzt, der sie nicht mehr zu entgehen wusste. Sie fühlte sich mit ihrer Angst allein, unverstanden. Fatalerweise hatte sie in ihrer Not ein Hilfsmittel entdeckt, das ihr unmittelbare Linderung versprach. Seit mehreren Monaten gebrauchte sie regelmäßig Marihuana:

»Ich bin dann ruhiger, kann mich mal wieder entspannen. Meine Angst lässt mich für ein paar Stunden in Ruhe, und ich kann auch mal wieder lachen. Ich kann das anders nicht mehr aushalten, weil ich immer daran denken muss, dass ich Krebs bekomme.«

Kiffen war nun wirklich nicht die Lösung ihres Problems. Sie wusste das vom Kopf her wohl und wollte von mir wissen, wie gefährlich ihr Kiffen für sie sei. Doch zu einer Risikoabwägung wäre sie gar nicht in der Lage gewesen. So sprach ich weniger über das Kiffen mit ihr als über seine Ursache. Die Überflutung mit Krebsangst, die sie mithilfe der Wirkungen von Marihuana einzudämmen suchte, gestattete kein Zuwarten. Als Soforthilfe klärte ich sie erst einmal über das tatsächliche Risiko ihrer Krankheit auf. Von einer Klientin, die seit vielen Jahren unbehelligt damit lebt, war mir das Krankheitsbild bestens vertraut. Ich riet dem besorgten Mädchen dennoch, meine Aussagen zu ihrer doppelten Sicherheit von einem feinfühligeren Arzt, dessen Name und Adresse ich ihr aufschrieb, bestätigen zu lassen. Schließlich bat ich sie um ihre Einwilligung, mit ihren Eltern sprechen zu dürfen, denen ich eine Behandlung ihrer Tochter bei einem Kinder- und Jugendlichentherapeuten vorschlagen wollte. Da es nicht um ein Drogen-, sondern um ein Angstthema ging, war dieses »Clearing« naheliegend. Die Angst, Unruhe und Fahrigkeit, welche die schulischen Leistungen der 14-Jährigen in Mitleidenschaft zu ziehen drohten, waren den Eltern überzeugender Anlass genug, die nötigen Hilfestellungen einzuleiten.

Von einer sich generalisierenden Lebensangst zeugen die Schilderungen einer 41 Jahre alten Lehrerin:

»In den letzten Jahren empfinde ich mein Leben zunehmend als eine einzige große Anstrengung. Manchmal würde ich mich am liebsten ganz daraus zurückziehen. In der Schule wird es immer unerträglicher. Stundenerhöhungen, Druck von oben, Kollegen, die den Mund nicht mehr aufmachen,

Schüler, die von Jahr zu Jahr problematischer werden. An manchen Tagen ist es so schlimm, dass ich mich kaum noch in die Klassen traue. Dann erlebe ich die Kinder wie Monster, von denen ich mich aufgefressen fühle. Ich bin so was von genervt und aggressiv, dass ich die Kinder am liebsten anschreien oder sogar alle nach Hause schicken würde. Dann habe ich wieder ein schlechtes Gewissen, weil ich denke, die können doch nichts für die Zustände. Die reagieren doch selbst nur darauf. An solchen Tagen rauche ich zum Abschalten schon mal Haschisch, wenn ich nach Hause komme, keine riesigen Mengen, aber doch so viel, dass ich runterkomme. Alkohol vertrage ich nicht, und ich glaube, das ist im Moment auch besser so für mich. Haschisch ist Balsam für meine Nerven, fast wie eine Seelenmassage. Ich fühle mich wie in einen weichen Kokon eingehüllt. Der Druck lässt nach, und ich funktioniere wieder eine Zeit lang, ohne dass ich gleich losschreien möchte.«

Seit wir zusammen erarbeitet haben, dass sie offiziell ihren Beschäftigungsumfang reduziert, sie sich einer Supervisionsgruppe angeschlossen und selbstfürsorgliche Strategien zum Umgang mit der eigenen Person verinnerlicht hat, fühlt sich die Lehrerin wieder genuss- und arbeitsfähiger.

Ich weiß nichts Richtiges mit mir anzufangen, oder: Ich zocke, ich kiffe gegen die Langeweile total …

»Ich weiß nichts anderes mit mir anzufangen«, fasst ein 16-jähriger Schüler seine Gründe zusammen, weshalb er täglich Haschisch gebraucht. Er besucht eine wenig attraktive Schulform, bei der er sich in unserem krankenden Schulsystem auszurechnen in der Lage ist, was er sich noch an Bildungschancen zu erhoffen hat. Schulisch abgefragte Leistungen hat er derzeit nicht vorzuweisen. Geistig minderbemittelt ist der junge Mann keineswegs, doch völlig antriebslos, was sein zielgerichtetes Fortkommen anbelangt.

Erste Kontakte hatte ich zu ihm durch freiwillige innerschulische Kleingruppenberatung bekommen. Mit seinen Freunden saß er mir breitbeinig und betont lässig gegenüber. Trotz seiner »Coolness« machte er einen kläglich verlorenen Eindruck auf mich, wie ein aus dem Nest geworfener Jungvogel. Über seine Lebensumstände berichtete er knapp, dass er viel allein sei. Seine Eltern beurteilte er wenig schmeichelhaft: »Die schaffen beide an.« Er meinte damit, dass sowohl Vater wie Mutter blindlings ihrer Erfolgs- und Arbeitssucht nachgingen. Regelmäßig kämen beide Elternteile erst spätabends nach Hause. Respekt für deren berufliches Eingespanntsein vermochte der junge Mann nicht aufzubringen: »Meine Eltern könnte ich beide in der Pfeife rauchen. Die würden doch nicht mal mitkriegen, wenn ich drei Tage lang nicht zu Hause wäre.« Ihr Sohn dagegen wollte gar nicht so flügge sein. Am liebsten mied er jegliche Anforderung, die das Leben »draußen« an ihn stellen konnte. Sein bevorzugter Aufenthaltsort war sein Zimmer in der elterlichen Wohnung, vollgepfropft mit Computer- und Technikgeräten der jeweils neuesten Generation. Finanziell war es den Eltern ein Leichtes, ihren Sohn zu versorgen. Über Taschengeld verfügte er als 16-Jähriger »bis zum Abwinken«. Bevorzugt kaufte er sich davon Markenklamotten, Computerspiele und »Ecken mit Mengenrabatt«. Seine Eltern waren außerdem immer dann zur Stelle, wenn es darum ging, ihren Sohn vor unliebsamen Konsequenzen seines Verhaltens zu bewahren. Immer, wenn ihm Unbill drohte, sprangen sie plötzlich in die Bresche, um nach dem Motto »So etwas macht doch unser Sohn nicht« Probleme zu verniedlichen. Jener ging währenddessen zu Hause zwei Leidenschaften nach: »Zocken« an seinem hochgerüsteten Computer und Kiffen. Spielemäßig war er überdurchschnittlich erfolgreich. Er »knackte« alsbald jedes Spiel, was ihm folglich langweilig wurde. Beständig war er auf der Jagd nach neuen virtuellen Herausforderungen. Geld genug konnte er ja dafür ausgeben. Hatte er für den Tag genug vom Spielen, zog er sich »eine dicke Tüte rein, um mich dicht zu machen. Wenn ich gar nichts mehr mitkriegen will, rauche ich meinen Bong. Dann bin ich nur noch platt und alles interessiert mich nicht mehr.« Seinen Freunden, die seinen wachsenden Haschischbedarf aufmerksam registrierten und von ihm wissen wollten, weswegen er so viel kiffe, antwortete er, ohne zu zögern:

»Kiffen ist das Einzige, was ich noch habe. Damit komme ich von Tag zu Tag. Sonst weiß ich nicht mehr, was ich tun soll. Eigentlich langweile ich mich auch, wenn ich allein mit meinem Computer spiele. Aber ich weiß mit mir nichts anderes anzufangen. Und meinen Eltern ist das eh egal. Die sind sowieso nur mit sich selbst beschäftigt und meinen bloß, ich soll's nicht übertreiben.«

Etliche ehemalige Freunde hatte der junge Mann mit seiner wachsenden Interessenlosigkeit bereits vor den Kopf gestoßen. Die noch verbliebenen, die ihn nicht fallen lassen wollten, erkundigten sich besorgt bei mir, was sie denn tun könnten, um seinen Weg nach unten zu stoppen.

Diesen Freunden hat der junge Mann viel zu verdanken. Sie verhinderten seine soziale Verwahrlosung. Als wirkliche Freunde blieben sie mit Hartnäckigkeit beharrlich am Ball und setzten die gemeinsam besprochenen Handlungsmöglichkeiten mit wachsendem Erfolg in die Tat um. Vor allem bildeten sie eine kleine Gruppe, die zusammen für die Schule arbeitete, wobei jeder von den jeweiligen Stärken des anderen profitierte. Zudem waren sie darauf bedacht, ihren Freund von seinen einsamen Gewohnheiten abzulenken. Sie spielten zwar auch gemeinsam mit ihm an dessen Computer, aber der Charakter des Spielens veränderte sich. Begünstigt wurden die Chancen, ihrem Freund hilfreich zu sein, durch die simple Tatsache, dass jener zwar viel Zeit mit Spielen totschlug, aber niemals dem Spiel mit dem höchsten Suchtpotenzial, »World of Warcraft«, erlegen war. So ließ er sich häufiger wieder in aktive Formen der Freizeitgestaltung einbinden. Es brauchte dennoch seine Zeit, bis er wirklich »über den Berg« war. Danach war er jedoch nicht mehr der bloß passiv konsumierende Stubenhocker, der sich in seinem Leben maßlos langweilte.

Der junge Mann steht für einen beobachtbaren Trend, der in den letzten Jahren rasend um sich greift. »Zocken«, also das Spielen mit allem, was die Technik hergibt, und Kiffen oder Kiffen und Zocken gehen Hand in Hand, ergeben eine unglückselige Melange. Die durch Cannabis drogierte Welt und die virtuelle Spielewelt addieren sich zu einem doppelten Ausstieg aus der als unerträglich empfundenen realen Welt. Die Wahrnehmung der Realität wird zunehmend fluide, sie verschwimmt. Ganz abgedrehte User wirken einerseits entgrenzt, andererseits völlig eingeschlossen in ihre Scheinwelten. Wird die doppelte Suchtstruktur nicht aufgebrochen, droht die psychosoziale Verwahrlosung. Das Symptom kann nicht bloß die Betroffenen selbst an den Rand des Wahnsinns und darüber hinaus treiben, sondern entwickelt in zunehmend mehr Familien eine suchtdynamische Sprengkraft, die Eltern an den Rand der Verzweiflung und darüber hinaus treibt. Als akute Notfallmaßnahmen haben sich bereits vielerorts Selbsthilfegruppen zusammengefunden.

Im präventiven Vorfeld ist das Motiv des Nichts-mit-sich-anzufangen-Wissens und der daraus sich ergebenden Langeweile ein Ansatzpunkt bei der Schnittstelle zwischen Motivationsarbeit mit antriebsarmen Cannabiskonsumenten und Beratung oder Therapie. Insbesondere draußen bei der Arbeit vor Ort treffe ich regelmäßig auf sich innerlich leer und gelangweilt fühlende Kiffer. Vor dem Hintergrund der heute verbreiteten Konsummuster ist es von zentraler Bedeutung, einen Fuß in die Tür gewohnheitsmäßig Haschisch konsumierender Cliquen zu bekommen, zumal wenn es sich bei ihnen um erschreckend junge 13- oder 14-jährige männliche Jugendliche handelt. Deren Drogengebrauch ist vielfach so eng mit Langeweile und sinnentleerter Freizeit gekoppelt, dass der geringste Anflug von Langeweile umgehend wieder mit Haschischgebrauch bekämpft wird. Alkohol kann den gleichen Zweck erfüllen. Ihr Gebrauchsmuster hindert die lustlos und »stoned« herumhängenden Jungen daran, überhaupt noch eine innerlich spürbare Spannung aufzubauen, die durch eine »normale«, lustvoll »anturnende« Tätigkeit befriedigt werden könnte. Kurzfristig aufregendes Zocken turnt langfristig noch mehr ab. Die wiederholt und fortlaufend erfolgende Dämpfung jeglichen lebensfrohen Antriebs lässt das Gefühl für selbst beeinflussbare Alternativen in weite Ferne schwinden. Durch die gegenüber früheren Haschischgenerationen veränderten Konsumumstände katapultieren sich manche totalen Langeweilekiffer in geradezu komatöse Zustände. Sie sind nicht »high«, sondern handlungsunfähig »platt«. In der Arbeit mit derartigen Cliquen genießt zu Beginn die Entkoppelung von Langeweile und Cannabisgebrauch absoluten Vorrang. Es geht darum, die Fähigkeit wiederzuentdecken, genussvoll erlebten alternativen Tätigkeiten nachgehen zu können, welche sowohl eigenen Ideen entspringen wie dem eigenen Einflussbereich unterliegen. Gelingt der entscheidende Schritt, nimmt der für solche Jugendliche schädliche Cannabisgebrauch ab, und das Risiko sinkt, Zuflucht in virtuellen Scheinwelten zu suchen. In einem zweiten Schritt wird die Zuversicht gefestigt, Langweile gelegentlich auch einmal als gesundes Innehalten auszuhalten sowie »etwas Richtiges mit mir anfangen zu können«.

Ich bin hochbegabt und voller Ressourcen ...

Ein paradoxes Motiv, Haschisch oder Marihuana zu gebrauchen, entspringt eigentlich etwas überaus Positivem. Bis zu seiner Bemeisterung schlägt es sich allerdings erst einmal negativ nieder.

Ein 18 Jahre alter Abiturient geriet mit seinem regelmäßigen Haschischkonsum in heftige Turbulenzen, während derer er zeitweilig abzustürzen drohte. Sein Problem bestand in seiner unglaublichen Vielseitigkeit. Er war in mehrerer Hinsicht so hochbegabt, verfügte vom Ansatz her über so viele spezielle Stärken und Fertigkeiten, dass er ebenso rat- wie rastlos zwischen ihnen hin und her pendelte. Er wusste sich nicht zu entscheiden, seinen Begabungen eine Richtung zu geben, um sie für sein Fortkommen bestmöglich zu nutzen. Er war perfekt mehrsprachig, intellektuell voller sprühendem »Esprit«, geistig beweglich, musisch-künstlerisch kreativ und vieles mehr. »Ich bin so schillernd und habe so viele Seiten, dass ich nicht weiß, welche ich leben soll«, fasste er selbst seine Orientierungslosigkeit zusammen. Er nutzte die täglichen Wirkungen einiger Haschischzüge, »um mich innerlich zu sammeln. Haschisch glättet das kreative Chaos in meinem Kopf. Es verjagt vorübergehend die Schattenseiten meines brillanten Genies«. Letzteres äußerte er mit einer guten Portion Selbstironie und Bitterkeit, die ihm anmerken ließ, dass er sich seiner überdurchschnittlichen Begabungen zwar bewusst war, sich bisher aber nicht frei von Selbstzweifeln darin zu sonnen vermochte.

Bunt schillernde, außergewöhnlich begabte junge Menschen, die mit Cannabis ihre richtungslose Getriebenheit phasenweise zu mildern suchen, begegnen mir häufiger. Zwar nicht regelhaft, aber doch zu oft, um als zufälliges Aufeinandertreffen durchzugehen, stehen hinter solch schillernden Heranwachsenden wuselige, flinke, inkonsequente Mütter, die zwischen Gewährenlassen, Druckmachen und tiefem Sicheinlassen unvorhersehbar hin und her schwingen.

So auch bei einem jungen Mann, von dem seine Mutter mit eigenem Helfersyndrom immer wieder berichtete: »Er hat so viele Ressourcen.« Doch ihr Sohn wusste über Jahre hinweg keine seiner Stärken zu nutzen. Sein extrem entwertender Vater stand am Beginn seiner verlorenen Jahre, in denen Kiffen sein einziger Lebensinhalt war. Nach einem mittleren Bildungsabschluss gab er sich völliger Passivität hin. Seine Mutter war am Rande der Erschöpfung, als sie mit ihm zu mir in die Drogenberatung kam. Der Glaube seiner Mutter an seine zahlreichen Fähigkeiten lähmte den Jungen eher. Er fühlte sich zu sehr unter Druck. Aktiv aus sich heraus entschied er sich weder für eine Zukunftsrichtung noch gegen eine andere. Er tat schlichtweg nichts. Bereits im ersten Gespräch, in dem er sich überrascht zeigte, mit welchem Maß an Wohlwollen und Respekt ich ihm begegnete, fanden wir ein gemeinsames Bild, mit dem wir weiterarbeiteten. Er sprach von seinem »tief vergrabenen Widerwillen gegen Veränderung«. Als ich ihm in der Vorstellung versuchsweise einen Spaten zum Graben anbot, griff er das Bild auf. Er fing an zu graben und sein Feld zu beackern. Langsam wuchs sein Gefühl für seine eigene Wertigkeit, weil er über die Entwertung durch seinen Vater hinauswuchs. Seine große Leidenschaft galt dem Kochen, doch verbrachte er Jahre damit, diese »Berufung« zu umschiffen, Zum einen, weil seine Mutter ihn in Richtung Koch zu drängen suchte, zum anderen, weil er die Unbequemlichkeiten des Berufs aus Bequemlichkeit zu meiden suchte. Wir kamen aber stets darauf zurück, dass diese »Berufung« ihm eine Herzensangelegenheit war. Da wurde er lebendig. Der Wendepunkt kam, als ich eines Tages, als er wieder in seiner Unmotiviertheit, seinen Zweifeln an sich selbst und seinen Schuldgefühlen gegenüber der Mutter verloren zu gehen drohte, fragte: »Darf ich mal etwas machen?« Er nickte: »Ja, was denn?« »Darf ich mal meine Hand auf dein Herz legen, und falls du magst, die andere auf den Rücken zwischen deine Schultern?« Der junge Mann stimmte sofort zu. Seine Mutter, die mit ihm gekommen war, hielt den Atem an. Nach dieser Berührung und dem Blick, den wir schweigend tauschten, war seine Welt eine entschieden andere. Die BeHANDlung hatte sein Innerstes erreicht. Von dem Augenblick an stand er zu sich und seinen Herzensangelegenheiten. Danach ging es nicht mehr darum, ob er seiner Berufung folgen wollte, sondern bloß noch um das Wie. Kurze Zeit später hatte er eine Lehrstelle als Koch, die seinen Ansprüchen und Wünschen entsprach, und mailte mir: »Es macht einfach sauviel Spaß! Es ist alles fast noch besser, als ich's mir gewünscht habe. Wie Sie mir begegnet sind, hat mir viel gebracht. Ich habe endlich meinen tief vergrabenen Schweinehund ausgegraben und ihn in die Flucht geschlagen.«

Die wenig selbstfürsorgliche, koabhängige Mutter eines 19-jährigen, sich nach außen brillant zeigenden jungen Mannes bescheinigt ihrem Sohn: »Er hat lauter gute Karten, er muss sie nur finden und ziehen.« Derzeit pokert ihr Sohn allerdings eher riskant mit dem Leben, als dass er sein »gutes Blatt« zu spielen wüsste.

Ich weiß mir selbst nicht mehr zu helfen ...

- -

»Ich weiß einfach nicht mehr weiter. Und eigentlich will ich auch gar nicht mehr. Es ist mir alles zu viel. Ich will mich am liebsten so treiben lassen, wenn ich schon nicht aus allem hier raus kann.«

- -

Mit kaum bewegter, tonloser Stimme umriss ein 17-jähriger junger Mann seine resignierte Gemütsverfassung, als ich ihn zum zweiten

Mal traf. Seine ihn bis in den tiefsten Kern prägende Lebensgeschichte hörte sich nach einer einzigen Folge von Ereignissen an, denen gegenüber er sich hilflos und unbeteiligt ausgeliefert fühlte. Seit frühester Kindheit litt er an einer heimtückischen, lebensbedrohlichen Krankheit, die wiederholt lange Klinikaufenthalte und etliche operative Eingriffe mit sich brachte. Er wusste nie, wie ihm geschah, wenn er sich wieder einmal im Krankenhaus wiederfand. Seine Eltern mussten ihn dort zwangsläufig allein zurücklassen, da die Aufenthalte sich zeitlich länger hinzogen. Er fühlte sich seelisch wie körperlich gemartert. Zu oft wurden von wechselnden Personen schmerzhafte Eingriffe an ihm vollzogen, gegen die er sich nicht zu wehren wusste. Jedes Mal erlebte er ein von außen gewaltsames Eindringen in seinen Körper. Seine frühe Leidensgeschichte erstreckte sich bis zum Alter von 9 Jahren, als seine Krankheit zum Stillstand gebracht worden war. Zu dem Zeitpunkt war er leider schulisch bereits zurückgeworfen. Vielleicht wäre er in der Lage gewesen, den Rückstand aufzuholen, wenn nicht das nächste für ihn fremdbestimmte Ereignis sein Leben überschattet hätte. Zu der Zeit war es sein Vater, bei dem eine unheilbare Erkrankung diagnostiziert wurde, für deren Entstehung niemand eine nachvollziehbare Erklärung wusste. Der Junge fühlte von Beginn an die Schwere und die Bedrohung, die sich fortan über die Familie legten. Sein Vater war nur noch mit sich selbst beschäftigt, wurde zudem mürrisch und depressiv. Die Mutter des Jungen war eine wenig liebevolle Frau, die aufgrund der ganzen Belastung wiederholt zu »mothers little helpers«, sprich Psychopharmaka und Alkohol, griff. Mit 10 Jahren war der Junge sich mehr oder weniger selbst überlassen. Mit Freunden begann er, Zigaretten zu rauchen. Erste Kaufhausdiebstähle folgten. Seine stummen Hilferufe »Seht her, ich bin auch noch da!« fanden keinen für ihn hilfreichen Widerhall. Er trieb sich weiter rum, ließ sich von Älteren auf kleinere Diebestouren schicken, um wenigstens etwas Anerkennung und obendrein Geld zu ernten. Mehrmals wurde er spätnachts, als er aufgrund seines jungen Alters draußen nichts mehr zu suchen gehabt hätte, von der Polizei aufgegriffen und nach Hause gebracht. Zunächst blieb das alles folgenlos. Seine Eltern reagierten bloß ruppig, die innere Not ihres Sohnes nicht wahrnehmend. Haltlos ließ er sich weiter treiben. Die Schule schwänzte er. Noch früher, als aufgrund seiner chronischen unheilbaren Krankheit erwartet worden war, starb bald darauf sein Vater durch einen tödlichen Autounfall. Der Junge war 12 Jahre und innerlich hoffnungslos allein. Er fing an zu kiffen. Den Stoff erhielt er von älteren Freunden. Seine überforderte Mutter setzte durch, dass er vom Jugendamt in einer ersten Wohngruppe platziert wurde. Erneut wurde gegen seinen erklärten Willen über ihn bestimmt. Der Junge startete eine mehrere Etappen umfassende Odyssee durch verschiedene Wohngruppen. In der ersten fühlte er sich von Beginn an schutzlos, von den Größeren gehänselt und gemobbt. Schmächtig, wie er zu der Zeit noch war, hatte er wenige Chancen, sich zu wehren. Immer wieder flehte er seine Mutter an, ihn dort rauszuholen. Seine Appelle verhallten ungehört. Er fuhr »stärkere Geschütze« auf, kiffte vermehrt, lief weg, sorgte unaufhörlich für Unruhe, bis er von den Betreuern der Wohngruppe für »untragbar« erklärt wurde. Er wurde verlegt, weiter weg. Bis zum Alter von 17 Jahren durchlief er zwei weitere Unterbringungsstationen. Inzwischen war er körperlich hoch aufgeschossen, innerlich aber ungefestigt und haltlos. Einen Schulabschluss hatte er nicht erreicht, weshalb er von einem weiteren »Amt« in einer jener überbetrieblichen Einrichtungen »geparkt« wurde, in denen junge Erwachsene einen Schulabschluss nachholen oder eine berufliche Orientierung erfahren können. Solche Maßnahmen sind leider nicht selten ein Sammelbecken für alle sozial Benachteiligten unserer Gesellschaft. Dementsprechend ballen sich dort die Probleme: Ziel- und Perspektivlosigkeit sowie fehlende Motivation und Antriebsarmut der Teilnehmer aufgrund bisheriger Lebenserfahrungen paaren sich mit niedriger Aggressionsschwelle, gewohnheitsmäßigem Drogengebrauch oder gar süchtiger Abhängigkeit bei zu vielen der dort Gestrandeten. Entwurzelung und Heimatlosigkeit bei Zuwanderern, die sich solchen Maßnahmen zugewiesen finden, kommen hinzu. Sexismus und Fremdenfeindlichkeit in einem die Mitarbeiter vor unlösbare Herausforderungen stellenden Ausmaß komplettieren das Problemfeld.

Für den jungen Mann, der sich genötigt sah, an einer ihm vorgeschriebenen Maßnahme in einer solchen Einrichtung teilzunehmen, war die Arbeitsstätte eine »feindliche Umgebung«. Er sah keinerlei Chance, in einem solchen Umfeld seinen Platz zu finden. Folglich produzierte er Fehlzeiten oder er kiffte in der Einrichtung. Im Übrigen verhielt er sich still und zurückgezogen. Unsympathisch war er niemandem. Die Betreuer schilderten ihn gar als im Grunde »liebenswürdig«, aber sie waren ratlos, was sie mit ihm anfangen sollten. Als ich ihn vor Ort zum ersten Mal traf, saß mir genau betrachtet ein innerlich verschrecktes Kind gegenüber, das nur eine nebulöse Vorstellung davon hatte, was als Nächstes auf es zukommen würde. Ich führte mit dem inzwischen 18-Jährigen mehrere Gespräche. Er rauche so oft Haschisch, »weil ich mich dann angenehm leicht fühle. Ich kann mich dann mit meinen Gefühlen so treiben lassen. Es tut mir nichts mehr weh. Außerdem kann ich doch sowieso nichts mehr machen. Die Sache ist für mich gelaufen«. Der junge Mann schien sich aufgegeben zu haben, hatte dem, was er immerfort über sich hereinbrechen fühlte, nichts entgegenzusetzen:

. . . .

»Das Leben hat mir nichts mehr zu bieten. Ich habe eigentlich nie das Gefühl, dass ich selbst auf irgendwas Einfluss hätte. Immer nur wurde was mit mir gemacht. Seit ich so von einem Ort zum anderen geschoben wurde, haben mich alle zugelabert mit Schule, Beruf und Zielen, die ich haben sollte. Aber ich glaub' nicht mehr dran, dass ich noch eine Zukunft habe. Ich pack das nicht.«

. . . .

Zum einen war seine tief verinnerlichte Sichtweise wie eine sich selbst erfüllende Prophezeiung, weil der junge Mann keinerlei Motivation und Antrieb aufzubringen vermochte, um aktiv etwas zur Veränderung seiner misslichen Situation beizutragen. Andererseits sah seine Zukunft aufgrund seiner bisherigen Geschichte wahrlich nicht sehr rosig aus. Mit seinen eingeschränkten Möglichkeiten schien er tatsächlich nur noch wenige Chancen zu haben, so etwas wie eine verlockende Perspektive für sein Leben zu entwickeln. In unseren Gesprächen kamen wir folglich schnell an Grenzen. Was hätte ich ihm konkret bieten können? Die Realität der gnadenlosen Auslese in unserer Gesellschaft lässt sich nicht wegtherapieren. Wo hätte er in für ihn absehbarer Zeit eine Alternative finden sollen, für die er innerlich bereit gewesen wäre, sein ihn zusätzlich lähmendes tägliches Kiffen aufzugeben? In den Wirkungen des Haschischs fand er doch nach seinen Aussagen die einzigen angenehmen Gefühle. Folglich konnte er sich das nicht auch noch von außen wegnehmen lassen.

Immerhin erreichten wir unter Hinzuziehung Dritter eine gemeinsame Planung seines nächsten Jahres, in die er nach Abwägung der ihm ersichtlichen Vor- und Nachteile aus freien Stücken einwilligte. Weitab von allen bedrückenden Orten und Misserfolgen seines bisherigen Lebensweges nahm er in einem von der Sonne verwöhnten Land an einer jener oftmals so infrage gestellten Langzeitmaßnahmen der Jugendhilfe teil. Er sah sich dort in einen sehr haltgebenden Rahmen eingebunden, in dem er ohne Druck Zutrauen in eigene Fähigkeiten und Leistungen aufzubauen vermochte. Daran gekoppelt war eine Berufsausbildung, die seine Startchancen nach der Rückkehr in die raue Wirklichkeit erleichterte. Sein Veränderungswille war angestachelt. Heute lebt er zwar von Hartz IV und kleineren Jobs, wohnt aber mit seiner Freundin zusammen. Deren Herkunftsfamilie hat ihn ins Herz geschlossen, sodass er für sich ein Stück des lange Zeit so schmerzlich entbehrten Gefühls genießt: »Ich bin irgendwo angekommen, wo ich gerne bin.«

Ich philosophiere, um zu überleben ...

Ein 18-jähriger junger Mann, der mich anlässlich einer Gelegenheit außerhalb der Beratungsstelle kennengelernt hatte, kam ein paar Tage später ohne tieferes Anliegen zu einem ersten Gesprächstermin. Anfänglich ging es ihm nur um eine Fremdeinschätzung seines Haschischkonsums. Er kiffte täglich nach der Arbeit, zum Teil so heftig, dass er »völlig zu« war. Unsere Gespräche drehten sich allerdings weniger um sein Kiffen als um sein Erleben der »Innenwelt«.

Der Klient wirkte auf mich innerlich durchlässig und weich, zerbrechlich wie ein rohes Ei. Seine Geschichte klang nicht dramatisch, eher von »leisen Tönen« geprägt. Doch hatte gerade das Leise, Subtile und Unausgesprochen-in-der-Luft-Liegende zu seiner Verwirrung beigetragen. Nach der frühen Scheidung seiner Eltern pendelte er über Jahre hinweg wöchentlich zwischen seiner Mutter und seinem Vater hin und her. Seine Eltern versorgten ihn zwar, sprachen aber beide wenig mit ihm und waren nicht in der Lage, ihm Warmherzigkeit entgegenzubringen. Bei beiden Elternteilen traf er zudem auf kommende und wieder gehende neue Partnerschaften.

Gleichgültig, bei wem er gerade war, der Junge lief eigentlich immer nur »so nebenbei mit«. Am willkommensten fühlte er sich, wenn er möglichst wenig störte, tat, was die anderen von ihm erwarteten. So machte er sich früh unauffällig. Seine Sicherheit bestand darin, frühzeitig »zu riechen, was in der Luft lag«. Er verhielt sich dann kindlich »zuvorkommend« und machte allen alles recht. Seine Fähigkeit, sich wie ein Chamäleon an jede wechselnde Person und Situation anzupassen, entwickelte er bis zur Perfektion. Dass er selbst darüber verloren ging, wurde von niemandem wahrgenommen, ebenso wenig seine wachsende innere Einsamkeit. Er war gezwungen, sich an sich selbst festzuhalten. Er fing an, mit sich selbst zu sprechen, um sich zu erklären, was um ihn herum vor sich ging, und um seine eigene Stimme zu hören. Dann »wusste ich, dass ich noch da war«. Er entwickelte eine völlig eigene »Innen- und Gedankenwelt«, die er mit niemandem teilen konnte. Mit 15 Jahren begann er, Haschisch zu rauchen. Die Erfahrungen mit der Droge fügten seiner Innenwelt weitere »Gedankengebäude« hinzu: »Wenn ich zugekifft in ihnen umherstreifte, fühlte ich mich wohl.«

Als ich ihn mit 18 Jahren zum ersten Mal sah, wirkte er liebenswürdig und freundlich. Eine für männliche Jugendliche seines Alters gänzlich untypische »Zuvorkommenheit« ließ ihn allerdings linkisch und unbeholfen erscheinen. Einerseits war er beständig um ein hohes Maß an Zuwendung bemüht, fast als wolle er in sein

Gegenüber hineinkriechen. Andererseits wirkten seine Kontakt-
versuche leer.

In unseren gemeinsamen Gesprächen erwies er sich als »schwer
denkender Philosoph«. Er wollte mir Gott und die Welt erklären.
Es fiel mir zeitweise unglaublich schwer, seiner sich endlos entwi-
ckelnden Gedankenflut zu folgen, die Zusammenhänge der Ge-
dankenstränge zu erkennen, wirklich Bedeutsames von weniger
Wichtigem zu trennen. Sein Rededrang ohne Punkt und Komma
war kaum zu unterbrechen. Es dauerte lange, bis er ein Angespro-
chenwerden überhaupt registrierte und darauf mit Blickkontakt
reagierte. Es war, als spreche er weniger zu mir denn zu sich selbst.

Der Klient hielt philosophierende Monologe. Zeitweilig waren
jene für mich so ermüdend, dass sich enorme Frustration in mir
ausbreitete. Ich spürte förmlich, wie sie langsam, vom Zentrum
meines Fühlens ausgehend, Schicht für Schicht bis in die äußerste
Hülle meiner Haut kroch. Dort blieb sie und bildete eine zweite
Haut. Spätestens, wenn ich mich so fühlte, brach regelmäßig der innere Kontakt zu meinem Klienten ab. Seine innere Isolierung war
in mir wiedererstanden. Ich ahnte, wie es um sein Gefühlsleben
bestellt war. Wiederholt beschrieb ich ihm den Gemütszustand, in
den ich geraten war. Er nickte dann stumm und hielt lange Blickkontakt. Seine Augen und sein Gesichtsausdruck signalisierten mir,
dass er sich verstanden fühlte. Die Momente des Kontakts wurden
zwar zunehmend länger, aber irgendwann verdunkelte sich sein
Blick und er ging wieder in sein eigenes, von Philosophieren getragenes Universum. Dabei machte er allerdings einen gesteigert
gequälten Eindruck. Dienten seine Selbstgespräche und sein Sich-
die-Welt-Erklären früher seinem psychischen Überleben, empfand
er sie mittlerweile als nervige Belastung. Seine Gedanken standen
selten still. Er irrte im Denken wie gehetzt hin und her, türmte
Gedankengebäude auf Gedankengebäude, unfähig, »die Wirbel im
Kopf« zu stoppen. Erleichterung verschaffte ihm das tägliche Kiffen. Während seiner Arbeit, der er in einer für ihn notwendigen
Selbstdisziplin nachging, gebrauchte er nie Haschisch, immer erst
am Abend. Die beruhigenden Wirkungen des Mittels waren sein
Zufluchtsort,

»... wo ich bei mir selbst ankomme. Da finde ich endlich mich. Ich muss kiffen, weil es dann in meinem Kopf viel ruhiger wird. Meine Gedanken kommen langsamer. Ich kann sie dann viel besser ordnen. Ich denke zwar auch dann noch über Gott und die Welt und mich nach, aber ich finde mehr Sinn darin, es geht nicht alles so wirr durcheinander. Damit kann ich viel mehr was anfangen«.

Ohne Kiffen hielt der Klient die Realität lange Zeit nur schwer aus. Haschisch wirkte wie ein Puffer, legte einen besänftigenden Schleier über seine Gedanken und Gefühle. Wenn er mit Absicht mal nicht Haschisch rauchte, lief er ebenso unruhig kreuz und quer durch die Straßen, wie er in seinem Denken umherirrte. Dabei führte er häufig die gewohnten murmelnden Selbstgespräche.

Gelegentlich kreuzten sich früher unsere Wege in der Stadt, während er »so drauf« war. Beunruhigt wurde ich dadurch nicht. Der junge Mann war in keiner Weise psychotisch, schizophren oder geistig verwirrt. Er lebte nur in einer sehr eigenen Welt, wirkte wie ein etwas verschrobener Sonderling. Das Positive daran ist bis in die Gegenwart seine fantastische Kreativität, die er zudem in seinem Beruf trefflich zu nutzen vermag.

Die Arbeit mit dem Klienten war über Jahre hinweg eine Mischung aus vereinzelten Therapiestunden und Lebensbegleitung. Insgesamt hat der inzwischen erwachsene Mann seinen Haschischgebrauch völlig heruntergefahren. Nur »seltenst ziehe ich mir noch einen Joint rein, vor allem, weil mir dann das Lachen leichterfällt. Das brauche ich vielleicht noch so. Jedenfalls will ich das nicht ganz missen«.

Von dem Zeitpunkt ab, als wir nicht mehr nur mit Sprache arbeiteten, sondern altersgemäße Elemente aus der Körpertherapie in die Arbeit integrierten, wurde der Kontakt stabiler. Den Klienten nur mit Ansprechen zu erreichen war nicht ausreichend wirksam. Darin fand er nicht genügend Halt. Fügten wir vorsichtig dosierten Körperkontakt hinzu, veränderte das vieles. Hielt er sich beispielsweise mit einer Hand an meinem Unterarm fest oder stellte er seine Fußsohlen im Sitzen gegen meine Knie, reichte das aus, um heilsam verändernden Kontakt zu stiften. Der Klient wurde wesentlich ruhiger, seine Gedankenflut ebbte ab, sein unsteter Blick ging über in einen Ruhe vermittelnden Austausch von Blicken. Er schloss gar öfter die Augen und fing an, vertieft zu atmen. Die Atmung führte ihn sicher zu sich selbst. So kam er am zuverlässigsten bei sich an. Wenn er nach solchen Stunden wegging, war sein Gesicht gelöster, der Gang fester, aufrechter, sicherer. Andere Übungen dienten verstärkt dazu, Türen aus der philosophierenden Kopflastigkeit des jungen Mannes zu seinen verhuschten Gefühlen zu öffnen. Die Verbindung seiner unbezogenen Innenwelt mit der belebten Außenwelt vollzog sich zwar in seinem ganz individuellen, eher langsamen Rhythmus, aber sie zeigte Wirkungen. Der mittlerweile im guten Sinn erwachsen gewordene Mann bewegt sich sicher und realitätsangemessen in seinen Lebensbezügen. Er fühlt sich »zentriert«. Sein früheres Philosophieren hat den Charakter echter Belesenheit angenommen und ist mit Teilhabe am Leben verbunden. Eine innere Bereicherung sind neu gewonnene Freunde, die viel und gern mit ihm sprechen und ihn in früher gescheute Freizeitaktivitäten einbinden.

Ich fühle mich so hin- und hergerissen ...

Ein Klient, der, als er zu mir in die Beratung kam, den Eindruck machte, mit einem nur unzureichend gekitteten Riss in der Seele durchs Leben zu gehen, ist mir in besonderer Erinnerung geblieben.

Bereits als er zum ersten Gespräch die Treppe zum Beratungszimmer hinaufstieg und noch bevor wir außer unserer telefonischen Verabredung überhaupt ein weiteres Wort miteinander gewechselt hatten, fiel mir ein merkwürdiger Widerspruch an ihm auf. Nachdem er mir gegenübersaß und mich zum Ankommen erst einmal abtastend und mit durchdringendem Blick beäugte, sprang mir besagter Widerspruch richtiggehend in die Augen. Gemäß allen nonverbalen Signalen, die mir vom Klienten zuflossen, schätzte ich ihn ohne Zögern auf exakt 18 Jahre. Gleichzeitig war ich mir absolut gewiss, dass das unmöglich sein wahres Alter sein konnte. Sein Aussehen, seine Statur und besonders seine bereits leicht ergrauten Haare entsprachen so ganz und gar nicht einem 18-jährigen jungen Mann. Tatsächlich betrug sein biologisches Alter 29 Jahre. In den Kernbereichen der Persönlichkeitsentwicklung war indes seine Reifung blockiert. Mit 18 Jahren hatte er es aufgegeben, innerlich weiterzuwachsen.

Seine Geschichte ergab ein wohl vertrautes Bild: Seine Eltern hatten sich sehr früh scheiden lassen. Weder von seinem leiblichen Vater noch von sonst einer männlichen Identifikationsfigur erfuhr er je männliche Unterstützung. Seine Mutter zog ihn zwar groß, vermittelte ihm aber nie das Gefühl, willkommen zu sein. Um ungestörter ihrem eigenen Leben nachgehen zu können, schob sie ihn mal hierhin, mal dorthin. Stabiler, emotional zuverlässiger Halt war für den Klienten ein unbekanntes Gefühl. Als Folge davon verspürte er leidvoll, wie sehr es ihm an Selbstbewusstsein mangelte. In seiner Männlichkeit war er gar derart verunsichert, dass er bis in die Gegenwart noch nie eine sexuelle Begegnung mit einer Frau hatte. Er war eindeutig nicht homosexuell, wie ich es für einen kurzen Moment in Erwägung gezogen hatte. Es war ihm sichtbar unbehaglich zumute, über seine »Jungfräulichkeit« zu sprechen. Gleichzeitig entlastete es ihn deutlich von seinen drückenden Gefühlen, mit diesem Geheimnis, das er bis dahin noch niemandem anvertraut hatte, ratlos allein zu sein. Wir kamen deshalb so frühzeitig darauf zu sprechen, weil ich ihn sehr konsequent und direkt, aber voller Taktgefühl mit meinen Wahrnehmungen seiner Person konfrontierte. Ich war mir nämlich ziemlich sicher, dass wir nicht allzu viel Zeit miteinander verbringen würden.

Der Klient war nicht aus eigenem Antrieb zur Drogenberatung gekommen. Seine Mutter, die ihn mit 18 Jahren, dem Alter, ab dem er sich seelisch nicht wirklich weiterentwickelte, allein ließ, weil sie mit einem neuen Lebensgefährten vorübergehend in eine entferntere Stadt zog, hatte ihn unter Druck gesetzt. Von ihrem eigenen, durchgehend schlechten Gewissen ihrem Sohn gegenüber geplagt, war es ihr nie gelungen, ihn loszulassen. Sie hielt ihn im Gegenteil in Unselbstständigkeit. Wenn es in der Realität für ihren Sohn eng wurde, sprang sie laufend ein, um die Kastanien für ihn aus dem Feuer zu holen. Allzu lange Jahre versuchte sie sich zudem mit üppigen Geldzuwendungen von ihren Schuldgefühlen freizukaufen. Nun endlich hatte sie sich ihrerseits auf Anraten dazu durchgerungen, ihrem Sohn den Geldhahn zuzudrehen, wenn er nicht darin einwilligte, wegen seines ausufernden Drogengebrauchs eine Beratungsstelle aufzusuchen.

In der Tat hatte sein verquerer Lebensweg den Klienten bereits in jungen Jahren dazu geführt, in den Wirkungen von Drogen eine Linderung seines inneren Gequältseins zu suchen. Im Alter von 13 Jahren beginnend, hatte er seither alles ausprobiert, was berauschende Verlockungen verhieß: Marihuana und Haschisch, magische Pilze, LSD, Ecstasy, Ketamin, Kokain, Engelstrompete und Wahrsagesalbei. Nur vor Heroin war er zurückgeschreckt. Seine eindeutige Lieblingsdroge war ohne Wenn und Aber Cannabis. Sofern er über genügend Geld verfügte, deckte er sich reichlich damit ein und konsumierte täglich.

Die Ursachen seines Drogengebrauchs sah mein Klient selbst sehr klar. Er fühlte sich über Gebühr lebensängstlich und litt unter seiner sich immer aufs Neue bestätigenden Wahrnehmung, wie kindlich und unreif er in vielen Belangen wirkte. Obgleich äußerlich ein sehr ansehnlicher Mann, wich jede Frau, die er kennenlernte, vor ihm zurück, weil er sie nicht mit einer altersgemäßen männlichen Ausstrahlung anzuziehen vermochte. Wenn er kiffte, fühlte er sich spürbar weniger ängstlich. Obendrein bändigte er mit den besänftigenden Wirkungen des Haschischs seine wachsende Wut auf Gott und die Welt. Sein Grundgefühl des Sich-hin-und-her-gerissen-Fühlens zog sich nämlich mittlerweile durch alle Lebensbereiche. Er war zwar in der Lage gewesen, einen Berufsabschluss zu erwerben, mit dem er grundsätzlich überall auf der Welt eine gefragte Arbeitskraft hätte sein können, doch fühlte er sich nirgends hingehörig. Nie heimisch werdend, wechselte er beständig die Arbeitsstellen wie die Wohnorte. Sein Hin und Her fand eine programmatische Entsprechung in seinen beiden Staatsangehörigkeiten und in seinem fortwährenden Wandern zwischen den Welten. Das dadurch hergestellte Chaos zog nach sich, dass zum gegenwärtigen Zeitpunkt seiner Arbeitslosigkeit keine Behörde sich mehr für seine Belange zuständig erklärte. Er fühlte sich zwischen den wechselnden Ämtern, die er aufsuchte, förmlich zerrieben. Die Frage, wer eigentlich für ihn zuständig sei, passte als die Lebensfrage schlechthin zu seiner Geschichte. Niemand wollte je wirklich für ihn der verantwortlich zeichnende Ansprechpartner sein. Niemand hatte ihm vorgelebt, »wie das geht mit dem Leben«. Folglich hatte er auch nie gelernt, die Zuständigkeit für seine Lebensgeschicke selbst zu übernehmen. Die eigene Verantwortung für sein Leben im Hier und Jetzt als erwachsener Mann schob er von sich. Er beharrte im Gegenteil auf der inneren Haltung: »Die Welt ist mir noch was schuldig. Mir steht noch von Rechts wegen was zu.« Seine Anspruchshaltung erstreckte sich auf alles und jeden: seine Mutter, seine Wohngefährten, mögliche Arbeitgeber, die von ihm für seine Unterstützung als zuständig erachteten Ämter und Behörden. Selbst die Sonne sollte ihm immer scheinen.

Trotz seiner lebenspraktischen Schwierigkeiten machte er den Eindruck, über allem zu schweben. Das tägliche Kiffen half ihm dabei. Der Rausch beschönigte ihm die ihn fordernde Realität. Seinen Umgang mit Cannabis beurteilte er entsprechend charakteristisch: »Es ist zwar ein Problem, aber ich mache mir keins draus.« Generell idealisierte er die Wirkungen der von ihm kennengelernten Rauschmittel: »Die wichtigsten Dinge im Leben habe ich durch Drogen gelernt.« Insbesondere schwor er darauf, dass sie ihm hilfreich seien im Umgang mit Menschen. Am liebsten nahm er eine hochgestochen-dozierende Haltung ein, mit der er sich den Niederungen des Lebens überlegen erweisen wollte: »Es tut mich peripher alles gar nicht tangieren.« Diese Formulierung liebte er ganz besonders. Sprachlich war der Klient überaus gewandt, aber mit einer solchen Äußerung verriet er sich zugleich. Ich brauchte seinen wie eine Trophäe präsentierten Satz nur mit einer besonderen Betonung auf »peripher« zu wiederholen und die verkürzte Frage anzuschließen: »Und im Kern?«, um ihn dort zu berühren, wo er sich innerlich wund fühlte. Als ich ihn obendrein noch freundlich anblickte, spürte er, dass ich mitfühlen konnte, wie es in ihm aussah. Seine Haltung änderte sich augenblicklich, und mit großer Nachdenklichkeit erzählte er mir von seinen achtsam verborgenen Gefühlen. Es war der Moment der größten Berührung zwischen uns beiden.

Innerhalb weniger Gespräche hatten wir konkrete Schritte erarbeitet, die unter anderem dazu führten, dass er vorübergehend wieder in Arbeit kam. Da damit allerdings der unmittelbare Druck der ihm eng auf die Pelle gerückten Realität gemildert war, versiegte augenblicklich seine Motivation zu weiteren Schritten. Für die nur noch möglichen frühen Morgentermine bekam er »den Hintern nicht rechtzeitig aus dem Bett«. So riss der Kontakt ab. Einer seiner Pläne war, sich im folgenden Sommer in sonnigere Gefilde abzusetzen, dort bei Freunden Unterschlupf zu suchen und sich in seinem Beruf anzubieten. Ich hoffe, dass ihm zumindest dieser Schritt gelungen ist. Die Lebensfrage, wo er eigentlich hingehört, wird ihn in jedem Falle weiter durch sein Leben begleiten. Dass er die »Heimat« in sich errichten muss, um sich weniger hin- und hergerissen zu fühlen, fand während unserer Gespräche noch keinen ausreichend motivierenden Widerhall. Vielleicht konnten wir wenigstens ein Samenkorn dazu legen.

Hin- und hergerissen, zerrissen, zutiefst lebensunwert fühlte sich auch ein 15-jähriger Schüler, der seit einem Jahr täglich intensiv kiffte. Er wurde nach seiner Geburt von seiner leiblichen Mutter zur Adoption freigegeben, weil sein Vater nichts von einem Kind wissen wollte. Als das ihn adoptierende Elternpaar sich nach einigen Jahren trennte, verlor er auch seine Adoptivmutter, die bislang »für ihn zuständig war«. Da er sich als nicht so pflegeleicht erwiesen hatte, wollte sie ihr neues Leben nicht länger mit einem Adoptivkind verkomplizieren, das ihrem neuen Partner ohnehin nicht willkommen war. Folglich wohnte er weiter bei seinem Adoptivvater, der ihm gefühlsmäßig aber nie ein Vater oder eine männliche Bezugsperson war. Er versorgte seinen Sohn zwar mit materieller Sicherheit, war aber unfähig zu einer förderlichen Vater-Sohn-Beziehung. Sein inkonsequentes Laisser-faire ließ dem 15-Jährigen Freiheiten, mit denen er in keiner Weise umzugehen wusste. Der Weg zu Drogenexperimenten war nicht weit. Als der Adoptivvater seinerseits wieder mit einer neuen Frau zusammenleben wollte, wurde diese von dem Sohn aufs Heftigste abgelehnt und bekämpft. Er wollte nicht noch eine dritte Mutter, nachdem er schon zwei verloren hatte. Die Situation zu Hause eskalierte. Der Cannabisumsatz des jungen Mannes steigerte sich rapide. In seiner Not fand er den Weg zu mir in die Drogenberatung. Der 15-Jährige war ein ausgesprochen gut aussehender Junge, nach dem sich viele Mädchen umdrehten. Außerdem entdeckte ich schnell wertvolle Ressourcen und Talente in ihm, für die er in seiner empfundenen Minderwertigkeit jedoch selber blind war. Als wir die Dramen seines Lebens und das Übermaß an zu früh erlittenen Verlusten durcharbeiteten, klärte sich so manches Gefühlschaos für ihn. Ich unterstützte ihn zudem in seinem Wunsch, sich auf die Suche nach seinen Wurzeln zu machen. Über das Internet machte er in der Tat seine leibliche Mutter ausfindig, die sich bereiterklärte, ihr Kind kennenzulernen. Die Begegnungen mit ihr und einem Halbbruder nahmen ihn innerlich so in Beschlag, dass der Cannabisspuk von heute auf morgen ein Ende hatte. Ganz aktuell ist sein Problem die Ordnung seiner Beziehungen im Hier und Heute, zumal sein Adoptivvater sowie dessen Partnerin die Beziehung zur leiblichen Mutter voller Misstrauen und Ablehnung beäugen und zu boykottieren suchen, statt die Freude des Jungen zu teilen. So fühlt er sich aufs Neue und Heftigste hin- und hergerissen zwischen allen in ihm angelegten Beziehungsbanden.

Ich fühle mich so anders …

Mitten unter uns gibt es viele Menschen, Jugendliche wie Erwachsene, die sich innerlich von Empfindungen bedrängt sehen, welche es ihnen erschweren, sich »heimisch«, »zugehörig« oder »angekommen« zu fühlen. Sie fühlen sich vor allem »anders« in ihrer Haut. Manchmal als heimliche innere Bürde, bisweilen offen ersichtlich.

Was es bedeutet, sich in seinem innersten Kern zutiefst »anders« zu fühlen, verdeutlichte mir sehr anschaulich eine 16-jährige Schülerin, die seit 2 Jahren regelmäßig Haschisch und Marihuana benutzte.

Das Mädchen war indischer Herkunft und im Alter von drei Jahren von einem deutschen Paar adoptiert worden, welches noch drei weitere leibliche Kinder hatte. Sie war die Jüngste. Die Familie war recht wohlhabend. Überdurchschnittliche Konflikte gab es nicht, sodass das Mädchen »in geordneten Verhältnissen« aufwuchs. Niemand in der Familie hatte das Gefühl, es würde der Adoptivtochter an irgendetwas mangeln. Umso größer waren das Unverständnis und Entsetzen, als jene mit 14 Jahren unvermittelt anfing, Cannabis zu gebrauchen. Zwei Jahre später hatte ihr Konsum ein für sie schädliches Ausmaß angenommen. Erst zu diesem späten Zeitpunkt wandten sich die Eltern an die Drogenberatung. Sie wussten sich und ihrer indischen Tochter nicht mehr zu helfen. Eine Woche später sah ich das Mädchen zum ersten Mal.

Vor mir saß ein weibliches Geschöpf, das geradewegs einem fernöstlichen Märchen entstiegen zu sein schien. Die junge Deutsche indischer Abstammung war so makellos schön und ebenmäßig, dass sie überall, wo sie auftauchte, magisch die Blicke anderer Menschen auf sich ziehen musste. Während wir die ersten Worte miteinander wechselten, schaute auch ich sie an, um ihr Bild in mich aufzunehmen und in mir nachzuspüren, was es zum Klingen bringen würde. Etwas stimmte nicht. Ahnungsvoll wandte ich meine Augen von ihr ab, dem Eindruck nachgehend, dass ich die junge Frau als überaus schutzbedürftig erlebte. Nach kurzer Bedenkzeit, ob es nicht viel zu früh sei, zu äußern, was mir durch den Kopf ging, sagte ich ihr: »Ich glaube, das muss schwer für dich hier sein. Du fühlst dich bestimmt ganz anders unter uns.«

Sie sah mich einen Moment aus großen Augen an, lächelte bitter und dann brach es schon zornig und zugleich traurig aus ihr heraus:

. . . .

»Ich fühle mich schon, seit ich denken kann, anders. Meine Eltern haben mir früh gesagt, dass ich ein Adoptivkind bin. Sie hätten es mir gar nicht sagen brauchen, denn das konnte ich doch von Anfang an sehen, dass ich nicht gleich war wie sie und meine Geschwister. Ich bin doch wirklich ganz anders. Es ist nicht nur meine Hautfarbe, die mich hier anders macht. Die finden viele ja sogar noch hinreißend schön. ›Schön‹, wenn ich das nur schon höre, könnte ich schreien. Ich fühle mich aber auch innendrin fremd hier. Meine Eltern und meine Geschwister, ich glaube, niemand weiß, wie ich mich wirklich fühle. Alle sagen zu mir, es geht dir doch gut, du hast doch alles, dir fehlt doch nichts. Sie sind böse auf mich und machen mir Vorwürfe, weil ich so viel Shit und Ganja rauche. Ohne halte ich das gar nicht mehr aus. Manchmal traue ich mich kaum noch raus. Wenn ich Haschisch oder Ganja geraucht habe, fühle ich mich sicherer. Dann bin ich wie beschützt. Es legt sich etwas um mich herum, was mich weniger durchdringbar macht. Eigentlich komisch, dass ich mich mit Haschisch nicht so fremd fühle, denn anders bleibe ich doch trotzdem.«

Die Ursachen für ihre Zuflucht zu Haschisch und Ganja legte die junge Frau sehr offen, zumindest diejenigen, die ihr selbst bewusst waren. Es ist ein wenig spekulativ, aber ich bin überzeugt davon, dass sie Cannabis noch aus gänzlich bewusstseinsfernen Gründen zum Mittel ihrer Wahl erkor. Als Inderin stammt sie aus einer der Regionen der Erde, in denen der Umgang mit »Charas«, »Bhang« und »Ganja« den Menschen seit Jahrtausenden in die Wiege gelegt wird. Die Verehrung von Cannabis ist untrennbar mit den alten indischen Gottheiten, mit Glauben, Religion und Spiritualität verbunden. Säuglinge saugen die Cannabiskultur quasi mit der Muttermilch ein. Selbst wenn der Konsum von Cannabisprodukten vorzugsweise eine männliche Domäne ist, die junge Frau brachte ihr Umgang mit der Droge näher an ihre kulturellen Wurzeln heran. Sie fühlte sich damit weniger fremd. Sicher nicht zufällig benutzte sie die Bezeichnung »Ganja«, was für hiesige Marihuanagebraucher eher untypisch ist.

Um für sich einen Weg zu finden, mit ihrem Anderssein trotzdem »heimischer« in unserer Kultur und »unter uns« zu leben, brauchte sie vor allem anderen erst einmal einen Menschen, dem sie sich mit ihrem Empfinden anzuvertrauen wagte, und der sie in Gänze zu verstehen in der Lage war. Das konnte ich für sie weder als Mann noch als Deutscher sein, der zwar über die Wurzeln und Gebräuche der hohen indischen Kultur zu lesen, sie aber nicht wirklich zu »fühlen« vermochte. Ich dachte sogleich an eine dritte Person, die ich vor Jahren bei einer interkulturellen Veranstaltung kennengelernt hatte und zu der es seither immer mal wieder beruflich veranlasste Kontakte gab. Es handelte sich um eine erwachsene Frau mit ebenfalls indischer Abstammung, die seit langen Jahren zufrieden »unter uns« lebt und sich in ihrem Beruf mit den Auswirkungen »kultureller Verpflanzungen« beschäftigt. Ich stellte den Kontakt zwischen ihr und der 17-jährigen Schülerin her. Gemeinsam arbeiteten sie daran, der jungen Frau einen für sie gangbaren Weg zu ebnen, der sie sowohl bei ihrer ureigenen Identität als auch in ihrer »hiesigen Heimat« ankommen ließ und Cannabis weitgehend entbehrlich machte.

Das Thema des »Sich-ganz-anders-Fühlens« hat zahlreiche Ausprägungen. »Unter uns« lebende Menschen fühlen sich sehr häufig anders und fremdartig. Nur zu häufig bleiben sie mit ihrem Empfinden allein oder »unter sich«, weil kein anderer ihr Erleben wirklich teilend nachzuempfinden vermag. Bei den unter uns lebenden »schwarzen« oder »farbigen« Mitmenschen sowie bei Zuwanderern aus aller Herren Länder, also Menschen mit sogenanntem Migrationshintergrund, werden die Schwierigkeiten augenscheinlich. Nicht nur, dass sie bereits an ihrer Entwurzelung schwer genug zu tragen haben und selbst in der zweiten oder sogar dritten Generation noch gar nicht innerlich »bei uns« angekommen sind. Sie sehen sich zusätzlich den offenen oder verdeckten Anfeindungen unserer fremdenfeindlichen Mitbürger ausgesetzt. Dem doppelten psychischen Druck halten viele nicht stand. Für sie wird die Zuflucht zu den anfänglich Entlastung gewährenden Wirkungen von Rauschdrogen zur dritten und vielleicht sogar ernsthaftesten Bedrohung.

Es sind aber nicht nur Menschen anderer Hautfarbe, Herkunft, Religion und Kultur, die sich »anders« fühlen können. Immer wieder treffe ich auf Kinder und Jugendliche, die berichten: »Ich fühle mich irgendwie anders. Aber eigentlich kann ich gar nicht genauer sagen, wie.« Wiederholt hat sich bei den familiären Nachforschungen ergeben, dass es sich um adoptierte Kinder handelte, denen ihre Eltern von ihrer wahren Herkunft noch nichts erzählt hatten, weil sie diese Wahrheit immer wieder vor sich hergeschoben hatten. Darüber wurden sie im Endeffekt so unsicher, dass sie keinen Weg mehr wussten, wie sie ihrem Sohn oder ihrer Tochter die Tatsache der Adoption nach so langen Jahren des Darüberschweigens vermitteln sollten. Feinfühlig, wie Kinder sind, spürten die Söhne oder Töchter allerdings, »dass irgendetwas nicht stimmte« mit ihnen. Über ihre Herkunft und die Adoption war ihnen zwar nichts erzählt worden, aber es war ihnen »ahnungsbewusst«, dass sie anders als andere Kinder waren. Da sie keine für sie nachvollziehbare Erklärung fanden, suchten viele den Fehler bei sich: »Was ist es, was an mir nicht richtig ist? Wieso habe ich immer das Gefühl, etwas stimmt nicht mit mir?« Manchmal war es anfänglich ein Schock, wenn bei Adoptivkindern, die wegen Drogenproblemen in die Beratung gekommen waren, kein Weg daran vorbeiführte, im familientherapeutischen Prozess ihre wahre Herkunft aufzudecken. Für Kinder wie Eltern war die Aufdeckung des »Geheimnisses« zu Anfang ein Drama. In einigen wenigen Fällen konsumierten die Jugendlichen erst einmal verstärkt Rauschmittel. Sie fühlten sich von ihren »Eltern« getäuscht, jahrelang hintergangen. In aller Regel jedoch führte die Aufdeckung des Geheimnisses direkt oder nach einiger Zeit zu einer positiven Veränderung. Da die Kinder oder Jugendlichen endlich die erklärende Antwort auf die Frage gefunden hatten, was an ihnen »so anders« war, konnten sie innere Umwertungen in sich vollziehen. Sie fanden im Nachhinein die Bestätigung dafür, dass sie von jeher richtig gefühlt hatten. Sie durften sich auf ihr Gefühl verlassen, dass »etwas nicht stimmte«. Das »Etwas« lag indes nicht in ihrem persönlichen Wesen begründet. Nicht sie als Kinder waren »falsch«. Falsch war das jahrelange Schweigen der Eltern, selbst wenn jene mit bester Absicht gehandelt hatten, weil sie glaubten, ihre Kinder vor der Wahrheit ihrer Herkunft verschonen zu können.

Nahezu regelmäßig begegnet mir das Thema des »Andersseins« bei Söhnen und Töchtern von psychotischen oder schizophrenen bzw. von alkohol- oder drogenabhängigen Eltern.

Ein süchtig abhängiger Elternteil bringt für viele Kinder ein dramatisches Erleben mit sich. Doch das ist noch irgendwie »sichtbar« oder »fassbar«. Die Kinder wissen zumeist, »was Sache ist«, und entwickeln bestimmte Lebensstrategien, die ihnen helfen, mit der familiären Belastung zu überleben.

Weit weniger greifbar ist das Zusammenleben mit einem psychotischen oder schizophrenen Elternteil. Deren Kinder sehen und spüren, dass die Eltern »anders« sind, dass sie »nicht stimmen«, nicht »normal« sind. Auch sie entwickeln Strategien, mit der »Störung« ihrer Eltern zu leben. Doch es hinterlässt tiefer reichende Spuren in ihrem innersten Kern. Diese wirken sich umso gravierender aus, je jünger die Kinder zum Zeitpunkt der Erkrankung des jeweiligen Elternteils sind. Manche solcher Kinder beginnen als Jugendliche, Cannabis oder andere Drogen zu gebrauchen. Sie benutzen das Mittel, um die ihnen innewohnenden Sorgen und Ängste zu dämpfen und unter Kontrolle zu halten. Die Söhne oder Töchter machen sich fortwährend Gedanken darüber, ob sie ebenfalls so »verrückt« werden könnten wie ihre Mutter oder ihr Vater.

Eine meiner Klientinnen befürchtet so bei jeder länger dauernden gefühlsmäßigen Verwirrung, für die sie keine unmittelbare Erklärung findet, »dass es jetzt so weit ist« und sie ihrer schizophrenen Mutter ähnlich wird. Ihre Angst ist förmlich mit den Händen greifbar. Ich biete ihr in solchen Momenten vorsichtig dosierten Berührungskontakt an. Der darüber vermittelte Halt reicht aus, um nicht in der Angst verloren zu gehen. Ihre Befürchtungen, der Mutter nachzuschlagen, sind gewachsen oder vielmehr spürbarer für sie geworden, seit sie ihren früheren täglichen Haschischkonsum drastisch reduziert hat. Der Stoff hilft ihr nicht mehr, die innere Unruhe in Schach zu halten. Sie ist dabei, andere Strategien zu entwickeln, um mit ihrer Angst vor dem »Anderssein« fertig zu werden. Die 19-Jährige ist sehr feinfühlig, aber vielfach noch unsicher, ob sie ihren Gefühlen trauen darf. Immer wieder ist Thema, ob ihre Wahrnehmung »richtig« ist oder vielleicht doch »falsch« sein könnte.

Es ist eine Leistung, wenn ein junger Mensch, der neben einem

»meist in einer anderen Welt weilenden« Elternteil groß geworden ist, die Sicherheit in sich findet: »Ich brauche nicht so zu werden wie meine Mutter (oder mein Vater)«, oder wenn er zumindest mit der Restunsicherheit so zu leben vermag, dass sie seine Lebenszufriedenheit nicht in untolerierbarer Weise einschränkt.

In absolut verunsichernder, beängstigender Weise »anders« fühlen sich junge Männer, die den Verdacht oder bereits die Gewissheit haben, dass sie »schwul« sind. Sofern das ruchbar wird, kann ihnen in der Welt der jungen männlichen Erwachsenen ein solches Maß an Verachtung, Ablehnung, Hassbekundungen und Pöbeleien entgegenschlagen, dass es schlichtweg nicht zu ertragen ist. In ihrer Not greifen sie nicht selten zu Cannabis oder Alkohol, um mal einen Moment der inneren Ruhe zu erleben.

Ganz aktuell kommt ein derart um Orientierung ringender 15-Jähriger mit etlichen seiner Freunde regelmäßig in einem schulischen Beratungsprojekt zu Gesprächen. Seine Freunde ekelt es an, wenn sie sich von ihm angemacht fühlen. Sie schreien ihm fast entgegen: »Hör auf, mich anzumachen. Ich mag das nicht. Versuch nie wieder, deinen Kopf an meine Schulter zu legen, sonst schlage ich.« Für seine Freunde spricht, dass sie versuchen wollen, den freundschaftlichen Kontakt zu ihrem 15-jährigen Kameraden nicht abreißen zu lassen. Aber sie wollen auf keinen Fall in den Geruch kommen, einem Schwulen zu nahe zu kommen. Das erlauben die unbarmherzigen Gesetze ihrer Jungenwelt nicht. Sie würden sich im Endeffekt selbst gemobbt sehen. Der Junge selbst hat noch panische Angst vor seiner Homosexualität, weswegen er im Moment mit einem Mädchen »rummacht«. Außerdem kifft er nicht zu knapp, weil er sich damit phasenweise leichter fühlt und sich »männlicher« zu geben glaubt. In den Gesprächen mit der Gruppe ist das Thema aber weniger der Cannabisgebrauch als vielmehr die überhöhte Angst vor der Homoerotik. Ich spreche mit dem Jungen und seinen Freunden so klar über »Schwul-« oder »Bi-Sein«, dass erst gar keine falsche Verschämtheit aufkommt. Für den Jungen ist es wichtig, von einem männlichen Gegenüber Wertschätzung und Anerkennung zu erfahren, damit eine Überzeugung in ihm wachsen kann, dass sein nicht zu verdrängendes »Anderssein« nichts »Aussätziges« hat. Sein Schwulsein mindert in keiner Weise seinen Wert und seine Würde als Mensch.

Nicht in jedem Fall wird das Gefühl des »Ich bin anders« zu einer Hypothek auf das Leben. Viele Menschen genießen gar eine bestimmte Form des »Nicht-wie-die-anderen-Seins«. Sie sind möglicherweise schöner oder erfolgreicher, klüger oder fantasievoller, künstlerisch begabter oder zeichnen sich durch sonst ein besonderes Merkmal aus. Ihre »Besonderheit«, die ungemein zur Stabilität ihres Selbstwertgefühls beizutragen vermag, ist indes verschieden von dem Gefühl, welches Menschen verspüren, die sich »so ganz anders« inmitten ihrer Mitmenschen erleben. Wer allerdings unter allen Umständen etwas »Besonderes« sein möchte, hat daran eine schwere Bürde zu tragen. »Grandios« sein zu wollen oder gar sein zu müssen ist darüber hinaus ein besonders hohes Risiko für Suchtmittelgebrauch.

Zufrieden lebt in aller Regel, wer die angenehmen Seiten des »Normalseins« schätzen gelernt hat. »Normal« zu sein bedeutet nicht, »langweilig« zu sein oder über keine besonderen Fähigkeiten und Stärken zu verfügen. Was für ihn »Normalsein« im positiv verstandenen Sinne heißt, schilderte mir ein therapieerfahrener Kollege und Freund, der in jungen Jahren einige Erfahrungen mit Drogen gesammelt, sich anschließend allerdings wesentlicheren Erfahrungen im Leben zugewandt hatte:

. . . .

»Ich fühle mich heute eigentlich ›ganz normal‹. Früher hatte ich ein Problem mit der Vorstellung, ›normal‹ zu sein. Ich dachte immer, ich müsste mich irgendwie von anderen sichtbar unterscheiden oder was ganz Besonderes sein. Heute weiß ich, ich fühle mich so normal, weil ich mir erarbeitet habe, mich mit all meinen Stärken und Schwächen anzunehmen. Bestimmte Seiten an mir mag ich besonders. Diejenigen, die ich nicht so gern mag, bekämpfe ich nicht mehr. Ich lächle ihnen sozusagen freundlich zu. Eigentlich bin ich froh, dass sie ebenfalls ein Teil von mir sind. Ich möchte niemand anderes mehr sein. Meistens fühle ich mich mit mir im

Reinen. Und wenn ich mal mit mir unzufrieden bin, finde ich heute Mittel und Wege, wie ich wieder ausgeglichen werde. Ich bin im Großen und Ganzen mit mir zufrieden. Und deswegen kann ich mich so normal fühlen. Das ist doch nichts Schlechtes.«

· ·

Ich habe kein Gesicht und bin nur Scheiße ...

Einer der niederschmetterndsten Gründe, Rauschmittel zu benutzen, gründet in der eigenen seelischen Vernichtung. Das Vernichtungsgefühl mag durch vereinzelte traumatische Erlebnisse wie durch chronisch anhaltende Missachtung bewirkt worden sein. Nicht selten nimmt es seinen Anfang bereits vor der biologischen Geburt, dann nämlich, wenn ein Kind gänzlich unerwünscht ist. Neueste Ergebnisse der vorgeburtlichen (pränatalen) Forschung belegen eindrücklich, dass ein Fetus im Mutterleib bereits über eine erstaunlich differenzierte Wahrnehmung verfügt. Sein Empfindungsvermögen lässt keine weiteren Zweifel an der Tatsache zu, dass ein Kind zuverlässig spürt, ob es bei den Eltern willkommen ist oder nicht. Säuglinge, die sich unerwünscht fühlen oder gar abgetrieben werden sollten, werden als Kinder und Jugendliche häufig von dem tief eingegrabenen Lebensgefühl begleitet, kein »wirkliches Gesicht« zu besitzen oder nicht lebenswert zu sein. Doch selbst ausgesprochene Wunschkinder können noch ihr »Gesicht verlieren«, wenn sie in ihrer seelischen Existenz Vernichtung erfahren.

In einem Qualifizierungskurs »Jugendliche und Drogen«, der für bereits berufserfahrene Sozialpädagoginnen angeboten wurde, beschrieb eine Teilnehmerin als Abschlussarbeit die bisherige Lebensgeschichte ihres Mannes sowie ihre eigene koabhängige Verstrickung mit ihm. Teile davon gebe ich hier wieder. Sie lassen nachvollziehbar werden, wie das Identitätsgefühl »Ich habe kein Gesicht« auf direktem Weg in fortschreitenden selbstschädigenden Drogengebrauch führt.

Der Mann der Kursteilnehmerin stammt aus einer gutbürgerlichen Familie. Sein Vater war von Beruf Arzt. »Mein Mann war ein Wunschkind und wurde von der Mutter über alles geliebt. Sie war die Bezugsperson. Der Vater spielte in den ersten Lebensjahren keine große Rolle. Die 9 Jahre ältere Schwester betrachtete den Bruder anfangs als Rivalen. Als mein Mann 4 Jahre alt war, starb seine Mutter an den Folgen eines Autounfalls.«

Der Unglücksfahrer war der Vater des 4-jährigen Jungen. Mit schweren Verletzungen lag er selbst mehrere Monate im Krankenhaus. Der Junge wurde während dieser Zeit zunächst von einer Tante und später von wechselnden Kindermädchen betreut. Er verstand nicht, wo seine Mutter abgeblieben war, »denn niemand erwähnte den Tod der Mutter. Erst Monate später teilte seine Schwester ihm mit, dass die Mutter tot sei. Man wollte ihn schonen, sagte man ihm«. Ohne innere Unterstützung und erklärende Gespräche war der Junge mit dem plötzlichen Verlust seiner wichtigsten Bezugsperson völlig alleingelassen worden. Seine Schwester übernahm jetzt teilweise die Mutterrolle. Als er 6 Jahre alt war, heiratete sein Vater eine 23 Jahre jüngere Frau, und man begann, »das mutterlose Kind zu verwöhnen. Er wurde zum Musterschüler und ein jeder liebte und verhätschelte ihn. Mit 9 Jahren bekam er noch eine Halbschwester«. Von diesem Zeitpunkt an und insbesondere in der Pubertät verschlechterte sich die Beziehung zur Stiefmutter drastisch. »Der Vater stellte sich auf die Seite seiner Frau. Es begann der Lebensabschnitt, wo man autoritärer auf meinen Mann einwirken wollte. Mit massivem Druck reagierte man auf Konflikte. Mein Mann begann zuerst Alkohol zu trinken und dann zu kiffen. Er zog sich immer mehr zurück. Seine Schulleistungen wurden zusehends schlechter. Systematisch entmutigte man ihn, keiner hatte Vertrauen, außer die große Schwester. Mit ihr hatte er eine solidarische Beziehung. Es wurde auf seinem Selbstwertgefühl herumgetrampelt. Man hielt ihn für einen Versager, einen Drogierten, einen Homosexuellen, einen, der sich an der jüngsten Schwester vergreifen könnte.« Die ältere Schwester verließ fluchtartig das Elternhaus und der junge Mann fühlte sich erneut verlassen. Die Situation eskalierte, als der Vater ihm vernichtende Schläge versetzte: »Du bist nicht wert, meinen Namen zu tragen«, schrie er ihn wiederholt an. Auch in Details machte er seinem Sohn klar, dass er gar keine

Existenzberechtigung mehr für ihn hatte: Der Vater fuhr mit seiner jüngeren Frau bevorzugt doppelsitzige Sportwagen. Dass sein Sohn darin keinen Platz mehr fand, war bezeichnend dafür, dass ihm der Vater in seinem Leben überhaupt keinen Raum mehr gewährte. Der junge Mann zog in »eine kleine, vergitterte Kellerwohnung, ging nicht mehr zur Schule, hatte keinen Kontakt mehr zur Familie. Sein Alltag wurde immer chaotischer. Er begann, regelmäßig zu trinken und zu kiffen, schloss sich einer Drogenclique an, wo er endlich das Gefühl von Dazugehörigkeit und Anerkennung fand, zumal seine Freunde ihn brauchten, weil er durch sein mütterliches Erbteil über Geld verfügte.«

Seine spätere Frau wuchs in einer bäuerlichen Großfamilie auf:

· ·

»Meine Großmutter war eine geizige, gefühlskalte Person, die ständig an mir herumnörgelte. Nach dem Tod des Großvaters übernahm mein Vater die Rolle des Oberhaupts in der Familie. Er entschied. Jedoch über Gefühle oder Probleme wollte und konnte er nicht sprechen. Er flüchtete in die Arbeit oder reagierte besserwissend, abschätzig und autoritär. Nie bekam ich Anerkennung von ihm, was ich auch tat. Meine Mutter lebte zurückhaltend und angepasst. Das Verständnis und die Liebe, welche sie nicht bei ihrem Mann fand, suchte sie bei uns Kindern. Ein besonders gutes Verhältnis hatte sie zu meinem jüngsten Bruder. Oft war ich gekränkt und fühlte mich selbst nicht geliebt. Rebellierte ich, wollte ich über meine Probleme und Wünsche reden, sagte mir meine Mutter nur: ›Sei nicht so, das macht mich krank.‹ Ich musste eine pflegebedürftige Großtante pflegen, mit der ich während der ganzen Kindheit ein Zimmer teilte. Nicht einmal ein Kinderbuch befand sich in diesem Zimmer. Eigentlich wollte ich immer einen kreativen Beruf erlernen. Hierbei wurde ich jedoch total entmutigt. Mit 15 Jahren fand ich eine Arbeitsstelle. Mit 15 wurde ich auch sexuell missbraucht. Ich blieb damit allein, fühlte mich einsam, klebte dauernd an meiner Mutter.«

· ·

Im Alter von 20 Jahren kündigte die junge Frau ihre Arbeitsstelle und beschloss, Sozialarbeiterin zu werden:

»Ich wollte anders auf die Probleme und Konflikte von Jugendlichen eingehen, anders als dies der Fall bei mir selbst war. Ich suchte einen neuen
Freundeskreis, begann Haschisch zu rauchen und holte irgendwie meine
Pubertät nach. Ich zog in eine Wohngemeinschaft, hatte aber immer Kontakt zu meiner Mutter. Ihr gegenüber fühlte ich mich in der Zwischenzeit
für ihr Wohlergehen verantwortlich. Ich glaube, ich nahm nun die Rolle des
Vaters ein und begann sie zu verwöhnen.«

Zur gleichen Zeit lernte die junge Frau ihren späteren Mann kennen. Sie fühlte sich zu ihm hingezogen, obwohl sie schnell erkannte, dass in seiner Wohngemeinschaft Alkohol, Haschisch und härtere Drogen »in unerhörten Massen« konsumiert wurden. Mit dem
neuen Partner »lernte ich zum ersten Mal, mich zu entspannen«.
Doch in die Phase der Entspannung platzt eine Hiobsbotschaft für
die junge Frau: Der ihr vom Arzt eröffnete Gesundheitszustand der
Mutter »war ein grausamer Schock für mich. Dieser angekündigte
Verlust durch Krebs machte mir panische Angst. Bisher hatte mir
jeder in der Familie die Krankheit verschwiegen. Nun logen wir
die Mutter über Monate an und ließen sie alleine. Kurz bevor sie
starb, bat sie mich: ›Sorge für den Vater, wenn ich tot bin.‹ Dieses
Versprechen konnte ich ihr nicht geben. Ich habe ihr gesagt, dass
es für mich unmöglich sei«.

Die Mutter wollte von ihrer Tochter ein unmögliches Versprechen. Sie gab ihr damit eine Hypothek auf deren zukünftiges Leben mit, denn seither fühlte sich die Tochter in Schuld gebunden.
Nach dem Tod der Mutter lebte sie mit ihrem Partner, der zwischen ihr und seiner Clique hin- und herpendelte.

»Ich glaubte immer, dass die Liebe die Rettung sei bei einer Sucht. Eigentlich war ich so unwissend und hatte keine Ahnung, was Sucht bedeutet. Ich
glaubte, es sei ein Suchen nach Geborgenheit, Suchen nach einem verlorenen Glück, ein Suchen nach einer unbekümmerten Kindheitserinnerung.
Aber Sucht war: heftige Streitereien, Unfälle, Schlägereien, Selbstmord-

versuche, neue Arbeitsplätze. Sucht war Angst, Depressionen, Aggressionen, Vorwürfe, Schuldgefühle, Verzweiflung. Zu Alkohol und Haschisch kamen noch andere neue Drogen hinzu. Oft fühlte ich mich alleingelassen, EINSAM ...! Ich glaube, aus diesem Gefühl heraus verstrickte ich mich immer tiefer in eine symbiotische Beziehung zu meinem Partner. Ich konnte mich nicht lösen. Immer wieder versuchte ich, ihn zu ermutigen, zu unterstützen, zu verstehen. Jahrelang glaubte ich, schuld an seinem krankhaften Suchtverhalten zu sein. Ich empfand die Krankheit als ein emotionales Chaos auf der ganzen Ebene, mir war es, als würde ich eine Karussellfahrt mit dem Teufel ›Sucht‹ machen. Ein zwanghafter, sich immer wiederholender Schmerz. Irgendwann in diesen Jahren brach mein Partner total zusammen und war endlich bereit, einen körperlichen Entzug und eine Therapie zu machen. Beide waren wir befreit und glücklich.«

Nach der Therapie war ihr Partner gestärkt mit Selbstvertrauen. Es folgte eine Zeit jahrelanger Abstinenz von Drogen und Alkohol, während derer er Erfolgserlebnisse in der Arbeit verbuchte und seinen Humor wiederfand. Das Paar pflegte regelmäßig soziale Kontakte. Der Mann »fand Freude am Motorradfahren, am Schachbrett, an der Musik«. Leider folgte dann »eine Phase, wo es für meinen Partner von Bedeutung war, zu testen, ob er ein normales Verhalten zum Alkoholtrinken haben könnte. In verträglichen Maßen nahm er nun Alkohol zu sich. Anfangs klappte es wunderbar«.

Während der stabilen Jahre heiratete das Paar. Die aktuelle Lebenssituation bereitet beiden jedoch große Sorge. Seit mehreren Jahren arbeitet der Mann in einer gesicherten Position in der öffentlichen Verwaltung. Die Institution verschafft ihm viel inneren Halt. Doch »das, was bleibt, ist dieses mulmige Gefühl im Bauch«. Im Hinblick auf seine familiäre Geschichte spricht der Mann »vom ›Geisterschiff‹, welches sich sporadisch in seine Gefühlswelt drängt. Er hat die Familie immer noch nicht losgelassen, obwohl er immer seltener von ihnen redet. Er verdrängt und steckt vieles weg«. Die Frau nimmt für sich in Anspruch, sich das notwendige Maß an Loslösung von ihrer Familie erarbeitet zu haben. Sie hat eine berufliche Pause eingelegt, lebt vom Geld ihres Mannes. Mit berechtigtem Argwohn nimmt sie zur Kenntnis, dass jener in immer kürzeren Abständen wieder größer werdende Mengen Alkohol zu sich nimmt. Beide spüren die Krise.

»Wir meiden den Kontakt zur Außenwelt mit ihren Genussmitteln. Auf der einen Seite ist unser Zuhause wie eine Insel der Geborgenheit, auf der anderen Seite ist die Insel auch einengend. Aus diesem Grund hat mein Mann zeitweilig das Bedürfnis, das Haus zu verlassen. Wenn er dies tut, dann mit schlechtem Gewissen, da er mich alleingelassen hat. Um seine Schuldgefühle zu unterdrücken und um sich überhaupt zu entspannen, sucht er Entlastung im Rausch, um somit wieder ein seelisches Gleichgewicht herzustellen.

Am nächsten Tag: Schuldgefühle, Selbstvorwürfe, Mangel an Selbstvertrauen – Angst vor Kontrollverlust. Sein Wunsch nach Genesung ist aktuell ganz akut. Jedoch aktive Änderungen kann ich keine direkt sehen. Seit Längerem ist mir klar, dass ich nicht schuld bin an der kranken Seele meines Mannes. Seither kann ich ihn mehr loslassen. Ich mache ihn nicht mehr verantwortlich für mein eigenes Unglücklichsein, lasse ihn gehen, ohne ihn mit Schuldgefühlen zu beladen. Es ist mir bewusst, dass ich sein Problem nicht lösen kann, sondern dass er den Mut aufbringen muss, wieder verantwortlich für sich zu agieren und sich Hilfe zu suchen. Ich versuche für meinen Teil, mehr auf meine Wünsche einzugehen, nicht zwischen Hoffnung und Verzweiflung krank zu werden. Dies ist jedoch ein schwieriges Unternehmen, da man unerhört konsequent reagieren muss. Es erfordert viel Ausdauer und Geduld. Die Gefahr ist, dass man sich schnell wieder in den alten Verhaltensmustern wiederfindet. Drückt der Partner eine bestimmte Taste, dann läuft ein bestimmtes Programm. Immer wieder das alte Programm löschen und sich das Neue bei sich vor Augen halten.

Eigentlich müsste ich diese neue Krise als Chance betrachten, die mir und meinem Mann den Weg in die Erwachsenenwelt zeigt, wo wir beide in Würde unser Gesicht tragen können und unabhängig, eigenständig, ein jeder für sich und trotzdem zusammen leben können.«

Als unmittelbar sichtbare Konsequenz für sich selbst sowie als kleines Signal an ihren Mann hat seine Frau eine ihrer eigenen selbstschädigenden Verhaltensweisen aufgegeben: Sie ist entschlossen, ihre Abhängigkeit von Nikotin zu besiegen. Das Paar hat eine realistische Chance. Zum einen haben sie zusammen schon manche Krise gemeinsam durchgestanden, zum anderen ist dem Mann seine Gefährdung mehr als bewusst und er sucht nach Auswegen aus dem drohenden Absturz. Beide wissen, dass sie jederzeit auf ein Hilfsangebot zurückgreifen können, falls sie es allein nicht schaffen.

Fast an der Tagesordnung in unserer Gesellschaft, in der viele Menschen einem Klischee von Männlichkeit oder Weiblichkeit aufsitzen, ohne sich mit gefestigter Geschlechtsidentität wohlzufühlen in ihrer Haut, ist die Tatsache, dass vorwiegend junge Frauen ein Selbstempfinden äußern, das erschrecken mag: »Ich bin total hässlich. Ich bin scheiße, mein Gesicht ist total scheiße.« Erst jüngst hörte ich genau diese Worte aus dem Mund einer 15-jährigen Schülerin, die mit ihrer besten Freundin zu mir in die offene Sprechstunde kam. Die Freundin ist ernsthaft besorgt, dass sich die 15-Jährige etwas antut, weil sie sich selbst so überhaupt nicht leiden mag. Diese schildert eine noch diffuse Erinnerung an ein traumatisierendes Erlebnis im Alter von 8 Jahren, mit dem sie völlig allein blieb. Ihr gesamtes Körperempfinden ist verändert. Sie empfindet sich als fett und abstoßend. In der Realität ist sie allerdings eine junge Frau mit völlig normaler Figur und einem ausgesprochen schönen Gesicht. Ihre Selbstwahrnehmung »Mein Gesicht ist scheiße« ist ihr aber nicht einfach auszureden. In ihrem Inneren sieht es düster aus. Sie fühlt sich in keiner Weise liebenswert. Um ihre Nöte besser zu ertragen, raucht sie Haschisch und Gras. Mit der Brechung ihres jahrelangen Schweigens hat sie den ersten Schritt zu einer persönlichen Veränderung eingeleitet.

Die junge Frau ist mit ihrem negativen Selbstempfinden und dem sekundären Cannabisgebrauch beileibe kein Einzelfall. Die Anzahl der jungen Mädchen und Frauen, die sich selbst runtermachen: »Ich bin voll hässlich«, »Meine Oberschenkel sind viel zu fett«, »Ich sehe zum Kotzen aus«, oder: »Mein Gesicht ist scheiße«, gehen in die Legionen. Alle, welche mit solchen Symptomen eines verschobenen, aus den Fugen geratenen Selbstempfindens vertraut sind, wissen, wie hartnäckig es sich lange Zeit einer Veränderung zum Positiven widersetzen mag. Da braucht es Einfühlungsvermögen, Wertschätzung, Bestätigung, Wohlwollen, Geduld und Beharrlichkeit.

Ich darf nicht lebendig sein ...

Viel zu viele Menschen zahlen mit ihrer eingeschränkten Lebendigkeit einen hohen inneren Preis für Beziehungserfahrungen, die sie zu übergroßen Anpassungsleistungen veranlasst haben:

Eine 34 Jahre alte Frau wandte sich wegen eines Therapieplatzes an mich. Es handelte sich um eine jener seltereren Klientinnen, die sowohl nach objektiver wie subjektiver Einschätzung von Cannabis abhängig sind. Die Klientin hatte in der Vergangenheit bereits mehrere Therapien absolviert, kam aber trotz Fortschritten nicht über den entscheidenden Berg. Sie fraß regelrecht Bücher über Drogen, Sucht und Therapiemöglichkeiten in sich hinein. Nach der Lektüre meines Buches »Der rote Faden in der Sucht«, das ihr »vernünftig und klug« erschien, entschloss sie sich mit erheblichem innerem Aufruhr zu einem weiteren Therapieversuch. Ihre Geschichte liest sich wie ein leidvoller Entwicklungsroman.

Ihr Stillhalten im Leben begann bereits vor der Geburt. Ihre Mutter litt während der ersten drei Monate der Schwangerschaft unter schweren Depressionen und Schuldgefühlen. Unwillkürliche Blutungen im 3. Monat waren womöglich der unbewusste Versuch, ihr Kind auszutreiben. Nach der Geburt der Tochter verfiel sie in eine Wochenbettdepression. Sie stillte ihr Kind nicht. Obendrein hatte die Mutter vom Jahr der Geburt ihrer Tochter an über 15 Jahre hinweg schwere Alkoholprobleme.

Ihre Tochter beeilte sich mit dem Großwerden, indem sie die gespürten Erwartungen ihrer Eltern an sie vorwegnahm. Die Beziehung zur Mutter war von unvorhersehbarer Inkonsequenz geprägt. Einerseits bemühte sich die Mutter um ihre Tochter, sodass es Zeiten einer sehr engen Bindung mit viel körperlicher Nähe gab. Dann wiederum war die Mutter für ihre Tochter überhaupt nicht zu erreichen, weshalb sich das Mädchen sehr intensiv auf sich selbst konzentrierte. Seine frühe Überforderung zeigte sich in gelegentlichem nächtlichem »Weinen von unten«, also in Einnässen. Anfangs war das kleine Mädchen noch ein sehr aktives, neugieriges Kind. Zu lebhaft für seine Eltern, die ihre Tochter des Öfteren in einem Babyschlafsack im Bett festbanden, damit sie ruhig gestellt war. In dieser frühen Körpererinnerung gründet vermutlich die zwar aufrechte, aber sehr versteift und ruhig gestellt wirkende Körperhaltung der 34-Jährigen.

Über ihre Beziehung zum Vater schreibt die Klientin:

»Welche Beziehung? Der Vater war abwesend, selbst wenn er zu Hause war. Jemand, den man nicht stören durfte und mit dem man über die Mutter kommunizierte. Mischte sich nur in die Erziehung ein, wenn es ›wichtige‹ Entscheidungen zu treffen oder ein Machtwort zu sprechen galt. War für mich lange ein völlig fremder Mensch und eine ideale Projektionsfläche. In meiner Fantasie ein Verbündeter, der nur gerade keine Zeit hatte, sich mit mir zu beschäftigen. Falls er sich tatsächlich mal mit uns beschäftigte, war er sehr ungeduldig.«

Die Tochter fühlte sich von ihrem Vater nicht wahrgenommen. Sehr lebhaft führen detaillierte Erinnerungen in ihrem Gedächtnis ein Eigenleben. Mit 9 Jahren schenkte sie dem Vater zu dessen Geburtstag einen Gutschein für einen langen Spaziergang mit seiner Tochter, womit sie ihren sehnsuchtsvollen Wunsch nach innigerer Verbindung zu ihm ausdrückte. Der Vater hat den Gutschein nie eingelöst. Er hat vermutlich bis heute nicht die leiseste Ahnung, was seine Missachtung für das damals 9-jährige Mädchen bedeutete und wie das lang zurückliegende Erlebnis die erwachsene Frau bis in die Gegenwart bewegt.

Das Familienklima schildert die Klientin als »immer sehr gespannt und bedrückend«.

»Offiziell gab es keine Konflikte. Es konnte – theoretisch – über alles ge-
redet werden und es wurde – theoretisch – für alles Verständnis aufgebracht. Meine Mutter war – theoretisch – immer für mich da. Die Praxis sah
anders aus. Konflikte wurden nicht ausgetragen. Sie haben sich in subti-
len Spannungen manifestiert, denen man nur durch Flucht entkommen
konnte (meine Mutter durch Trinken, mein Vater durch Weggehen, meine Schwester durch Essen und später gewohnheitsmäßiges Trinken, ich
durch Flucht in Fantasiewelten und später in Drogenkonsum). Verständnis
wurde nur für das aufgebracht, was meine Mutter für richtig hielt. Verbale
und emotionale Botschaften standen oft in krassem Gegensatz. Das Angebot ›Wir können über alles reden‹ bedeutete eigentlich ›Du musst mir
alles erzählen und darfst mir nichts verheimlichen‹. Anerkennung gab's
fürs Bravsein.«

Ihr braves Stillhalten hält die erwachsene Frau über lange Jahre
hinweg in Bann. Es kostet sie die eigene Lebendigkeit und Lebensfreude.

Niemand in der Familie und Verwandtschaft bemerkt etwas von
den inneren Nöten des heranwachsenden Mädchens. Es gilt als
»braves und vernünftiges Kind«, obgleich es zahlreiche Signale aus-
sendet, die von einer einfühlsameren Umgebung hätten verstanden
werden können. Das Mädchen entwickelt wechselnde psychoso-
matische Beschwerden, von Migräne bis hin zu Auffälligkeiten
im Essverhalten. Zwischen 6 und 11 Jahren besteht es darauf, ein
Junge zu sein und mit dem männlichen Vornamen angesprochen
zu werden, den die Mutter einem von ihr heiß ersehnten Sohn
gegeben hätte. Als »Junge« erhofft sich das Mädchen zum einen
mehr Nähe zur Mutter und zum anderen mehr Anerkennung vom
Vater. Als es 13 Jahre alt ist, trinkt es zum ersten Mal Alkohol, um
mit »den Großen« und der 5 Jahre älteren Schwester mithalten zu
können. Als 14-Jährige raucht sie Zigaretten, mit 15 Jahren kifft sie.
In der zehnten Klasse sitzt sie völlig bekifft im Unterricht, und in
der Elften erzählt sie von sich aus ihren Eltern, dass sie Marihuana
raucht. Mutter und Vater sprechen daraufhin sogar mit dem Dro-

genberatungslehrer der Schule, doch es erfolgt keine einschneidende Intervention. Das Mädchen kapselt sich in der Familie völlig ab. Im Therapiebuch fördert die Klientin ihre Erinnerungen zutage:

»Ich erlebe extreme Selbstisolation, Selbstverstümmelung, Autoaggression, Selbstmordgedanken, Einsamkeitsgefühle, Drogenkonsum, Depressionen. Manchmal rede ich tagelang nicht, weder zu Hause noch in der Schule. Es scheint keinem aufzufallen. Ich bin sehr unsicher und finde mich selbst völlig unerträglich und abgrundtief hässlich. Das Einzige, was mir an mir selbst gefällt, sind meine Augen.«

Die Augen der Klientin sind in der Tat ein für die Verständigung mit ihr bedeutsamer Kanal. Sie funktionieren wegweisend als Spiegel ihrer Seele. In unserer gemeinsamen Arbeit lasse ich mich im Zweifelsfall mehr davon leiten, was die Augen der Klientin ausdrücken, als von ihren sprachlichen Äußerungen. Die Augen der Klientin sind lebendig. In ihnen wird sichtbar, dass an gut behüteten Orten viel Eigenleben in der Klientin unzerstört überlebt hat. Dieses gilt es zu bestärken, um damit das tragende innere Gerüst zu errichten, an dem es ihr im Gegensatz zu ihrer betont aufrechten äußeren Haltung innerlich mangelt.

Als Mädchen wie junge Frau gerät die Klientin wiederholt in bedrohliche Situationen, darunter Missbrauch und versuchte Vergewaltigung. In der Folge wird sie von lang anhaltenden Angstzuständen heimgesucht. Zeitweilig reagiert sie mit Depersonalisationserscheinungen: »Bis 23 Jahre fühle ich mich oft unsichtbar.«

Bei ersten Kontakten zum anderen Geschlecht verliebt sie sich in »Jungs, die ganz sicher unerreichbar sind«, so unerreichbar wie ihr Vater. Spätere längere Beziehungen zu Partnern verlaufen alle nach dem gleichen Muster:

»Nach etwa 6 Monaten gebe ich die Verantwortung für mich selbst ab und übertrage sie dem anderen. Ich passe mich völlig an und bin nicht fähig, mich abzugrenzen und meine eigenen Bedürfnisse wahrzunehmen. Drogen spielen immer eine Rolle. Ich bin immer diejenige, die sich trennt.«

• •

Eine Woche vor Abschluss ihres ungeliebten Studiums, das sie gleichfalls in Anpassung an Dritte aufnahm, die glaubten, zu wissen, was gut für sie wäre, unternimmt die Klientin einen Selbstmordversuch. Ein Jahr später beginnt sie eine Ausbildung in einem Beruf, den sie sich selbst aussucht. Aktuell arbeitet sie in einer gesicherten Position einer besonderen Sparte des öffentlichen Dienstes, die einerseits Raum für Kreativität und Eigeninitiative lässt, andererseits große Zuverlässigkeit erfordert.

Seit 20 Jahren spielen Alkohol und vor allem Marihuana im Leben der Klientin eine übergeordnete Rolle. In wechselnden Abständen zwar, aber mit aufrüttelnder und ungebrochener Beharrlichkeit, fordern die noch aktiven Selbstheilungskräfte der Frau sie immer wieder auf, ihr Leben neu auszurichten. So geschehen auch, bevor sie den Weg zu mir in die Therapie fand.

Beim ersten Termin saß eine nahezu unbewegliche, einsame und passive Frau vor mir, die sich vom Leben bedroht fühlte. Über zwei Jahrzehnte hinweg benutzte sie Marihuana, um durch ihr Leben zu finden. Die Droge war der Puffer zwischen sich selbst und allem »Äußeren, das ich als bedrohlich empfand«. Außerdem legten sich die Wirkungen des Mittels ihrer Wahl wie ein besänftigender Film über gewaltige in ihr brodelnde Aggressionen. Bereits beim zweiten Gespräch forderte ich die Klientin auf, sich ein Datum zu setzen, an dem sie mit dem Kiffen aufhören wollte, weil abzusehen war, dass die Arbeit sonst wenig Sinn machen würde. Der Marihuanaschleier über ihrem Leben musste gelüftet werden. Ich griff zu einer mehr oder weniger »paradoxen Intervention«. Da ich wusste, wie sehr sie sich in allen wichtigen Beziehungen an ihre Partner angepasst hatte, erklärte ich ihr: »Sie haben sich bisher nach Ihren Partnern gerichtet. Haben die getrunken, haben Sie mitgetrunken. Haben die Marihuana geraucht, rauchten Sie ebenfalls Marihuana. Wenn das so gut funktioniert, dann können Sie das jetzt nutzen und sich wieder anpassen. Wir werden zwar nur eine therapeutische Beziehung haben, aber ich kiffe nicht. Sie können sich nach mir richten und aufhören zu kiffen. Setzen Sie sich ein Datum, bis zu welchem Sie das bewerkstelligt haben möchten.« Die Klientin blickte mich aufmerksam an, dann lächelte sie und versprach, darüber nachzudenken. Ich war mir sicher, dass die Intervention vorübergehende Wirkung zeigen würde, gab mich aber nicht der Illusion hin, dass sie auf Dauer den Rückfall verhindern würde.

Beim dritten Gespräch erzählte die Klientin sogleich, dass sie »in vorauseilendem Gehorsam« bereits einen Tag nach dem vorangegangenen Termin nicht nur mit dem Marihuana-, sondern gleichzeitig auch mit dem Zigarettenrauchen aufgehört habe. Sie habe ihre Vorräte an »Gras« nicht einmal mehr aufgeraucht, sondern vernichtet und eine weitere Bestellung rückgängig gemacht. Ihre Mitbewohner seien sehr stolz auf sie. Die Klientin ist der lebende Beweis für die Tatsache, dass selbst stark cannabisabhängige Personen ihr Kiffen von heute auf morgen einzustellen vermögen, wenn sie über eine ausreichende Motivation verfügen. Eigentlich brauchte ich mich mit meiner Klientin gar nicht ausdrücklich über meinen »Trick« zu verständigen. Therapieerfahren, wie sie war, hatte sie bereits verstanden, welches »Spiel wir spielten«. Dennoch sprach ich es aus: »Ich glaube, wir wissen beide, dass wir hier so etwas wie ein Spiel spielen. Wenn Sie sich mir anpassen und aufhören zu kiffen, ist das eigentlich nur mehr desselben, also eine Fortsetzung dessen, was sie gut kennen. Sie wissen außerdem gut, was Übertragung bedeutet und wie sie funktioniert. Wenn Sie in vorauseilendem Gehorsam mir zuliebe aufhören können zu kiffen, ist mir das erst einmal recht. Aber ich weiß, dass Sie wissen, dass das im Moment nur ein Grund ist, mit dem Sie selbst gut leben können. Sie haben weit bessere Gründe, die Sie allerdings im Moment noch gar nicht gelten lassen können, weil Sie es sich selbst nicht wert sind.«

Dass ihre Mitbewohner zu der Zeit auf die Klientin stolz waren, konnte sie gerade noch akzeptieren. Würdigende Bestätigung von mir nahm sie nur »verschämt« entgegen. Eigene Zufriedenheit oder so etwas wie geheimen Stolz auf den zu würdigenden Eigenanteil bei ihrer beachtlichen Leistung durfte sie sich noch nicht gönnen. Es fiel der Klientin in den folgenden Wochen häufig schwer, nicht in altes Konsumverhalten zurückzufallen, zumal der fehlende Puffer Marihuana sie mit Gefühlen in Kontakt brachte, mit denen umzugehen sie erst neu lernen musste. Sie somatisierte vorübergehend verstärkt, bekam nachts Lähmungserscheinungen, regredierte. Erste Blockaden lösten sich im wieder einsetzenden Tränenfluss. Zum ersten Mal bedauerte sie die Trennung von ihrem letzten Lebensgefährten. Das Alleinsein fiel ihr schwer. Sie geriet unter wachsenden Stress. Früher hatte sie ihre Anspannung stets mit Marihuana gemildert. Nun fehlten ihr verfügbare alternative Möglichkeiten zum Entspannen und Abschalten. Wir deckten verschüttete Eigenstrategien wieder auf und entwickelten neue Strategien für einen achtsamen, selbstfürsorglichen Umgang mit sich. Wenn sie dafür auf die vorübergehende Unterstützung Dritter zurückgreifen sollte, fiel ihr das unendlich schwer. Sie vermochte niemanden um Hilfe zu bitten, weil sie sich nichts wert fühlte. Umgekehrt war sie aber ständig für andere Personen da. Daraus bezog sie so etwas wie Daseinsberechtigung.

Die Klientin verspürte überaus deutlich den Erlebensunterschied zwischen ihrem »bekifften Vorher« und ihren unvertrauten Gefühlszuständen im »Hier und Jetzt mit klarem Kopf«. Vereinzelt entdeckte sie Glücksinseln im Alltag. Sie wirkte geklärter, offener, weniger verkniffen im Gesicht. Körperliche Symptome besserten sich oder verschwanden ganz. Schritt für Schritt ging sie mutiger in Konflikte hinein und schreckte nicht mehr ganz so vor aggressiven Empfindungen zurück. Ich verstand ihre Aggressionen zum einen als berechtigten Zorn, der wieder sein Ziel finden musste, um dorthin zu gelangen, wo er ursprünglich erzeugt wurde. Zum anderen machten sich in der Aggression vitale Lebenskräfte bemerkbar. In der Klientin schlummerte gewaltiger, ungestillter Lebenshunger.

In ihren Beziehungen veränderten sich langsam die Maßstäbe. Bisher war in ihrem Leben alles entweder »schwarz« oder »weiß«. Zwischen dem »Entweder-oder« führten die farbigen Zwischentöne nur eine verkümmerte Existenz. Die Klientin verspürte wachsende Lust, sich den Raum zwischen den extremen Polen anzueignen. Das beinhaltete, dass sie ihren Mitmenschen wie sich selbst mehr »Realität« zugestand. Menschen müssen auch mal »enttäuschend« sein dürfen, um real zu sein. Im Umkehrschluss bedeutet das zugleich Entlastung für sie, da sie selbst nicht unablässig brav und perfekt sein muss. In der Hinsicht war allerdings die »Leiter noch zu hoch« für sie. Sie vermochte nur zögerlich wenige Sprossen herunterzuklettern. Die perfektionistischen Ansprüche an sich selbst wollten behutsam gemildert werden. Zu machtvoll waren die sie bindenden inneren Elternstimmen. Traf sie zu dem Zeitpunkt real auf ihre Eltern, kam ihr der Ekel hoch und sie erstarrte. Sie hatte das Gefühl, ihre Mutter würde ihr am liebsten »die Schädeldecke abheben, um in meinen Kopf hineinsehen zu können«.

In ihrem Beruf erlebte die Klientin eine neue Art von Kompetenz. Neben viel Stress empfand sie phasenweise ungewohnten Spaß an der Arbeit, weil ihr Empfindungsvermögen nicht mehr fortwährend durch Marihuananebel eingelullt war. Brachen in unserer gemeinsamen Arbeit alte, unverheilte Wunden auf, wurde jedes Mal ein Schwall von Trauer spürbar. Dazwischen drängten sich in schnellem Wechsel Elemente von »Es geht mir gut«. Als ich der Klientin das zum ersten Mal spiegelte, bestätigte sie meinen Eindruck, vermochte ihre Empfindungen aber noch keinem bekannten inneren Ort zuzuordnen, da ihr die positiven Erlebnisräume bislang viel zu wenig vertraut waren.

Von ihrer Übertragungsmotivation, ihr Kiffen einzustellen, hatte sich die Klientin in ihrer Eigenbewegung bereits entfernt. Zum einen formulierte sie, dass es mich als Therapeuten »richtig« und nicht bloß als Übertragungsfläche gebe. Ich bot ihr mit Absicht viel Gelegenheit, mich als realen anderen zu erleben. Zum Zweiten hatte sie ein Stadium erreicht, wo sie »die guten Gründe, um mit dem Kiffen aufzuhören«, in sich selber suchen und finden mochte. Einer der Gründe, den sie mit widerstrebenden, aber nicht mehr gänzlich selbstablehnenden Gefühlen entdeckte, ist derjenige, dass es an ihr als Person »tolle Seiten« gibt. Die Arbeit an ihrem Selbstwertgefühl begann erste Früchte zu tragen, es nahm aber noch geraume Zeit in Anspruch, bis sie sich mitfühlend annehmen und zu sich selbst sagen konnte: »Ich bin ein Mensch mit eigenem Wert.«

Der Weg, den die Klientin ging, war phasenweise heftig für sie. So anstrengend, dass sie in einer Situation, als viele Belastungsfaktoren gleichzeitig auf sie einstürzten, ihren ersten »Rückfall« baute. Er musste kommen. Die als Fortschritt zu wertende Botschaft darin lautete: »Ich bin nicht länger nur das brave, angepasste Mädchen.« Der problematische Teil des Rückfalls verdeutlichte im Veränderungsprozess die Belastungsgrenzen der Klientin. In Momenten, in denen alles über ihr zusammenstürzte, erlebte sie sich nur noch ausgefüllt von überwältigender »Angst, zu sterben. Da kann niemand mich erreichen«. Und so half ihr nur der rettende Rückgriff auf das altvertraute Kiffen: »Das macht alles weich. Im Kiffen fühle ich mich sicher. Da weiß ich genau, was ich wie zu tun habe.« Die Vernichtungsängste sind gemildert, die Welt ist wieder weichgespült. Die bereits von der Klientin erreichten Veränderungen wurden durch insgesamt zwei Rückfälle jedoch nicht zunichtegemacht. Sie entfalteten weiterhin beharrlich ihre Wirkungen. Nachdem beide Rückfälle als »Vorfälle« bearbeitet waren und die Klientin sich mit dem mobilisierten kraftvollen Trotz nicht mehr selbst blockierte, konnte sie ihre inneren Antriebskräfte in produktive Wandlungsenergie ummünzen, mit der sie auch weitere Krisen überstand.

Es brauchte weitere Zeit, bis die Klientin sich ihren größten Ängsten zu stellen traute, ohne Zuflucht bei den vertrauten Wirkungen von Marihuana zu suchen. Ebenso dauerte es, ihr Gefühl für die eigenen Grenzen fest zu etablieren. Die zuverlässigen Unterscheidungen »Wo fange ich an, wo höre ich auf? Was will ich, was will ich nicht?« vermochte sie am nachhaltigsten durch stimmige körpertherapeutische Interventionen in sich aufzunehmen. Da die Klientin durch übergriffige Berührungen tiefe Verletzungen erfahren hatte, kamen lange Zeit ausschließlich Methoden zum Einsatz, die sie allein anwenden konnte. Es half der Klientin sehr, sich mit ihren eigenen Händen zu »begreifen«: »Wenn ich etwas mit meinen Händen mache, gerate ich nicht in eine so diffuse Traurigkeit. Das Gefühl taucht nicht auf, dass ich gar nicht mehr da bin.« Die Erfahrung, sich selbst sichernden Halt geben zu können und die eigenen seelischen wie körperlichen Grenzen in den inneren Empfindungsraum hineinzunehmen, bestärkte ihr Wachstum. An die Stelle von Selbstaufgabe durch grenzenlose Anpassung an andere trat die Fähigkeit zu angemessener Abgrenzung.

Mit meiner Frage, ob ihre damalige Wohnsituation tatsächlich noch ihren Bedürfnissen entspreche, setzte ich ihr »einen Floh ins Ohr«, der ihre wachsende Lust auf eigene innere wie äußere Räume und weitere Verselbstständigung traf. Sie reagierte mit zwei Schritten: Zuerst gönnte sie sich ein zusätzliches Zimmer in ihrer Wohngemeinschaft, um kurz darauf nach vielen Jahren mit wechselnden Mitbewohnern in dieser Gemeinschaft den Versuch zu wagen, alleine zu leben.

Nach diesem richtungsweisenden Schritt eroberte sich die Klientin im Lauf unserer gemeinsamen Arbeit konsequent wieder das »Geburtsrecht« auf ihre eigene Lebendigkeit zurück. Es kam der schöne Augenblick, in dem sie zum ersten Mal im Gefühl tiefster innerer Überzeugung wieder den Satz aussprechen konnte: »Es darf mir gut gehen.« Damit brach sie endgültig das machtvolle Verdikt, das ihrer Lebensgeschichte die Überschrift gab. Danach war Cannabis für sie bloß noch ein Kapitel in ihrer Erinnerung, aber keine Versuchung mehr. Es folgten als nächste Schritte eine tiefe innere Versöhnung mit ihrer Geschichte und eine äußere Versöhnung mit ihren realen Eltern, sodass sie Monate später auch den Tod ihrer Mutter gut zu bewältigen wusste.

Mit Unterbrechungen erstreckt sich mein Kontakt zu der Klientin jetzt schon über viele Jahre. Doch unsere therapeutische Beziehung ist seit vier Jahren erfolgreich abgeschlossen. Gegen deren Ende erklärte sie: »Ich habe jetzt Lust darauf, erwachsen sein zu wollen, aber in einem für mich guten Sinne.« Heute treffe ich die sich erwachsen zeigende Frau bloß noch anlässlich besonderer Fortbildungen, die sie sich gönnt.

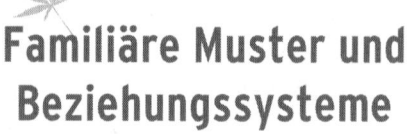

Familiäre Muster und Beziehungssysteme

Heimat sind die Menschen,
die uns verstehen
und die wir verstehen.

(MAX FRISCH)

Gleichgültig ob kleine oder große Familien, vollständige, auseinandergebrochene, unvollständige oder neu zusammengesetzte Patchworkfamilien – in allen Familienkonstellationen sind die darin lebenden Kinder, Jugendlichen und Erwachsenen in Beziehungen miteinander verwoben. Familien bilden jede für sich eine systemische Einheit, die nach ausgesprochenen wie unausgesprochenen Regeln funktioniert. Das Zusammenleben der Familienmitglieder kann sich auf alle Beteiligten förderlich auswirken, oder die täglichen Missverständnisse und Fehden führen zu wachsenden Schwierigkeiten, welche letztlich auch in einen Suchtmittelgebrauch von einzelnen oder mehreren Personen in einer Familie führen können. Eine begründete Auswahl von problemlastigen familiären Mustern und Beziehungssystemen, die Drogengebrauch und Suchtverhalten nach sich ziehen können, stelle ich mit der Chance zukünftiger Vermeidung hier vor.

Mütter und Söhne: Ich tue alles für dich ...

Selbst wenn es heutzutage angesichts sich verändernder Rollenbeziehungen zwischen Frauen und Männern nur noch schwer vorstellbar erscheint, existiert nach wie vor ein uraltes familiäres Beziehungsmuster, das männliche Nachkommen anfällig für Cannabiskonsum macht. Es ist die Art, wie bestimmte Mütter ihre

Söhne in Unselbstständigkeit halten, die es jenen während der Pubertät und Adoleszenz schwierig macht, »flügge« zu werden.

Ungebrochen sehen manche stolzen Mütter in ihren Söhnen »kleine Prinzen«, für die sie fast alles zu tun bereit sind. Von Geburt an wird ein »Prinzensohn« über das angemessene Maß hinaus gehegt und gepflegt. Die Fürsorge für ihn wird zur Lebensaufgabe der Mutter. Bis weit in die Pubertät hinein nimmt sie ihrem Sohn alles ab, was als Lebensaufgaben auf ihn zukommt, und hintertreibt mit System dessen rechtzeitige Verselbstständigung. Sie kocht ihm sein Lieblingsessen, kleidet ihn sorgfältig ein, wäscht und bügelt ihm die Wäsche, hält ihn zur Körperpflege an, weckt ihn morgens, räumt sein Zimmer auf, trägt ihm seine Sachen hinterher, macht mit ihm zusammen die Hausaufgaben, fährt ihn hierhin und dorthin, lässt ihn keine altersgemäßen Aufgaben allein bewältigen und Fehltritte konsequenzenlos durchgehen. Ohne es zu beabsichtigen, zieht sie sich einen verwöhnten »kleinen Pascha« heran. Richtet der sich jedoch bequem in seiner Rolle ein, beklagt sich die gleiche Mutter gegen Ende der Pubertät, dass ihr Sohn sein Leben nicht in die Hand nehmen und »Hotel Mama« nicht verlassen möchte.

Ein 14-jähriger Gymnasiast empfand die mütterliche Gängelei mittlerweile mehr einengend als bequem. Er begehrte auf und suchte sich der mütterlichen Kontrolle zu entziehen. Mit Freunden probierte er Haschisch, was er seiner Mutter keck erzählte und sie prompt in helle Aufregung versetzte. Als seine Mutter gewahr wurde, dass er innerhalb kurzer Zeit öfter zu dem Mittel griff, schleppte sie ihn kurzerhand zur Drogenberatung. Sie gab sich ahnungslos: »Ich verstehe nicht, wieso mein Sohn plötzlich mit Drogen zu tun hat. Ich habe doch alles für ihn getan. Es fehlt ihm doch an nichts.«

Ihr Junge wirkte einerseits sehr auf sie bezogen, andererseits »lümmelig«. Er erschien noch halbherzig und unentschlossen, die Annehmlichkeiten seiner häuslichen Umsorgung tatsächlich aufzugeben: »Wenn ich kiffe, werde ich angenehm müde und schwer und muss nichts tun«, fasste er die Wirkungen von Haschisch zusammen. Er steckte unschlüssig in der Klemme. Einerseits war der ihn passiv stimmende Haschischkonsum ein Versuch, nicht aus der engen Zweierbeziehung mit der Mutter aussteigen zu müssen. Andererseits ärgerte und provozierte er seine Mutter, die ihn an ihren Rockzipfel band. Im Hintergrund des familiären Geschehens zog ein Mann und Vater die Fäden, der sehr auf eine traditionelle Rollenverteilung bedacht war. Beruflich erfolgreich und gut verdienend, wollte er nicht, dass seine Frau arbeiten ging. Sie sollte sich ganz um das Kind kümmern. Mittlerweile genügte ihr die zugedachte Rolle jedoch nicht mehr. Folglich steckte sie ebenfalls in einer Klemme. Entweder musste sie klein beigeben und weiter »glucken« oder aber sich ihrem Mann gegenüber behaupten und in ihren erlernten Beruf zurückkehren. Die Beziehung zwischen Mutter und Sohn war in keiner Weise »bösartig«, sondern bloß getrübt von der beidseitig latent empfundenen Notwendigkeit zur Ablösung voneinander. Die Arbeit mit den beiden Familienmitgliedern gestaltete sich insofern recht einfach, als die Richtung den eigenen Wünschen von Mutter und Sohn entsprach. Die Mutter kehrte mit Unterstützung in ihren Beruf zurück und hörte auf, sich um alle Angelegenheiten ihres Sohnes zu kümmern. Sie überließ ihm zunehmend die Verantwortung für sein Handeln. Der Junge bekam wachsende Lust, sich und seine Fähigkeiten zu erproben, womit er ausgiebiger und spannender beschäftigt war als mit Kiffen. Der Ehemann im Hintergrund schließlich profitierte von der größeren Lebenszufriedenheit seiner Frau.

Längst nicht immer lassen sich Veränderungen so leicht bewirken. In Unselbstständigkeit geübte Prinzen können sich ebenso hartnäckig weigern, aus ihrer Rolle herauszuwachsen und altersgemäße Verantwortung zu übernehmen. Als erwachsene Männer geben sie dann eher eine wenig schmeichelhafte Figur ab. Zum König taugen sie jedenfalls nicht, was hier auch meint, dass sie nicht wie im Märchen von einer selbstbewussten Frau zum Gemahl erwählt werden. Nicht selten finden sich Männer, die in mancher Hinsicht nicht gelernt haben, auf ihren eigenen Füßen zu stehen, in neuen Abhängigkeiten von Frauen mit ausgeprägten Bemutterungstendenzen wieder. Die Beziehungsabhängigkeiten werden nicht gelöst, sondern treten in eine neue Runde ein.

Die Ängste der Mütter ...

Mütter entwickeln in Bezug auf ihre Kinder häufig weit mehr Ängste als die Väter. Irrational übersteigerte Angst vermag das gesamte Familiensystem zu packen und zu lähmen. Tauchen in der Folge konkrete Konfliktsituationen auf, ist die Angst ein ungeeignetes handlungsleitendes Instrument und ein schlechter Ratgeber.

Ein 14 Jahre alter Junge kam mit seinen Eltern zur Familienberatung. Den Termin hatte der Vater telefonisch mit mir vereinbart, weil sein Sohn regelmäßig Haschisch rauchte. Als die Familie zum ersten Gespräch erschien, setzte sich der Junge mir am nächsten. Zwischen sich und seine Mutter brachte er viel Abstand. Der Vater saß seiner Frau wie seinem Sohn gegenüber. Der Junge wirkte etwas in sich zusammengesunken, wie von einem auf ihm lastenden Gewicht niedergedrückt. Um Worte und klare Meinungsäußerungen verlegen war er allerdings nicht. Nach dem Anliegen der Eltern befragt, erzählte der Vater zunächst vom Haschischgebrauch seines Sohnes, der ihn besorge. Er sprach besonnen und unaufgeregt. Selbst inhaltlich wurde nicht so ohne Weiteres ersichtlich, was denn das Dramatische am Verhalten seines Sohnes sein sollte. Nickend bestätigte der Sohn alles, was sein Vater über ihn berichtete. Mir drängte sich das Gefühl auf, dass zwischen den beiden ein geheimes Einverständnis oder genauer noch eine augenzwinkernde Komplizenschaft bestand, die auf den Punkt hinauslief: »Es ist alles halb so wild.« Während des Sprechens warf der Vater mehrfach lange, nachdenkliche Blicke zu seiner Frau hinüber, die dasaß wie in sich erstarrt und sich zusammenhaltend. Als ich sie schließlich aufforderte, die Situation aus ihrer Sicht zu schildern, brach sie unmittelbar in Tränen aus. Soweit es ihr Schluchzen zuließ, erzählte sie stoßweise von ihrer heftigen Angst um ihren Sohn. Sie könne den Gedanken nicht ertragen, dass er regelmäßig Haschisch rauche. Sie habe solche Angst, ihn an die Drogen zu verlieren. Er sei doch noch so jung und richte sich schon zugrunde. Vater und Sohn blickten betreten zu Boden, schienen aufs Unangenehmste berührt. Die übersteigerte Reaktion der Mutter stand in keinem Verhältnis zu dem, was bisher über ihren Sohn gesprochen worden war. Die Mutter ließ nicht mehr locker. Sie verbiss sich regelrecht in ihre negativen Visionen. Mir blieb nur noch der Gedanke: »Das Problem in der Familie ist nicht in erster Linie der Sohn, sondern vielmehr die Mutter.« Von ihr strömte mir unentwegt eine irrationale, ins Unverhältnismäßige übersteigerte Angst zu, die ohne Unterlass zu fordern schien: »Nehmt gefälligst Rücksicht auf mich. Tut etwas, damit es mir bessergeht.« Die negative Erwartungshaltung betraf nicht nur das Kiffen ihres Sohnes, sie erstreckte sich auf alle Lebensbereiche. Jede Sekunde konnte etwas Fürchterliches passieren. Mit ihrer Angst und »Weinerlichkeit« terrorisierte die Mutter den Rest der Familie geradezu. So ernst ich die Gefühle der Frau auch nahm, ich musste mir innerlich erst einmal eingestehen, dass ich ihr Gerede in Bezug auf ihren Sohn für ungemein übertrieben hielt und obendrein als theatralisch empfand. Die Mutter strapazierte meine Geduld und meine Nerven mit ihrem Geklage. Ich fragte mich, wie sich ihr Mann und ihr Sohn wohl fühlen mussten. Obgleich die Mutter spürbar an sich selbst litt, schob sie ihrem Sohn die Verantwortung dafür zu, dass es ihr so schlecht ging. Der Junge vermochte die Last nicht zu tragen. Die ihm von seiner Mutter wortlos übermittelte Botschaft »Verhalte dich unter allen Umständen so, dass ich keine Angst haben muss« war zu einer zementierten Familienregel gegossen, die ihm die Luft zum Atmen raubte.

Als er die Gelegenheit bekam, zu seinem Kiffen Stellung zu nehmen, erzählte er, wie befreit und locker er sich fühle, wenn er Haschisch rauche. Außerdem »muss ich mir dann keine schweren Gedanken mehr machen«. Der Blick auf seine Mutter verriet, dass er die schweren Gedanken um seine Mutter meinte, was er sich aber nicht direkt zu formulieren traute. Selbst mein Eindruck war: »Von dem Druck einer solchen Angst braucht es Entlastung.« Der Junge verneinte, an seinem Kiffen irgendetwas Problematisches erkennen zu können. Selbstverständlich durfte auch der übliche Zusatz nicht fehlen: »Wenn ich will, kann ich außerdem jederzeit damit aufhören.« Noch war das bereits zur Gewohnheit gediehene Haschischrauchen des Jungen nicht wirklich das Problem, als das es von den Eltern ausgegeben wurde. Allerdings drohte der

Sohn genau in die Rolle des Sorgenkindes hineinzuwachsen, die ihm zur Ablenkung von den tiefer liegenden Ängsten der Mutter familiendynamisch »zugedacht« war. Auf meine Frage, ob er den Eindruck habe, als 14-jähriger Junge schon einmal einen Preis für sein gewohnheitsmäßiges Kiffen bezahlt zu haben, den er eigentlich nicht hatte zahlen wollen, schüttelte der Sohn zunächst den Kopf. Er besann sich indes unmittelbar und gestand sichtlich betrübt, dass er wegen nachlassender Schulleistungen vom Gymnasium auf eine ihm weniger abverlangende Schulform wechseln musste. Das habe er nicht gewollt: »Seither rauche ich im Übrigen deutlich seltener Haschisch. Aber das hat meine Mutter nicht mitgekriegt.« An dieser Stelle bezog er sich zum ersten Mal versteckt darauf, dass seine Mutter seiner Meinung nach so sehr mit ihren Lebensängsten beschäftigt sei, dass sie von ihm als ihrem Sohn das Wesentliche gar nicht wahrzunehmen in der Lage war. Der Sohn konnte die Probleme für seine Mutter unmöglich lösen. Sein Vater traute sich auf der erwachsenen Paarebene nicht, von seiner Frau mehr eigenaktive Bewältigung ihrer ausufernden Befürchtungen einzufordern. Welchen »Sekundärgewinn« er davon hatte, war noch nicht so ohne Weiteres ersichtlich. Vater wie Sohn atmeten hörbar durch und auf, als ich die Mutter klar und deutlich auf ihre eigenen Ängste hin ansprach. Zunächst ging ich auf den Vorwand unseres aktuellen Gespräches ein: Das Kiffen ihre Sohnes nähme ich nicht auf die leichte Schulter. Zu ihrer eigenen Entlastung und Sicherheit würde ich ihr jedoch empfehlen, einen Austausch mit den Eltern anderer Kiffer in einer Elterngruppe zu suchen. Erwartungsgemäß ging die Mutter auf diesen Vorschlag erst einmal nicht ein. Anschließend spiegelte ich ihr meinen Eindruck, dass ich hinter dem Ausmaß ihrer Verunsicherung noch weitere Quellen vermutete als das Verhalten ihres Sohnes. Die Mutter saß wie eine Glucke auf ihrer Angst, momentan nicht bereit, sie »herzugeben« oder loszulassen. Ich gab ihr ausreichend »Bedenkzeit« mit, indem ich einen zweiten Gesprächstermin 6 Wochen später vereinbarte. Zum Abschluss legte ich der Mutter noch freundlich nahe, sie solle doch in dieser Zeit einmal versuchen, sich selbst jeden Tag ganz bewusst etwas Gutes zu tun und es darüber hinaus strikt vermeiden, mit ihrem Sohn über Kiffen und Schule zu reden. Mit dem Sohn handelte ich aus, ob er einmal für sich ganz persönlich den Wahrheitsgehalt seiner Aussage überprüfen wolle:»Wenn ich will, kann ich jederzeit mit dem Kiffen aufhören.« Dem Vater gab ich mit auf den Weg, in seiner dienstfreien Zeit etwas Gemeinsames mit seinem Sohn zu unternehmen.

Beim zweiten Gespräch nach 6 Wochen hatten sich die Schwierigkeiten in der Familie zwar nicht in Luft aufgelöst, doch die Situation war entspannter. Der Vater grenzte sich mehr von den Angstappellen seiner Frau ab, ohne sich ihr zu entziehen. Im Gegenteil: In seiner freien Zeit war er als »Mann« wie als »Vater« präsenter. Er setzte seinem Sohn mehr für diesen einsichtige Grenzen und war weniger dessen verschwörerischer Komplize. Der Sohn hatte den Griff zu Haschisch zwar noch nicht vollständig aufgegeben, beschränkte ihn aber auf die Wochenenden. Sein Kiffen hatte deutlich die Funktion als Mittel zum Zweck der Entlastung eingebüßt. Die Mutter stimmte zu, dass ihr Sohn ihr weniger Sorgen bereite, wenn sich nicht alles nur ums Kiffen und um die Schule drehe. Außerdem liebäugelte sie damit, sich aufgrund ihrer eigenen Ängste professionelle Hilfe zu gönnen.

Wer auch immer in seinem Leben mit übersteigerten oder generalisierten Lebensängsten zu kämpfen hat, sollte sich schon allein im Eigeninteresse darum bemühen, sich seine Ängste mit professioneller Unterstützung anzuschauen und ihre tieferen Ursachen erstens zu ergründen und zweitens aufzulösen. Der Preis der Lebenseinschränkung durch ein permanentes Zurückweichen vor der Angst ist eindeutig zu hoch.

Du hast die meiste Ähnlichkeit mit Vater ...

Es ist für Kinder und Jugendliche immer eine schwere Bürde, wenn sie beständig an einem Familienmitglied gemessen werden, dem sie besonders ähnlich sind, oder wenn sie, einem unbewussten familiären Auftrag folgend, wie eine »Gedenkkerze« ein Stellvertreterleben für eine bereits verstorbene Person führen sollen.

In jedem Fall werden sie ihrer eigenen Persönlichkeit und Individualität beraubt und genötigt, anders zu sein, als es ihrem Wesen gemäß wäre.

Eine 46 Jahre alte Geschäftsfrau kam mit ihrem 18-jährigen Sohn in Beratung, weil jener seit seinem sechzehnten Lebensjahr Haschisch rauchte. Der Sohn kam bereitwillig mit, da er mich von früheren präventiven Schulveranstaltungen persönlich in Erinnerung hatte. Er versprach sich Unterstützung für seine eigenen Schwierigkeiten. Die Frau hatte noch zwei weitere Söhne im Alter von 13 und 10 Jahren. Das von der Mutter vorgetragene Haschischproblem ihres Ältesten erwies sich bei näherer Betrachtung schnell als recht nebensächlich. Der junge Mann konsumierte nämlich nicht regelmäßig, sondern nur dann, wenn er Abstand von seiner ihn vereinnahmenden Mutter suchte. Deren Ehemann, den sie zweifellos sehr geliebt hatte, war zwei Jahre nach der Geburt des jüngsten Sohnes nach kurzer, schwerer Krankheit verstorben. Seitdem war die Mutter mit einer doppelten Belastung allein geblieben. Sie führte den kleinen Betrieb ihres Mannes weiter und zog ihre drei Söhne groß. Den Ältesten drängte sie dabei immer stärker in die Rolle des verstorbenen Vaters. Regelmäßig sah sie ihn längere Zeit an, um ihm dann zu sagen: »Du bist wie dein Vater.« Vergleiche mit Fotos des Vaters zeigten in der Tat, dass der älteste Sohn jenem wie aus dem Gesicht geschnitten war. Auch die Statur und die Körperhaltung des 18-Jährigen kamen ganz auf seinen Vater heraus.

Die Mutter übertrug ihrem ältesten Sohn gern Erziehungsaufgaben für die beiden deutlich jüngeren Brüder. Dabei maß sie jenen beständig an dem ihr verbliebenen inneren Bild ihres Mannes, wenn sie kommentierte: »Dein Vater hätte das jetzt so oder so gemacht.« Sie verplante ihren Sohn zudem für ihre Nachfolge im Geschäft, wogegen er selbst ganz andere Zukunftspläne für sich entwickelte:

»Ich möchte direkt nach dem Abitur weggehen, um Grafikdesign zu studieren. Ich sehe meine Zukunft nicht in unserem Geschäft.« Den von seiner Mutter eingangs beklagten Haschischgebrauch schätzte er für sich selbst als unproblematisch ein:

. . . .

»Ich kiffe nicht besonders oft, eigentlich nur, wenn ich endlich meine Ruhe haben und mich von meiner Mutter abschotten will. Es nervt mich, wenn sie mir ständig in den Ohren liegt, dass ich so bin wie mein Vater. Ich war gern mit meinem Vater zusammen, als er noch da war. Ich habe schöne Erinnerungen an ihn, und manchmal vermisse ich ihn heute noch sehr. Aber ich bin nicht mein Vater, und ich mag überhaupt nicht mehr hören, wie ähnlich ich ihm bin. Ich hab meine eigenen Pläne. Das muss meine Mutter endlich mal begreifen. Die hatte es bestimmt nicht leicht mit uns, aber ich will jetzt möglichst bald weg. Das klingt jetzt zwar vielleicht blöd, aber am besten fänd ich es, sie würde sich selbst mal wieder einen Mann suchen. Die ist doch noch viel zu jung, um immer nur allein zu bleiben.«

. . . .

Der junge Mann war wahrlich kein »Fall« für die Drogenberatung. Er wusste, was er wollte, und hatte klare Vorstellungen, wie er es bewerkstelligen konnte. Das hatte er unter anderem der Förderung durch seine Mutter zu verdanken, selbst wenn sie ihn teilweise in die Rolle ihres verstorbenen Mannes drängte. Der 18-Jährige brachte die kraftvolle Entschlossenheit auf, sich von den Plänen seiner Mutter für ihn abzugrenzen und seine eigenen Wege einzuschlagen.

Nicht immer lassen sich solche familiären Bindungen so unproblematisch lösen. Viel öfter bleiben die mit einer bestimmten Rolle bedachten Kinder und Jugendlichen darin gefangen. Selbst wenn sie in Teilen möglicherweise sogar stolz darauf sind, eine herausragende Ähnlichkeit mit einem bereits verstorbenen Familienmitglied zu haben, riskieren sie, im fremden Leben stecken zu bleiben, wenn sie des Verstorbenen mit einem Stellvertreterleben gedenken.

Väter und Söhne: Meine Droge, deine Droge ...

Seit ewigen Zeiten benutzen die Menschen Rauschmittel. Fast ebenso lange existiert der Zwist, welches Mittel wohl das bekömmlichste, unschädlichste und sozial verträglichste sei. Eine Kontroverse der besonderen Art fechten die jeweiligen Anhänger von Alkohol und Cannabis aus, und das nicht erst, seitdem Haschisch und Marihuana weltweit eine wachsende Schar von Anhängern finden. Der Meinungsstreit um die beiden Rauschmittel schwelt seit Jahrhunderten, wie der folgende Ausschnitt aus einer arabischen Erzählung beweist:

>>*Bei Gott, bravo, Haschisch!*
Tiefe Bedeutungen ruft es wach.
Hör nicht auf die, die es verdammen!
Nimm Abstand von der Tochter der Reben
und geize nicht mit Haschisch.
Iss es immer trocken und lebe!
Bei Gott, bravo, Haschisch!
Es steht höher als der reine Wein.
Wenn es die Edlen verwenden,
dann iss auch du und sei einverstanden, mein Junge!
Haschisch macht Tote wieder lebendig.
Bei Gott, bravo, Haschisch!
Den Dummen und Unerfahrenen, den Abgestumpften
schenkt es die Gewandtheit des freimütigen Weisen.
Ich glaube nicht, dass ich mich davor retten kann!<<

Heutzutage ist das Loblied auf Haschisch ein Bestandteil der immerwährenden Auseinandersetzung zwischen der älteren und jüngeren Generation. Etwas hat sich gegenüber früheren Zeiten freilich verändert: Aufgrund unseres neuzeitlichen Umgangs mit potenziellen Suchtmitteln wohnt einer familiären Dynamik, die nach dem Motto »Meine Droge, deine Droge« verfährt, die Tendenz zur Eskalation inne.

Das Geschehen ist in aller Regel ein geschlechtsspezifisches Muster, das sich zwischen Vätern und Söhnen abspielt. Die damit verbundene »Spirale nach unten« lässt sich nur mühsam und schlimmstenfalls gar nicht stoppen. Manche Menschen bleiben dabei auf der Strecke, wie das nachstehende Beispiel verdeutlicht.

Ein periodisch trinkender, alkoholabhängiger Vater verstrickte sich aussichtslos in einen Kampf mit seinem Sohn, der mit 14 Jahren begann, Haschisch zu konsumieren. Der Junge hatte seit Jahren die psychischen Belastungen ertragen müssen, welche die Alkoholeskapaden seines Vaters für die Familie mit sich brachten. Jener wollte seinem Sohn die Droge Haschisch selbstverständlich verbieten. Doch alle seine Straf- und Kontrollversuche verpufften wirkungslos. Die Absicht des Sohnes war eine doppelte: Einerseits wollte er seinen Vater über den eigenen Haschischgebrauch zu einer Auseinandersetzung mit dessen Suchtmittel zwingen. Als vermeintlichen Gewinn für sich verbuchte der Junge zweitens seine Entlastung von übergroßem seelischem Druck, die ihm die Wirkungen von Haschisch bescherten. So, wie er im Zwist mit seinem Vater seine Chancen unrealistisch überschätzte, eine Mäßigung von dessen Alkoholkonsum erreichen zu können, unterschätzte er die Bindungswirkung der Droge seiner Wahl. Rasch wurde ihm das Kiffen zur Gewohnheit. Wäre der Vater in der Lage gewesen, die Botschaft seines Sohnes zu verstehen und sein eigenes Abhängigkeitsproblem anzuerkennen, hätte eine Möglichkeit bestanden, den familiendynamischen Suchtzirkel zu unterbrechen. Stattdessen stritten beide ebenso erbittert wie fruchtlos um das Recht auf ihr jeweiliges Rauschmittel.

Die Mutter spielte in diesem Vater-Sohn-Drama eine Nebenrolle. Blass und ohne Einfluss blieb sie im Hintergrund. Das familiäre »Lehrstück« nahm einen anderen Verlauf als vom Sohn zu Beginn beabsichtigt. Die Situation eskalierte, als er seinen Einsatz erhöhte und auf potentere synthetische Suchtstoffe umstieg. Er fand Gefallen an Ecstasy. Sein Drogengebrauch war zu einem Selbstläufer geworden und drohte gleichermaßen außer Kontrolle zu geraten wie die familiäre Konfliktsituation, bei der es mittlerweile zu Handgreiflichkeiten zwischen den männlichen Streithähnen kam. Der Vater boykottierte zusätzlich die Arbeit des in der Familie eingesetzten Erziehungsbeistands. Als Konsequenz wurde sein Sohn mithilfe der zuständigen Sozialarbeiterin aus der Familie genommen und für einen längerfristigen Aufenthalt in eine Einrichtung für Drogen gebrauchende Jugendliche vermittelt. Der

Junge stimmte der Maßnahme zu. Für ihn war alles erträglicher als die täglichen Begegnungen mit seinem Vater. Obendrein war ihm sein eigener Drogengebrauch mittlerweile unheimlich geworden. Von Rauschmitteln abhängig werden wie sein Vater wollte er schließlich nicht. Dem Jungen war aufgegangen, dass er den Kampf mit seinem Vater nicht gewinnen und er sich nur am eigenen Schopf aus dem suchtdynamisch geprägten familiären Sumpf ziehen konnte.

Im Gegensatz zu seinem Vater war der Sohn in der Lage, die ihm angebotenen Hilfsmöglichkeiten zu nutzen. Als Erstes gestand er sich ein, dass Rauschmittel für ihn eine unmittelbare Gefährdung darstellten, da er nicht länger in der Lage war, sie kontrolliert einzusetzen. Unter anfänglichen Schwierigkeiten, von denen am schwersten die »depressiven Löcher« zu überwinden waren, wandte sich der junge Mann ganz von Cannabis und Ecstasy ab und sich selber zu. Er absolvierte erfolgreich eine handwerkliche Berufsausbildung. Mittlerweile lebt er weitab von seiner Herkunftsfamilie und ist dabei, in seinem erlernten Beruf Fuß zu fassen. Den Kontakt zu seinem Vater hat er völlig abgebrochen, zumal jener sich dem Alkohol ergeben hat. Der Vater hat nicht nur seinen kleinen Betrieb heruntergewirtschaftet, sondern ist auch sonst völlig abgestürzt. Selbst seine Frau brachte den Mut auf, ihn zu verlassen. Der Mann hatte das Maß an verstehendem Rückhalt, das ein suchtkranker Mensch im Leben für sich beanspruchen darf, längst verbraucht. Die Grenzen dessen, was er seinen Angehörigen mit seinem Alkoholmissbrauch zumutete, waren mehrfach überschritten. Es ist absehbar, dass er sich, mit seinem »Suff« sozial wie gesundheitlich heruntergekommen, zu Tode trinken wird. Sein Sohn will den Vater nicht mehr sehen. Das bedeutet allerdings noch nicht, dass die Geschichte mit seinem Vater für ihn vorbei ist. Sie ruht vorerst nur, da der Sohn derzeit eine Phase seines Lebens lebt, welche ihn stabilisiert. Wenn der Zeitpunkt gekommen ist, wird er sich unter veränderten Vorzeichen noch einmal der familiären Dynamik stellen müssen, um auch die restlichen schädigenden Anteile des »inneren Vaters« in sich zu verarbeiten und zu besiegen. Wie man sich von familiären Erblasten entbinden kann, zeige ich methodisch in meinen Büchern: »Imaginationen – Heilsame Bilder als Methode und therapeutische Kunst« und »Zeit für Mitgefühl«.

Glücklicherweise verlaufen nicht alle familiären Beziehungen, die nach dem unheilvollen Motto »Meine Droge, deine Droge« agiert werden, regelhaft so unglücklich wie das gerade vorgestellte Beispiel. Hoffnungsvoll stimmt, dass einsichtigere Väter oder Mütter, die von ihren Kindern einen für sie bedenklichen Suchtmittelgebrauch gespiegelt bekommen, solche Hinweise ernsthaft auf deren Berechtigung überprüfen. Nicht selten sind sie gar gewillt, sich von ihren Kindern »belehren« zu lassen, um anschließend gemeinsam mit ihnen familiäre Wege zu beschreiten, die frei von selbstschädigendem sowie sozial unverträglichem Suchtmittelgebrauch sind. Inhaltlich wie methodisch gezielt darauf abgestimmte präventive Eltern-Kind-Maßnahmen sind im Erfolgsfall deshalb auch beglückende »Sternstunden« im präventiven Arbeitsalltag.

Es ist heutzutage eher die Ausnahme, dass Jugendliche im sich aufschaukelnden familiären Zwist »Meine Droge, deine Droge« ausschließlich auf Cannabis zurückgreifen, also den illegalisierten Stoff, welcher in der Drogenhierarchie der illegalen Mittel an unterster Rangskala rangiert. Vor etlichen Jahren noch haben sie sich viel eher auf Haschisch oder Marihuana begrenzt. Doch andere Zeiten, andere Gepflogenheiten. Inzwischen greifen sie parallel fast durchgängig auch zu potenteren Stoffen. Der Zeitgeist ist einfach danach. Selbst in weniger konflikthaften Alltagssituationen ist der ausschließliche Gebrauch von Cannabis nahezu verschwunden. Kaum noch ein Haschisch- und Marihuanakonsument, der nebenbei nicht noch etwas anderes zu sich nimmt. Selbst die früher von so vielen Kiffern mit Verachtung gestrafte Droge Alkohol wird beliebig mit Cannabis zusammen gebraucht. Mischkonsum ist an der Tagesordnung. Eine Mutter, die sich gerade zwischen den Fronten ihres alkoholabhängigen Mannes und ihres Cannabis wie Alkohol einsetzenden Sohnes aufgerieben fühlt, steht deswegen kurz vorm Verzweifeln. Auf beide gemünzt, fragt sie mich: »Man muss sich nicht stellen, man kann sich und seine Umwelt prima belügen und kommt damit durch. Was denken Sie?«

Die ausgeschlossenen Väter und
die abwesenden Väter ...

Trotz sich vollziehender Veränderungen in den gesellschaftlichen Rollenverteilungen zwischen Frauen und Männern leben wir nach wie vor in einer recht vaterlosen Gesellschaft. Sei es, dass Männer und Väter von sich aus durch Abwesenheit gegenüber ihren Kindern »glänzen«, weil sie es vorziehen, in Beruf und Karriere ihren Mann zu stehen, oder sei es, dass sie von Frauen und Müttern aus unterschiedlichen Gründen von der Erziehung der Kinder ausgeschlossen werden, oder auch, dass sie ihrer Vaterrolle aufgrund familiärer Trennungsprozesse nicht in vollem Umfang nachkommen können.

Für die gesellschaftliche Beobachtung, dass die meisten problematischen Kiffer männliche Jugendliche sind, spielt das familiäre Muster der abwesenden oder ausgeschlossenen Väter in vielen Varianten eine entscheidende Rolle. Ich führe wiederum charakteristische Familiengeschichten als Beispiele an:

Vor mehreren Jahren kam ein älteres Ehepaar mit zwei Haschisch rauchenden Söhnen im Alter von 20 und 24 Jahren in die Beratung. Beide jungen Männer lebten noch unter dem elterlichen Dach. Es handelte sich um eine sozial gut gestellte Familie. Der Vater war Akademiker, die Mutter hochgebildete Hausfrau. Die Familienethik war christlich-religiös geprägt. Beide Elternteile waren außerhalb der Familie sozial engagiert. Das Sagen in der Familie hatte ganz eindeutig die Mutter. Der Vater wurde zwar formal in alle wichtigen Entscheidungen mit einbezogen, aber ohne den erklärten Willen der Mutter lief nichts. Auf eher leise Art war sie eine stark wirkende, dominante Frau. Ihre Rolle erklärte sich wiederum aus ihrer eigenen Herkunftsgeschichte. Alle männlichen Mitglieder ihrer Herkunftsfamilie waren durch Krieg, Krankheit oder Unfall frühzeitig verstorben. So musste die Frau frühzeitig lernen, alle lebenswichtigen Entscheidungen allein oder zusammen mit ihrer Mutter zu treffen. Eine Erfahrung mit einem starken, »überlebensfähigen« Mann gab es in der Familie nicht. Der Ehemann der Frau spielte zwar die Rolle des Familienoberhauptes, hatte sie aber nicht wirklich inne. Dass seine Frau ihm vordergründig die traditionelle männliche Rolle überließ, entsprach einerseits ihrem Wunsch, er möge diese Position tatsächlich stärker besetzen, zum anderen war es als »weibliche Taktik« ein Zugeständnis an sein männliches Selbstwertgefühl.

Die Mutter lebte einen beständigen inneren Konflikt. Zum einen wünschte sie sich einen Mann an ihrer Seite, dem sie mehr Verantwortung, Entscheidungen und alltägliche Verrichtungen überlassen könnte, zum anderen musste sie alle Fäden selbst in der Hand behalten. Sie managte alle Angelegenheiten der Familie bis in die Kleinigkeiten. Sogar »die Nägel schlug ich zu Hause selbst in die Wand. Mein Mann hätte das mit seinen beiden linken Händen gar nicht fertiggebracht«. Ihr Mann hatte es zwar im häuslichen Alltag bequem, verlor aber zunehmend an Boden und Einfluss. Manchmal wirkte er mehr wie ein drittes Kind. Nie strahlte er überzeugend so etwas wie Männlichkeit aus.

Die beiden Söhne wurden von der Mutter von Geburt an gut behütet, damit sie nur ja durchkämen. Dabei schwankte die Erziehungshaltung der Mutter zwischen Verwöhnung und Strenge. Insgesamt wirkten die Söhne für ihr Alter über Gebühr an die Mutter gebunden. Ihren Vater nahmen sie zwar zur Kenntnis, brachten ihm aber wenig Respekt entgegen. Hinter der gut situierten Fassade der Familie schwelten die Konflikte. Seit mehreren Jahren rauchten die beiden Söhne Haschisch, mehr als Einzelgänger und zu Hause in den eigenen vier Wänden als mit Freunden außerhalb. Die Brüder wirkten aufeinander bezogen und sich gegenseitig stützend. Keiner der beiden jungen Männer hatte länger währende Beziehungen zum weiblichen Geschlecht erlebt. Ihre jeweiligen Freundinnen wandten sich frühzeitig von ihnen ab und anderen Männern zu. »Du bist zwar lieb und nett, aber mir fehlt die spürbare männliche Anziehungskraft an dir«, bekam der Ältere von einer Freundin einmal als Begründung für ihre Trennung von ihm zu hören.

In der Tat machten beide Söhne einen wenig »männlich« identifizierten Eindruck. Der Jüngere versuchte zwar bisweilen, die Verunsicherung in seiner Geschlechtsidentität mit besonders markigen Sprüchen wettzumachen, aber das stand ihm überhaupt nicht zu Gesicht. Unterschwellig waren versteckte Aggressionen gegen die sie bindende Mutter wie gegen den Vater zu spüren, der sie nicht gegen die Mutter unterstützte. Die Söhne spürten diffus, dass in ihrer Beziehung zur Mutter etwas nicht stimmte. Sie waren zu wenig abgegrenzt, was sowohl männliche Versagensgefühle wie Schuldgefühle gegenüber der eigenen Person nährte.

Mengenmäßig hatte das Haschischrauchen der Söhne noch keine wirklich bedenklichen Ausmaße angenommen. Es war vielmehr die Funktion des Stoffes für sie, die langfristig Anlass zur Besorgnis gab. Zum einen glaubten sie sich durch die von beiden bevorzugten milden Wirkungen des Haschischs »mehr wert« und in ihren Identitätsgefühlen gestärkt. Zum anderen hielt Haschisch die schwelende Aggression unter Kontrolle. Statt einen aggressiven Schub als psychische Energie für den notwendigen familiären Ablösungsprozess zu nutzen, blieben sie unselbstständig gebunden. Der Vater hatte eine zu schwache Position, um seine Söhne »aus dem Nest zu werfen«.

In den stattfindenden Familiengesprächen gingen alle Familienmitglieder betont sittsam und vorsichtig miteinander um. Der Vater schaffte als Erster so etwas wie einen Durchbruch, als er seiner Frau seine tiefe Enttäuschung darüber offenbarte, dass sie ihm »die Kinder entfremdet« hatte:

* *

»Du hast mir die Kinder von Anfang an regelrecht vorenthalten. Bei jeder Gelegenheit hast du dich eingemischt, wenn ich mich um sie kümmerte, als hättest du mir nicht zugetraut, dass ich ihnen ein guter Vater sein könnte. Du wolltest es einfach nicht zulassen oder konntest es anscheinend nicht ertragen, dass die Kinder mit mir etwas haben konnten, woran du nicht beteiligt warst. Alles sollte immer unter deiner Kontrolle geschehen. Manchmal war ich richtig eifersüchtig auf die Kinder, weil du immer um sie rum warst. Du warst einfach nur noch Mutter. Mich hast du kaum noch beachtet. Ich glaube, ich habe es irgendwann aufgegeben, mich um die Kinder zu bemühen. Du hast mir keine Chance gelassen. Heute tut es mir sehr leid, dass ich es mir so bequem gemacht habe und mich nicht mehr um einen richtigen Kontakt zu den Kindern bemüht habe. Ich habe das

Geld verdient und für die finanzielle Sicherheit gesorgt. Aber das hat mir meine Söhne nicht nähergebracht.«

. . . .

Dieser Moment war für alle in der Familie sehr bewegend. Er löste einen Knoten. Der Vater nahm seinen Teil der Verantwortung für die kaum vorhandene Beziehung zu seinen Söhnen an und bemühte sich fortan um eine Veränderung. Die Mutter suchte die Bindung zu ihren Kindern zu lockern, was sie einerseits als schmerzhaft, andererseits als entlastend empfand, da sie nicht mehr alle Fäden in der kontrollierenden Hand behalten musste. Die Söhne »reiften nach«. Es wurde ein Zeitpunkt vereinbart, bis zu dem sie von zu Hause ausziehen und sich verselbstständigen sollten, was sie beide in innere Aufbruchsstimmung versetzte. Hinzu kam, dass sie sich von ihren bedrückenden Loyalitätskonflikten entbunden fühlten. So, wie sie sich aus der mütterlichen Umklammerung lösten, vollzogen sie parallel eine späte Wiederannäherung an ihren Vater, dessen Nähe sie so lange nicht suchen durften.

Nicht nur Söhne leiden unter der Abwesenheit ihrer Väter, sondern selbstverständlich auch die Töchter. Eine 16-jährige Gymnasiastin kam mit ihrer Mutter zu mir in die Drogenberatung, weil sie Haschisch konsumierte. Die Mutter sorgte sich zwar darum, fügte allerdings im gleichen Atemzug hinzu, dass dies ihrer Meinung nach nicht das eigentliche Problem sei. Ihre Tochter leide sehr unter der Abwesenheit ihres Vaters, weshalb jene selbst ausdrücklich befürworte, mit einer männlichen Bezugsperson zu arbeiten. Die 16-Jährige bestätigte die Aussagen der Mutter auf Anhieb.

Der Cannabiskonsum der jungen Frau war in der Tat nicht das Kernproblem. Er war für sie Mittel zum Zweck: Sie suchte auf diesem Weg die lang währenden Schmerzen einer tiefen inneren Wunde zu lindern, die ihr von ihrem Vater geschlagen worden war. Jener hatte die Familie wegen einer anderen Frau verlassen, als die Tochter 9 Jahre alt war. Die 9-Jährige, die ihren Vater nicht verlieren wollte, stellte ihn in kindlich hoffnungsvoller Verkennung der Realität vor die Wahl: »Du musst dich entscheiden, entweder für mich oder für die neue Frau.« Sie schien damals keinerlei Zweifel zu haben, dass ihr Vater bei ihr bleiben würde. Doch jener entschied sich selbstverständlich, mit »der neuen Frau« zusammenzuleben. Für die Tochter brach ihre gesamte »Vaterwelt« zusammen. Weder vermochte der Vater ihr seine Entscheidung erklärend zu vermitteln, noch vermochte sie richtig einzuordnen, dass die Veränderungen nicht direkt etwas mit ihrer Person zu tun hatten. Fortan fühlte sie: »Ich bin nicht genug wert. Mein Vater hat mich nicht mehr lieb. Er hat mich im Stich gelassen, weil er ›die neue Frau‹ lieber hat.« Über sechs Jahre hinweg weigerte sich das Mädchen strikt, den Vater zu sehen oder mit ihm zu sprechen. Die bis ins Mark empfundene Kränkung durch die erlittene Zurückweisung milderte das nicht. Das Mädchen verschloss sich und fing mit 13 Jahren an, zu kiffen. Der Kontakt zur Mutter blieb zwar stabil, aber die Mutter konnte ihr weder den Vater ersetzen noch ihr über ihren Schmerz hinweghelfen. Die Tochter erklärte den Vater zur »Unperson«, die ihr völlig gleichgültig sei. Sie wollte von ihm nichts mehr wissen. Innerlich kämpfte sie mit ihrer Entwertung durch den sie zurückstoßenden Vater. Als ihre Mutter einen neuen Partner lieben lernte, tat die Tochter sich anfangs damit sehr schwer. Lebenspraktisch führte das zu dem Problem, dass die Mutter ihre mittlerweile 15-jährige Tochter nicht gut allein lassen konnte, um vermehrt Zeit mit ihrem neuen Partner verbringen zu können. Sie drängte deshalb darauf, dass ihre Tochter einige Wochenenden bei ihrem Vater verbringen sollte. Außerdem sei es an der Zeit, dass sie ihr Verhältnis zu ihm bereinige.

Die 15-Jährige ließ sich auf diese Besuchskontakte ein, kehrte allerdings jedes Mal unglücklich nach Hause zurück, obwohl ihr Vater sich erkennbar um sie bemühte. Er wünschte den Kontakt. Die Besuche endeten in neuen »Katastrophen«, weil sich die beiden nicht miteinander zu verständigen wussten. Die Tochter fand sich vom Vater in ihrem Wesen nicht verstanden und in keiner Weise gewürdigt oder bestätigt. »Er akzeptiert einfach nicht, wie ich bin«, klagte sie. Dem Vater hingegen fehlten über 6 Jahre in der Beziehung zu seiner Tochter. Deren Entwicklung war unbemerkt an ihm vorbeigelaufen. Es war, als hätte ein Zeitensprung stattgefunden. Er war innerlich nicht darauf vorbereitet, dass ihm eine inzwischen 16-jährige, sehr hübsche und überaus eigenwillige junge Frau gegenübertrat, die ihn zudem spüren ließ, dass es ihrer Meinung nach noch eine unbeglichene offene Rechnung zwischen ihnen beiden gab. Der Vater sah über Monate hinweg in seiner Tochter noch das bittende 9-jährige Mädchen, das er zurückgelassen hatte. Da prallten Welten aufeinander. Zudem belebte seine Tochter die alte Konkurrenz zwischen sich selbst und »der neuen Frau« ihres Vaters wieder. Als »die Frau« gerade zu dieser Zeit schwanger wurde, blutete die alte Wunde besonders heftig. Die 16-Jährige befürchtete ernsthaft, dass ihr Vater endgültig nichts mehr von ihr wissen wolle, wenn erst einmal »das andere, neue Kind auf der Welt ist«. Sie steigerte akut ihren Cannabiskonsum. Zu diesem Zeitpunkt brachte ihre Mutter sie in Beratung.

Sobald wir in der gemeinsamen Arbeit auf ihren Vater zu sprechen kamen, brach sie in heftige Tränen aus. Es war deutlich spürbar, wie tief die erlittene Verletzung saß. Ich setzte ihr zur Bedingung, deutlich weniger zu kiffen, um einen klareren Kopf für die anstehenden Auseinandersetzungen zu bekommen. Die junge Frau ließ sich bereitwillig und ohne Probleme darauf ein. Sie wusste um ihr eigenes inneres Anliegen und war motiviert, daran zu arbeiten. Anfänglich reagierte sie mit Widerwillen und nahezu »böse« darauf, wenn ich ihr Vorschläge machte, wie wir Vergangenheit und Gegenwart, alte Verletzung und jetzige Realität innerlich voneinander trennen könnten. Sie wollte das tief verletzte 9-jährige Kind in sich nicht so ohne Weiteres wachsen lassen. Sie klammerte sich an ihrer Kränkung fest. Obgleich ich sehr behutsam mit ihr umging, konfrontierte ich sie wiederholt damit, dass sie auch ihren Vater trotzig am Ort der Verletzung festhalten wollte und damit sich selbst wie ihm die Chance auf »heilende Verständigung« versage. Da es sich bei der 16-Jährigen um eine überaus aufgeweckte, kluge und nachdenkliche junge Frau handelte, nahm sie mir meine Konfrontationen nicht übel. Sie wusste selbst, dass sie sich diesem Teil ihrer persönlichen Geschichte stellen musste.

In der Folge vermochte sie einzusehen, dass ihr Vater damals eine Entscheidung für sich und sein zukünftiges Leben und nicht ausdrücklich gegen sie getroffen hatte. Sie vollzog die Unterscheidung zwischen väterlicher Liebe für eine Tochter und männlicher Liebe zu einer Frau. Als Mann suchte und brauchte ihr Vater etwas anderes, das sie ihm als Tochter und Kind nicht zu geben vermochte.

Nachdem sie erst einmal vom Kopf her zulassen konnte, dass die frühere Entscheidung ihres Vaters für eine neue Liebe nicht gleichbedeutend mit ihrer Verstoßung als Tochter war, vollzog sich eine rasche Veränderung. Sie ließ ihre eigene Kränkung »ausbluten«, sodass die Wunde sich zu schließen begann. Die Veränderung wanderte vom Kopf in ihr Gefühl ein. Sie bedauerte, mit ihrem Vater so viel ungenutzte Zeit verloren zu haben, während der sie selbst sich geweigert hatte, ihn zu sehen. Die aktuellen Streitereien zwischen ihnen schätzte sie so ein, »dass mein Vater wohl selbst alles nachholen möchte. Aber er sieht mich noch nicht als diejenige, die ich heute bin, und behandelt mich wie ein kleines Mädchen, dem er alles verbieten möchte, was er nicht versteht«. Daraufhin befragt, was sie von ihrem Vater noch brauche oder wünsche, damit die erlittene Kränkung die beherrschende Macht über ihr Leben verliere, antwortete die 16-Jährige leise: »Ich möchte von ihm gern einmal den Satz hören: ›Es tut mir leid, dass ich dich damals im Stich und alleingelassen habe‹.« Dabei wirkte sie unendlich traurig. Kurz darauf ging ein Ruck durch ihren Körper. Sie richtete sich in ihrem Sessel auf, lächelte und meinte: »Ich glaube, jetzt kann ich damit leben. Und eigentlich freue ich mich sogar auf mein neues Brüderchen, das bald kommt.«

Sie stimmte zu, als ich ihr vorschlug, ihren Vater zu einigen abrundenden Gesprächen mit ihr zusammen einzuladen. Jener willigte sofort ein. In bewegenden Szenen schlossen beide ihren Frieden miteinander. Die Tochter bekam sogar ihren erlösenden Wunschsatz zu hören, als der Vater ihr erklärte, wie schwer ihm die Entscheidung gefallen sei, sich wegen einer anderen Frau von seiner Familie zu trennen, und wie sehr er selbst mit seinem Gefühl der Ablehnung durch seine Tochter zu kämpfen hatte. Heute bewegt sich die junge Frau frei zwischen den beiden neu zusammengesetzten Familien. Cannabis ist kein Thema mehr für sie.

Nicht in allen Fällen verlaufen die Entwicklungen so zufriedenstellend wie in den geschilderten Beispielen. Oft genug bleibt ein Elternteil – Vater oder Mutter – dauerhaft abwesend und es kommt zu keiner Wiederannäherung mit den betroffenen Kindern. Bisweilen ist eine Wiederannäherung nicht einmal wünschenswert. Es gibt immer wieder Eltern, die sich ihren Kindern gegenüber menschlich so unakzeptabel, verletzend oder sogar vernichtend verhalten haben, dass ein erneuter Kontakt mit ihnen für die Kinder mehr schädigend als förderlich wäre, zumal dann, wenn sich der betreffende Elternteil obendrein wenig einsichtsfähig und veränderungswillig zeigt. Gelegentlich füllen neue Partner des verbliebenen Elternteils die entstandene Lücke.

Es bedeutet jedoch nicht automatisch eine Katastrophe, wenn Kinder nur bei einem Elternteil aufwachsen. Alleinerziehende Eltern sind keine schlechteren Eltern, ihre Kinder nicht zwangsläufig benachteiligt. Das ist eine von der Realität nicht bestätigte Unterstellung. Kinder und Jugendliche verfügen über hohe Selbstheilungskräfte und Lebensstrategien, die sie auch befähigen, neben nur einem Elternteil aufzuwachsen und sich dennoch angemessen zu entwickeln. Sie vermögen sich vieles, was sie für ihre Entwicklung benötigen, von anderen Menschen zu holen. Vor allem alleinerziehende Mütter sollten sich hüten, sich in Selbstvorwürfen zu ergehen, wenn es das Leben so gefügt hat, dass der leibliche Vater eines Kindes seine Rolle nicht mehr ausfüllt. Spreche ich bei Elternveranstaltungen zu Cannabis die Rolle der abwesenden Väter an, stehen im Anschluss nicht selten Mütter im Austausch beieinander. Da kann ich im Vorübergehen dann schon mal Sätze hören wie: »Das konnte ich jetzt gar nicht brauchen, was er über die abwesenden Väter und das Kiffen von Söhnen gesagt hat.« Geraten alleinerziehende Frauen innerlich in Bedrängnis mit ihrer Rolle, ist ein wirkungsvolles Heilmittel das Sichüben in Mitgefühl für die eigene Person.

Vor etwas müssen sich alle alleinerziehende Eltern in achtsamer Selbstbeschränkung strikt hüten, wenn sie sich nicht selbst heillos überfordern wollen: Sie dürfen niemals versuchen, die Rolle des abwesenden, gegengeschlechtlichen Elternteils mit auszufüllen. Ein solcher Versuch ist zwangsläufig zum Scheitern verurteilt. Mütter sind keine Väter und Männer. Väter sind keine Mütter und Frauen.

Entscheide dich: Entweder er oder ich ...

»Vater werden ist nicht schwer, Vater sein dagegen sehr!« Wegen der überragenden Bedeutung, welche Vätern im Ursachengeflecht für einen Cannabisgebrauch vor allem ihrer Söhne zukommt, verweile ich noch länger bei dem Thema. Bisweilen spielen sich für Jungen familiendynamische Dramen ab, weil erwachsene Männer nicht willens oder nicht in der Lage sind, ihrer Verantwortung als Vater gerecht zu werden. Ich meine das nicht als Schuldzuweisung, denn »Schuld« ist in diesem Zusammenhang ein gänzlich untauglicher Begriff, sondern als Appell, die eigene Männer- und Vaterrolle selbstkritisch zu begutachten.

Ein durchaus sympathischer, musisch kreativer Mann, der seine wachsweiche Männlichkeit durch situationsunangemessene harte Erziehungssprüche zu kompensieren sucht, bekam mit der Geburt seines Sohnes für sein Empfinden eine Konkurrenz ins Haus, vor der er letztlich kapitulierte. Seine Frau, die auf den ersten Eindruck zu einem Bild verführt, zu gut für diese Welt zu sein, hielt aufgrund leidvoller Verlusterfahrungen männlicher Familienmitglieder in ihrer Herkunftsfamilie von Beginn an eine übertrieben schützende Hand über ihren Jungen. So wuchs er in die Rolle eines anspruchsvollen Prinzen, allerdings mit einem hohen Maß an innerer Unfreiheit durch die Kontrollbindung seiner Mutter. Vater und Mutter rivalisierten um die Erziehung des Sohnes. Wollte der Vater gelegentlich klare Grenzen ziehen oder situationsbedingt hart durchgreifen, konnte er wie der Sohn sicher sein, dass die Mutter das hintertreiben würde. Das Ehepaar verstrickte sich immer heftiger und wurde schließlich kommunikationsunfähig. Der Mann signalisierte seiner Frau resigniert: »Es lohnt sich überhaupt nicht mehr, mit dir zu reden. Du machst sowieso nur penetrant, was du willst.« Der Sohn, der den Vater im Familiensystem einerseits völlig an die Wand drängte, andererseits in wachsendem Maße unter seiner Rolle als Zankapfel und Störenfried litt, entwickelte sich zum starken Kiffer. Es gab immer hässlichere Szenen im Familienalltag, da der Sohn als Platzhirsch über alle Grenzen ging. Zusammen mit seinen Drogenfreunden brachte er sich in immer größere Schwierigkeiten. Sein Geldbedarf wuchs und er drehte krumme Dinger. Da er nie ein männliches Gegenüber als Widerpart respektiert hatte, verlor er seinen Ausbildungsplatz, weil er sich keiner Anweisung seines Meisters zu fügen gedachte. Zu Hause trieb er die Eskalation voran, wurde tätlich gegenüber seiner Mutter, trat Türen ein, kam und ging, wie es ihm passte. Zwei Töchter der Familie, welche von Geburt an eher am Rande mitliefen, bekamen es mit der Angst zu tun. Selbst in diesem Stadium war es der Mutter nicht möglich, ihrem Sohn gegenüber Flagge zu zeigen. Für den Vater war es zu spät. Er hielt die Situation nicht mehr aus und stellte seine Frau vor die Wahl: »Du musst dich entscheiden. Entweder dein Sohn verlässt das Haus, oder ich ziehe aus.« Die Mutter machte keine Anstalten, das elterliche Bündnis mit dem Vater zu suchen, um gegenüber dem Sohn an einem Strang zu ziehen, obwohl dies zur Begrenzung der Probleme dringend erforderlich gewesen wäre. Der Sohn hatte das Paar von Beginn an gespalten und das »Spiel« während seiner Drogenphase weiter ausgereizt. Als der Vater tatsächlich auszog, brachen alle Illusionen der Mutter in sich zusammen und sie wandte sich in der für sie unerträglich gewordenen Situation an mich. Die Inkonsequenz der Mutter gegenüber ihrem Sohn, die Kämpfe des Elternpaares um die Definitionsmacht dessen, was richtig und falsch sei, sowie die Konkurrenz und die tiefen Verletzungen zwischen Vater und Sohn, die jeder für sich Vorbedingungen für einen neuen Kontakt stellen, sind die beziehungsdynamischen Baustellen, vom Cannabisgebrauch des inzwischen 18-jährigen Sohnes mit seinen eindeutig schädlichen Folgen gar nicht zu reden.

Wer als Eltern um die Eigenheiten der süchtigen Beziehungsdynamik weiß, kann vorbeugen und geht in den Gefühlsstürmen nicht so leicht unter. In »Drogen & Sucht« sowie »Sucht – Eine Herausforderung im therapeutischen Alltag« finden Betroffene wie helfende Dritte Orientierung, um klaren Kopf zu bewahren.

Kinder als Erfolgsobjekte, oder: Eltern als »Ego-Fucker« ...

Viele Eltern haben für ihre Kinder schon Pläne im Kopf, bevor Letztere überhaupt geboren sind. Manche Kinder bekommen von ihren Eltern Aufgaben und Ziele übergestülpt – in der Fachsprache spricht man von »Delegation« –, die nicht erreichten Lebenszielen der Eltern entstammen, dem Wesen der Kinder dagegen fremd sind. Töchter wie Söhne werden auf diesem Weg instrumentalisiert und benutzt. Sie dürfen nicht einfach nur Kinder sein, sondern werden als zu vermarktende Erfolgsobjekte behandelt. Mit dem Klischee der erfolgreichen »Eisprinzessin« als »Sinnbild« für eine entsprechende Karriere wusste früher jedermann etwas anzufangen. Heutzutage sind die ins Auge gefassten Erfolgsstorys meist vielfältiger und diffuser. Oft stehen Castingshows jedweder Art am Beginn.

Eine Mutter, die in ihrem persönlichen Umfeld begleitende Zeugin eines Cannabisdramas wurde, schrieb mir dazu folgende Zeilen:

»Erwachsene sehen in Kindern nur noch Erfolgsobjekte. Das fängt schon im Kleinkindalter an. Mit 3 Jahren müssen Kinder schon schwimmen, mit 7 Jahren schon Rad fahren können. Man hat in Kinder schon Erwartungen, bevor sie auf der Welt sind. Ich habe das Gefühl, dass dies das Problem der heutigen Zeit ist. Man verplant die Zeit der Kinder von Geburt an. Sobald sie laufen können, müssen sie montags schwimmen gehen, dienstags ins Ballett, mittwochs in den Musikunterricht, donnerstags in die Malschule usw.

Da geht das freie Spielen auf der Straße verloren. Heute haben schon Kleinkinder einen festen Terminplan, und das finde ich nicht gut. Bei einem Gespräch mit Eltern äußerte ich einmal: ›Wenn meine Tochter mal eine **glückliche** Verkäuferin wird, bin ich zufrieden.‹ Ich wurde nur ausgelacht. Denn viele Eltern hätten lieber einen unglücklichen Arzt anstatt einer glückliche Verkäuferin.«

»Glücklich sein« rangiert in der Werteskala hinter »Erfolg haben«. Ein sichtbares Ergebnis der karrierebetonten gesellschaftlichen Vorgaben sowie der entsprechenden elterlichen Bemühungen können wir bereits beobachten: Wir finden eine gewachsene Generation von »Kids«, die viele »falsche«, stromlinienförmige Selbstanteile aufweisen und ihre diffuse innere Leere mit einer riesigen Erwartungshaltung füllen. Nicht wenige gebärden sich bereits wie gänzlich entgrenzte Tyrannen. Werfen 13-Jährige mit Sätzen um sich wie: »1.000 Euro, das ist doch läppisch. Das ist doch nicht viel Geld«, oder jetten 16-jährige Mädchen mal so eben über den großen Teich nach New York, um »so richtig Shopping zu machen«, langweilen sich dort und düsen mit einem Inlandsflug umgehend weiter nach Los Angeles, lässt sich erahnen, wie sehr ihr Bezug zur Realität gestört ist. Eltern, die ihre Kinder um jeden Preis zum Erfolg trimmen wollen, erwarten nicht nur, dass ihre Kinder alles tun, um die fremden Erwartungen zu erfüllen. Sie bestehen obendrein noch darauf, dass ihre Kinder ihnen dankbar sind dafür, dass ihnen der rote Teppich zum Erfolg ausgelegt wird. Vollends dramatisch wird es, wenn Kinder und Jugendliche den gewachsenen Druck nicht mehr aushalten und sich mit Cannabis »wegmachen« oder wenn sie trotz aller Bemühungen den »Selbstzweck« der Eltern nicht zu erfüllen vermögen, weil sie entweder von ihren persönlichen Fähigkeiten her dazu gar nicht in der Lage sind oder weil sie rechtzeitig fühlen, dass die Pläne der Eltern für sie mit ihren eigenen Lebenszielen nicht in Übereinstimmung zu bringen sind.

Kinder, deren Eltern in solchen Fällen in der Lage sind, anzuerkennen, dass ihr vorgegebener Weg ein Weg in die Irre ist, haben Glück. Sie dürfen sich neu orientieren. Leider finden wir auch Mütter und Väter einer geltungssüchtigen, beziehungsarmen Elterngeneration, die unablässig nach oben schielen und so verblendet von ihrer eigenen vermeintlichen »Größe« sind, dass sie von ihrem »Ego-Fucker«-Trip nicht mehr herunterkommen. Sie bleiben auf diesem Trip »hängen«, haben keinerlei Gespür dafür, wie es ihren Kindern eigentlich geht, überschütten vermeintlich »undankbare« Kinder mit Vorwürfen oder setzen sie am Ende sogar vor die Tür. In jedem Fall verwechseln sie materielle Verwöhnung mit Fürsorge. Das Ergebnis ist eine bunt gemischte Generation innerlich verlassener, Cannabis und weitere Drogen gebrauchender junger Männer und Frauen mit gänzlich verschobener Erwartungshaltung, darunter »Elitepunker«, »Straßenkids«, »Emos«, »Depris«, »Grufties«, »Agros«, »Hippe« und sonstige wie »Austern« oder »Cashmere-Babys«. Weil ihnen von Geburt an völlig falsche Erwartungen an das Leben eingepflanzt wurden, gestaltet sich die Arbeit mit ihnen noch weitaus schwieriger als der Kontakt zu Cannabiskonsumenten, die weniger abgehoben in die Welt schauen.

Ich mach dich platt, oder: Ihr werdet schon sehen, was ihr davon habt ...

In der Legendenbildung wurde Cannabis immer wieder mit Aggression und Gewalt in Verbindung gebracht. In Harry Anslingers Vereinigten Staaten von Amerika wurde Marihuana gar als kriminell und wahnsinnig machendes »Mörderkraut« verschrien. Gesteigerte Aggression und Gewalt widersprechen jedoch eindeutig dem eher beruhigenden und »einlullenden« Wirkungsspektrum von Cannabis. So weit zumindest ein herkömmliches Verständnis von Haschisch und Marihuana als »Besänftiger der Seele«.

Doch geht mittlerweile ein Gespenst um in Deutschland, die gespenstische Tatsache nämlich, dass Mütter wie Väter Angst vor der Gewaltbereitschaft von Kindern haben, der sie nichts entgegenzusetzen wissen. Als Folge wenden sich in der Drogenberatung immer wieder ebenso aufgelöste wie ratlose Eltern an mich, die von Haschisch rauchenden Söhnen erzählen, die sie tätlich angehen, bedrohen, Türen eintreten und ihnen die Schränke oder gleich die ganze Wohnung zertrümmern, wenn sie nichts zu rauchen haben.

Befremdliches Kopfschütteln ruft bei mir folglich hervor, wenn in der Meinungsbildung zu Cannabis nach wie vor beteuert wird, dass es keinerlei Hinweise für eine gesteigerte Aggressionsbereitschaft durch den Konsum des Mittels gebe. Da kann ich derartigen Feststellungen bestenfalls noch zugutehalten, dass die allenthalben veränderten Cannabisrealitäten noch zu neu sind, als dass sie bereits in alle Köpfe Eingang gefunden hätten. Für Praktiker der Suchtarbeit, die tagtäglich mit chronischen Cannabiskonsumenten und deren sozialem Umfeld arbeiten, liegt indes klar ersichtlich ein neues Phänomen auf der Hand: Chronischer, höher dosierter Cannabiskonsum ist unter den Bedingungen veränderter Stoffqualitäten, härterer Gebrauchsmuster sowie deutlich herabgesetzten Einstiegsalters der Konsumenten in trauriger Regelmäßigkeit in der Lage, bei einer wachsenden Zahl von Konsumenten Persönlichkeitsveränderungen zu bewirken, welche ein bisher von Cannabis nicht gekanntes Aggressionsverhalten nach sich zu ziehen vermögen. Letzteres bricht sich insbesondere in als Stressoren erlebten Entzugs- oder Abstinenzsituationen Bahn, wenn gerade mal kein Stoff zum Kiffen in Reichweite ist. Dann gehen Abstinenzreaktionen und psychosoziale aggressionsfördernde Faktoren aus der alltäglichen Lebenswirklichkeit der jungen Leute ein explosives Gemisch ein. Mütter und Väter von vorwiegend jungen Männern, welche nach Jahren starken Cannabisgebrauchs immer öfter aggressiv ausrasten, wissen ein leidvolles Lied davon zu singen. In der Cannabisforschung oder in aktuellen Beiträgen zum Tabuthema »familiäre Gewalt«, die von Kindern ausgeübt wird, ist diese Realität bisher kaum angekommen.

Das folgende Beispiel als ein Ausschnitt aus dieser Realität ist kein Einzelfall, sondern eines von vielen ähnlich gelagerten aus meinem Arbeitsalltag.

Eine als Verkäuferin tätige Mutter bat mich dringend um einen Gesprächstermin, weil sie »schreckliche Angst« vor ihrem 16-jährigen Sohn habe. Die Vorgeschichte ergab ein vertrautes Bild. Als der Sohn 10 Jahre alt war, hatte sich die Mutter von ihrem Ehemann getrennt. Der Junge war zwar bis dahin schon stark an die zu dieser Zeit nicht berufstätige Mutter gebunden, allerdings gleichzeitig gern mit seinem Vater zusammen, wenn dieser zu Hause war. Er verstand nicht, weshalb die Mutter den Vater verließ und ihn mitnahm. Das Besuchsrecht konnte der Vater praktisch kaum ausüben, da die Mutter mit ihrem Sohn weit weg zog. Der Junge verlor nicht nur seinen Vater, sondern gleichzeitig alle seine Freunde. Die

Veränderungen überforderten ihn. Der Schulwechsel zog dramatische Verschlechterungen der Leistungen nach sich. Die mittlerweile berufstätige Mutter ließ den Jungen einerseits viel allein, weshalb sie sich schuldig fühlte. Andererseits versuchte sie als Ausgleich jede freie Minute mit ihm zu verbringen und ihm alles recht zu machen. Der Sohn wurde »unduldsam« und »auffällig in der Schule«. Oftmals stritt er sich mit seiner Mutter. Mit 13 Jahren fing er an zu rauchen, ein Jahr später probierte er erstmals Haschisch. Wiederum ein Jahr später rauchte er bereits regelmäßig »Bong« und »Eimer«. Mit »Ach und Krach« schaffte er gerade noch so seinen Hauptschulabschluss, war aber unmotiviert und ratlos bei der Lehrstellensuche, weshalb er eine Parkschleife in einer berufsvorbereitenden Schule einlegte. Sogleich sammelte er dort beträchtliche Fehlzeiten an. Die Situation zu Hause eskalierte. Bei wiederholten aggressiven Durchbrüchen zertrümmerte der Sohn mehrere Einrichtungsgegenstände. Als seine Mutter versuchte, ihm den Bong wegzunehmen, ging er auf sie los, hielt aber in dem Moment inne, als er seinen Bong wieder in der Hand hielt. Nach diesem Erlebnis wandte sich die Mutter ratlos an mich. Selbstverständlich war ihr Sohn anfangs überhaupt nicht zu einem gemeinsamen Gespräch zu bewegen.

Der erste persönliche Kontakt ergab sich über den Umweg einer Präventionsveranstaltung in seiner Schulklasse. Ich erlebte einen sich mächtig aufbauenden, aber innerlich wackligen und unselbstständigen »Jungen«. Trotz seiner zur Schau getragenen »Motzigkeit« war mein erster Impuls, »die Hand über ihn zu halten, um ihn zu schützen«. Ich begegnete ihm klar, konsequent, freundlich. Im Verlauf des Vormittags in der Klasse wurde er ruhiger und zugänglicher. Im Anschluss an die Veranstaltung sprach ich kurz mit ihm allein und bot ihm unverbindlich einen Termin an. Er solle sich in Ruhe entscheiden, ob er zu einem Einzelgespräch ohne seine Mutter kommen möchte oder nicht. Er kam. Breitbeinig pflanzte er sich mir gegenüber in den Sessel und blickte mich herausfordernd an. Wir gingen nicht in die Tiefe. Es ging mir bloß darum, den Kontakt herzustellen, das Eis zu brechen und zu klären, was ich ihm anzubieten hatte und was nicht. Es ergaben sich sogar

Gelegenheiten, miteinander zu lachen, wenn mir auf seine markigen Sprüche passende Konter einfielen. Wenn nicht, ließ ich ihm seine kleinen Triumphe. Als er ging, hatte ich keinen Zweifel, dass er wiederkommen würde. Im Lauf der nächsten Stunden ließ er erkennen, wie es ihm all die Jahre gegangen war:

»Meine Mutter hat mir meinen Vater weggenommen. Das habe ich ihr nie verzeihen können. Als wir weggezogen sind, hab ich auch noch alle meine Freunde verloren. In der neuen Schule habe ich mich nicht mehr wohlgefühlt. Am Anfang wollte meine Mutter sogar noch, dass ich manchmal in ihrem Bett schlafe. Ich wollte das gar nicht. Wenn ich gedurft hätte, wär ich lieber zu meinem Vater zurück. Das war das Schlimmste. Meine Mutter hat gar nicht mitgekriegt, was in der Schule und so abgegangen ist. Die hat zwar so fast alles für mich gemacht, aber ich hab' sie nicht respektieren können. Wenn ich sie nur schon sehe, könnte ich's manchmal an die Nerven kriegen. Ich werd dann so wütend auf die, dass ich sie am liebsten erwürgen könnte. Ich fühl mich da schon richtig mies, weil das ist doch trotzdem meine Mutter.

Wenn ich Bong rauche, geht's mir viel besser. Dann bin ich ruhiger, richtig fett und platt und nicht so unter Druck und aggressiv. Wenn ich kein Geld hab, um mir was zum Rauchen zu kaufen, ist es krass. Ein paarmal bin ich schon ausgerastet und hab meiner Mutter die Bude auseinandergenommen. Ich kann da irgendwie nichts wirklich dafür. Mir fliegt einfach die Sicherung raus und ich muss was kaputt schlagen. Das kommt so über mich. Soll aber nur ja keiner glauben, dass mir das echt Spaß machen würde. Wenn ich dann wieder zu mir komme, erschrecke ich selbst. Ich würd das dann schon gerne wiedergutmachen. Ich hab schon Angst, ich raste mal völlig aus. Vor allem, ich weiß gar nicht, was jetzt weiter werden soll. Ich würd gern was Richtiges machen, aber ich weiß nicht was. Das ist alles so schwarz vor mir.«

Das Beispiel ist insofern typisch, als es Ursache-Wirkungs-Zusammenhänge differenziert verdeutlicht. Cannabis allein ist kaum die Ursache für zerstörerische Aggressionsbereitschaft. Da gilt nach wie vor eher das Gegenteil: Die Wirkungen von Cannabis werden vielfach als Mittel zum Zweck in Dienst genommen, um Wut und großen Zorn zu dämpfen. Ohne den gezielten Einsatz der Substanz würde eine Aggression, die aus tieferen ursächlichen Quellen gespeist wird, womöglich ungebremst überschießen. Wird Cannabis als Aggressionspuffer benutzt, kommt es allerdings leicht zu einer sich verstärkenden Wechselwirkung. Ist ein Cannabiskonsument daran gehindert, auf sein Mittel zurückzugreifen, entfällt die puffernde Wirkung. Seine Reizbarkeit steigt infolge Abstinenz sprunghaft an und kann sich in plötzlichen aggressiven Durchbrüchen entladen. Die Wahrscheinlichkeit ist umso größer, je härter das Gebrauchsmuster im Umgang mit Cannabis ist. Setzen vorwiegend kräftige junge Männer den Stoff gezielt zur Aggressionskontrolle ein, erleben sie ihr Tun wie eine »sozial verträgliche« Maßnahme im Sinne eines Selbstheilungsversuchs.

Im obigen konkreten Fall fühlte sich der junge Mann wie ein Raubtier im Käfig. Er tigerte in seinem Leben wie in einem Gefängnis ohne Gitterstäbe umher, weil er mit seinen überschüssigen Kräften nichts Rechtes anzufangen wusste. Die Arbeit mit ihm lief parallel auf mehreren Ebenen. Lebenspraktisch ging es darum, seine Neigungen so zu sortieren, dass er am Ende in der Lage war, sich für ein Berufsbild zu entscheiden. Tiefenpsychologisch stand die Beziehung zu seiner Mutter und zum Vater als fehlender männlicher Identifikationsfigur im Mittelpunkt. Die Angst vor der eigenen Aggression sowie seine ungebündelten körperlichen Kräfte gingen wir direkt auf der Körperebene an. Mit Methoden und Übungen aus der Körpertherapie war es ihm möglich, seine Wut zu durchmessen und dabei gleichzeitig eine Begrenzung seiner Aggression zu erfahren, mit der er keinen Schaden anrichtete. Er erlernte Bewältigungsstrategien zum Umgang mit heftigen Wut- und Zorngefühlen. Seine Aggression wurde zusehends »gefasster«. Die Fähigkeit zur Selbststeuerung gedieh so weit, dass der junge Mann nunmehr aggressive Gefühle rechtzeitig wahrnimmt, bändigt und sie nicht mehr sozial unverträglich ausagiert. Haschisch raucht er nur noch als »Joint«. »Bong« und »Eimer« hat er als »zu heavy« aufgegeben.

Dieser junge Mann war innerlich in der Lage, die sich ihm bietenden Chancen rechtzeitig zu ergreifen. Es wäre unredlich, vorzugeben, dass das in allen vergleichbaren Fällen ebenso zufriedenstellend vonstattenginge. Es gibt leider immer wieder (junge) Menschen, die sich kaum aufhalten lassen, ihren zerstörerischen Weg nach unten weiterzugehen. Nicht bremsen lässt sich bislang der 16-jährige Sohn einer »ganz normalen« Familie, der für die Familie zur Bedrohung wird und dessen Mutter mir in ihrer ohnmächtigen Ratlosigkeit mailt:

. . . .

»Unser 16-jähriger Sohn hat ein gravierendes Cannabisproblem. Seit wir davon wissen, haben wir so ziemlich alles falsch gemacht, was man als Eltern falsch machen kann. Unser Sohn missachtet sämtliche Auflagen, sowohl in unserer Familie wie die seiner Schule. Kürzlich habe ich, um eine neue Grenze zu setzen, einen Bong, den ich in seinem Rucksack gefunden habe, entsorgt. Ich hätte nie geglaubt, dass unser Sohn so aggressiv reagieren könnte. Er hat mein Handy an sich genommen und fordert von mir, dass ich ihm seinen Bong wiedergebe, sonst würde er mein Handy zerstören. Ich denke, dass es falsch wäre, auf diesen Deal einzugehen. Im Moment fühlen wir uns völlig machtlos, wir haben kaum noch ein Mittel, uns gegen unsren Sohn durchzusetzen. Er droht uns ganz offen damit, wir würden schon sehen, was wir davon hätten, wenn wir weiter versuchen würden, gegen ihn vorzugehen.«

. . . .

Ein anderer, 15-jähriger Kiffer, der seine Impulse nicht mehr zu zügeln wusste, stürzte sich während einer familientherapeutischen Sitzung ohne jede Vorwarnung auf seinen Vater und schlug ihn so heftig an den Kopf, dass dessen Brille in hohem Bogen durch den Raum flog. Der Vater hätte sich nicht zu wehren gewusst. Er war für seinen Sohn wie Watte, ohne Widerpart und Halt, aber beschämend entwertend auf der verbalen Ebene. Wäre ich nicht augenblicklich dazwischengegangen, weil ich mir absolut sicher war, dass der Junge gegen mich nicht vorgehen würde, wäre die Situation eskaliert.

Wiederum ist es ein 18-jähriger demotivierter Kiffer, der sich jegliche Einmischung seiner Mutter in seine Angelegenheiten verbitten möchte, zugleich aber alle Annehmlichkeiten seines Zuhauses in Anspruch nimmt, der seine Mutter in Anwesenheit seiner Kifferkumpane aus seinem Zimmer schiebt und sie anfährt: »Mach bloß, dass du hier rauskommst, sonst mache ich dich platt.« Verschieben sich derart die Machtzentren in einer Familie, haben die Söhne zwar vordergründig das Sagen, glücklich werden sie damit jedoch nicht. Vielfach leiden sie in solchen Fällen nicht bloß unter ihrer hinter vorgehaltener Hand eingestandenen Cannabisabhängigkeit, sondern auch unter gut verborgenen quälenden Scham- und Schuldgefühlen, welche sie sich erneut wegzukiffen trachten.

Noch eine Spur dramatischer und bedrohlicher wird die Lage für die Angehörigen von aggressiv überschießenden Cannabiskonsumenten, wenn in »doppelter Betroffenheit« das Drogenproblem zusätzlich in eine psychotische Erkrankung mündet. So suchte mich vor einiger Zeit die knapp 40-jährige Schwester eines intensiv kiffenden Bruders auf, der infolge seines Cannabisgebrauchs eine Psychose mit starker Negativsymptomatik ausbildete. Mehrmals war er in der Vergangenheit bereits gegen seine Eltern sowie die beiden Schwestern tätlich geworden, wenn sie ihm in seiner grenzenlosen Anspruchshaltung auf Versorgung nicht seinen Willen lassen wollten. Zweimal bereits wurde er stationär psychiatrisch behandelt und medikamentös eingestellt. Beide Male wurde er nach Abschluss der Behandlung kurzfristig rückfällig, war in seiner Aggression und Gewaltbereitschaft weder einzuschätzen noch zu kontrollieren. Beide Elternteile nahm das so mit, dass sie darüber selbst erkrankten. Als seine Schwester bei mir um Rat nachsuchte, war er zum dritten Mal in einer Klinik. Alle Familienmitglieder zitterten dem Tag entgegen, an dem er entlassen würde. Jeder fragte sich, vor wessen Tür er dann wohl auftauchen, sich nicht abweisen und sich nötigenfalls gewaltsam Einlass verschaffen würde. Zum eigenen Schutz und zu dem ihrer kranken Eltern erhoffte sich die Schwester einen Rat bezüglich dauerhafter Zwangsunterbringung.

Der verweigerte Segen, oder: Dir werd ich's zeigen ...

Eines der traurigsten Kapitel in den Beziehungen zwischen Eltern und Kindern ist die Tatsache, dass so viele Heranwachsende den elterlichen Segen für ihr menschliches Wesen sowie ihre Zukunft im Leben nicht erhalten. Besonders tragisch wird es, wenn der Segen des gleichgeschlechtlichen Elternteils als Bestätigung der eigenen geschlechtlichen wie sexuellen Identität ausbleibt. Unsere Kultur macht es Müttern und Vätern nicht eben leicht, ihren Kindern den elterlichen Segen zu erteilen. Es fehlen uns die vertrauten Rituale. Kulturen, in denen sich fest gefügte Initiationsriten erhalten haben, sind uns in der Hinsicht weit voraus. Hierzulande sind Eltern gehalten, selbst einen Weg zu finden, um ihren Kindern symbolisch den Segen zu erteilen. Bleibt die elterliche Bestätigung aus Unachtsamkeit aus oder wird sie gar verweigert, bringt das nachteilige Folgen für die Heranwachsenden mit sich.

Ein Vater bat mich um einen Gesprächstermin für seine Familie, da sein ältester, 16-jähriger Sohn seit Längerem Haschisch konsumiere. Das Wort »bitten« trifft allerdings nicht das Auftreten des Vaters. Er forderte sich den Termin vielmehr herrisch ein. Als die Familie – Vater, Mutter, zwei Söhne, eine Tochter – zum Gespräch erschien, riss das Familienoberhaupt sogleich das Wort an sich, um von sich selbst wie von seiner Frau das mildtätigste Bild zu zeichnen. Sie seien beide berufstätig und gänzlich uneigennützig christlich-sozial engagiert. Beide spendeten jährlich einen beachtlichen Teil ihres Einkommens für mildtätige Zwecke. Über die Verwendung ihrer Gelder bei ausgesuchten Projekten erhielten sie jeweils Rechenschaft. Zu Hause lebten sie bescheiden und anspruchslos.

Bis zu dem Punkt der familiären Selbstdarstellung redete der Vater zwar betont gemessen, wie ein besänftigender Prediger, ließ aber kein weiteres Familienmitglied zu Wort kommen. Er wechselte den Tonfall, während er berichtete, es gäbe in seiner Familie eigentlich keinerlei Probleme, wäre da nicht sein ältester Sohn, der seit zwei Jahren aus ihm völlig unerklärlichen Gründen Haschisch rauche. Der Vater begann, seinen Sohn mit vernichtenden Anklagen zu belegen, die jegliches Feingefühl vermissen ließen. Als ich ihn schließlich stoppte und die anderen Familienmitglieder um ihre Einschätzung der Situation bat, bestätigte als Erste die Mutter ihre Sorgen um den Haschischgebrauch ihres Ältesten. Letzterer geriet immer stärker in eine Rechtfertigungs- und Verteidigungshaltung. Er startete relativ furchtlos einen Gegenangriff auf den Vater, in dem sich lange angestaute Verachtung entlud:

»Du mit deinem blöden sozialen Fimmel. Dein ganzes Geld gibst du für deine soziale Heuchelei aus. Nach außen spielst du den religiösen Spender, nach innen führst du dich auf wie ein Diktator. Keinem von uns Kindern gönnst du was. Du guckst uns noch die Butter vom Brot. Und nicht mal in Urlaub fahren wir wie alle anderen, weil du immer meinst, du brauchst das nicht. Was wir wollen, nimmst du überhaupt nicht zur Kenntnis. Du gönnst dir nicht mal selber was. Du bist so kleinlich in allem. Ich glaube, ich hab von dir noch nie mal eine Anerkennung oder ein Lob gehört. Du kannst immer nur alles kleinmachen. Du regst dich fürchterlich auf, weil ich kiffe, und fragst dich nicht einmal wirklich, warum ich das mache. Ohne würde ich es in eurer Familiengruft gar nicht mehr aushalten. Zu Hause ist alles wie tot. Du hast ja keine Ahnung, wie wir uns fühlen. Ständig deine ollen Sprüche: ›Ihr müsst im Leben erstmal beweisen, dass ihr was leisten könnt.‹ Ich kann's nicht mehr hören. Bei dir muss man sich erst alles verdienen.«

Vater und Sohn gerieten heftig aneinander. Es war ersichtlich, dass der Älteste für seine beiden jüngeren Geschwister mit sprach. Sie bestätigten nickend, was ihr größerer Bruder seinem Vater an den Kopf warf. Doch der Vater wollte es weder hören noch etwas davon gelten lassen. Seine edlen sozialen Motive passten so gar nicht zu seinen kleingeistigen Anstrengungen, seinem Sohn jegliche Anerkennung zu versagen. Letzterer hatte es ungemein schwer, schien sich allerdings nicht unterkriegen lassen zu wollen. Mit einem unbändigen Willen widersetzte er sich seinem Vater in einer Art Vorreiterrolle für seinen jüngeren Bruder und die Schwester.

Innerlich ergriff ich Partei für die Kinder. Dem Vater spiegelte ich meinen Eindruck, dass er mit seinem Sohn hart ins Gericht gehe und dass jener es umgekehrt sicherlich gut meine, wenn er darauf aufmerksam mache, wie wenig sich der Vater selbst gönne. Er könne doch weiterhin Gutes bewirken, indem er einerseits großzügig und uneigennützig spende, darüber aber nicht vernachlässige, sich und seiner Familie mehr Leichtigkeit zu gönnen. Der Vater wirkte auf mich wie ein echter »Scheinheiliger«. Er beharrte auf seiner Position. Nicht er sei es, der über Veränderungen nachzudenken habe, sondern sein Sohn, der schließlich noch über keinerlei Lebenserfahrung verfüge. Als ich dem Vater gegen Ende des ersten Termins weitere Familiengespräche vorschlug sowie ihm einen Preis in Form einer zweckgebundenen Spende nannte, lehnte er ab. Er war innerlich nicht bereit, in das Wohlergehen seiner Familie, genauer: der Kinder, zu investieren. Ebenso wenig wollte er weitere Gespräche führen, die ihn in seiner Person einbegriffen hätten. Ich dagegen war nicht bereit, sein Spiel mitzuspielen und seinen Sohn als behandlungsbedürftigen, irregeleiteten jungen Mann abstempeln zu lassen.

In der Realität existieren ungezählte Wege, Kindern ihr Geburtsrecht auf Anerkennung und Bestätigung vorzuenthalten. Unsere Welt ist voller solcher Dramen. Gelegentlich finden sie jedoch einen im wahrsten Sinne des Wortes »versöhnlichen« Schluss.

Auf einer Präventionsveranstaltung für Eltern sprach mich ein etwa 50 Jahre alter Mann an, der mit seiner Familie einen Beratungstermin wahrzunehmen gedachte. Das Problem sei sein 16-jähriger, Haschisch und Marihuana rauchender Sohn. Im Eingangsgespräch wurde schnell ersichtlich, dass der Vater ursächlich in den Drogenkonsum seines Jungen verstrickt war.

Den Mann plagten seit geraumer Zeit quälende Schlafstörungen, die er wechselnd mit Schlaftabletten oder Alkohol zu lindern suchte. Beruflich war er haupt- wie nebenamtlich in so hohem Maße eingebunden, dass er nicht mehr wusste, wo ihm der Kopf stand. Die Beziehung zu seinem Sohn finde kaum noch statt. Obendrein betrachte jener sein Zuhause nur noch als »Hotelfamilie«. Sei der Sohn anwesend, ziehe er sich bevorzugt in sein Zimmer zurück und rauche »Bong«. Als Vater könne er das nicht dulden. Es raube ihm die letzte Ruhe. Der Vater gestand, dass er seine Familie zugunsten seiner Karriere stark vernachlässigt habe. Er sei eben ungemein ehrgeizig und leistungsorientiert bis hin zur Arbeitssucht. Sein Sohn sei das krasse Gegenteil: »Er hängt den ganzen Tag nur rum, lässt sich ziel- und planlos treiben, lebt in den Tag hinein und unternimmt keinerlei Anstrengungen für die Schule.«

Der Vater wirkte gefühlsleer, wie ein von Rechnern gesteuerter Industrieroboter, der den Arbeitstakt hält. »Freie Zeit« oder »Müßiggang« schienen ihm Fremdwörter, weshalb ihn das »Rumgammeln« seines Sohnes bis aufs Blut reizte. Er hatte kein gutes Wort für ihn übrig. Mehrfach war er vor Zorn schon so außer sich geraten, dass er seinen Sohn demütigend aus dem Haus geworfen hatte. Der Vater litt dann zwar selbst darunter, beharrte indes auf seiner Sicht der Dinge. Die Mutter versuchte des Öfteren zu vermitteln, doch im Vater-Sohn-Drama spielte sie eine untergeordnete Statistenrolle.

Der Sohn erschien unter einer rauen Schale unglücklich und verletzlich, drehte aber jede Eskalationsspirale seines Vaters mit. Mehrfach schrie er ihn an: »Ich will nie so ein karrieregeiler, jämmerlicher Miesepeter werden wie du.« Die gegenseitigen Entwertungen zwischen Vater und Sohn waren vernichtend. Ersterer war blind auf Leistung fixiert und ebenso unfähig, die schönen Seiten des Lebens zu genießen, wie ungenießbar, wenn er seinen Sohn cholerisch herabwürdigte. Zugleich wirkte er streng »leibfeindlich«, wohingegen der Sohn seine Körperlichkeit sehr zu pflegen und zu trainieren schien. In Phasen, in denen der Vater sich »selbst nicht riechen« konnte, richtete er seinen Selbsthass wie als Verlängerung seiner eigenen Person gegen den männlichen Erben. Der Vater war regelrecht besessen von negativen Zukunftserwartungen für seinen Sohn: »Du hast doch nichts zu bieten. Schau dir doch bloß deine Noten in der Schule an. Du packst nicht mal die nächste Klasse, geschweige denn das Abitur. Aus dir kann ganz einfach nichts Erfolgreiches werden.« Der Sohn schrie zurück: »Ich werd dir schon noch zeigen, was aus mir wird.« Vorerst zeigte er seinem Vater allerdings nur, dass er all dessen Negativbilder über ihn als Sohn bestätigte. Das zeitweilige exzessive Kiffen trug maßgeblich dazu bei, den jungen Mann in seinen eigenen Aktivitäten zu lähmen.

Manchmal geht es in Veränderungsprozessen nicht »miteinander«, sondern besser »auseinander«. Die häusliche Situation zwischen den Streithähnen war derart verfahren, dass ich der Familie empfahl, ihr Sohn solle ausziehen. Im Alter von 17 Jahren richtete er sich ein eigenes kleines Appartement ein. Augenblicklich kiffte er bedeutend weniger. Als nächsten Schritt, die negativen Zukunftsbilder seines Vaters zu widerlegen, schaffte er durch beachtlichen Arbeitseinsatz das Klassenziel. Als paradoxe Reaktion auf die nachlassende Hochspannung erlitt sein Vater eine tiefe Krise. Sein Körper streikte und verordnete ihm zwangsweise eine Auszeit. Der Vater nutzte sie leidlich, um sich zu besinnen. Er begann eine eigene Psychotherapie, um mehr pfleglichen Kontakt zu sich selbst zu bekommen. Sein Sohn machte in der Zwischenzeit Abitur und nahm ein Architekturstudium auf. Er hatte es seinem Vater gleich in zweifacher Hinsicht erfolgreich gezeigt: Zum einen durchbrach er die in der familiären Dynamik angelegte Tendenz zur sich selbst erfüllenden negativen Prophezeiung, indem er die Negativvisionen seines Vaters Lügen strafte. Zum Zweiten zeigte er jenem, dass es im Leben noch weitere achtenswerte Dinge außer Leistung gibt.

Längst nicht immer entwickeln sich Lebensgeschichten nach dem Motto »Dir werd ich's zeigen« so positiv. Vielleicht denkt auch der eine oder die andere: »Was soll das? Elterlicher Segen? So ein Blödsinn!« Ein verweigerter elterlicher Segen vermag jedoch in der Tat zu einer unerträglichen, kaum zu bewältigenden Bürde oder Hypothek im Leben eines Menschen zu werden. Wer scheinbar unentrinnbar einem solchen Lebensskript zu folgen verurteilt ist, hat mit professioneller Unterstützung jedoch gute Chancen auf eine Neuordnung seiner inneren Antriebskräfte.

Du bist mein »liebstes Kind« ...

Manchen familiären Beziehungsmustern wohnt die Tendenz inne, sich über Generationen hinweg zu verlängern, wenn sie nicht rechtzeitig aufgelöst und in positivere Bahnen gelenkt werden. Das Muster »Du bist mein liebstes Kind« wird in zahlreichen Variationen gelebt. Regelmäßig ist es jedoch für alle beteiligten Geschwister eine schwere Bürde.

In einem Qualifizierungskurs für bereits berufserfahrene Erzieherinnen, in dem unter anderem sehr selbsterfahrungsorientiert gearbeitet wurde, schrieb eine 40-jährige Teilnehmerin als Abschlussarbeit die Geschichte ihrer eigenen Familie nieder. Sie hat nicht bloß zugestimmt, sondern mit großem Nachdruck unterstützt, dass ich Teile daraus wiedergebe:

Selbst 1961 geboren, kam fünf Jahre später ihr jüngerer Bruder zur Welt. Er war »der ersehnte Junge«, der »Abgott der Familie«, der den Namen der Familie weitertragen und sie in die Zukunft hinein fortsetzen sollte. Der Junge war erklärtermaßen »das liebste Kind« der Mutter, die enttäuscht war, »als ihr erstes Kind nur ein Mädchen war«. Der Sohn der Familie war mit den in ihn gesetzten Erwartungen offensichtlich überfordert und entwickelte sich nicht wie gewünscht. Im Alter von 13 Jahren rauchte er vermutlich zum ersten Mal Haschisch, was er natürlich vehement verneinte. In der Familie »waren alle nicht mehr als froh, ihm das zu glauben«. Niemand vermochte das Thema angemessen einzuschätzen. Frühe Chancen, das sich anbahnende Unheil aufzuhalten, wurden verschlafen. Der Sohn absolvierte eine Lehre und fing an zu arbeiten.

Seine Schwester geht heute davon aus, dass er die ganzen Jahre über Haschisch gebrauchte, ohne dass es jemand wahrhaben wollte. Er blieb all die Zeit Mutters Liebling. Die Arbeitsstelle des jungen Mannes lag in der Nähe eines bekannten Drogenumschlagplatzes. Es ist anzunehmen, dass dort zum ersten Mal härtere Drogen als Haschisch ins Spiel kamen.

Im Alter von 20 Jahren fuhr der Bruder das nagelneue Auto seiner Schwester zu Schrott. Es wurden Cannabis, Amphetamine und Alkohol im Blut nachgewiesen. Die Eltern schonten »ihr liebstes Kind«. Statt von ihrem Sohn einzufordern, die Konsequenzen für sein Verhalten zu übernehmen, streckten sie ihm Geld vor, mit welchem er seiner Schwester ein anderes Fahrzeug kaufen sollte. Doch auch die Schwester konfrontierte ihren Bruder nicht mit dem Schaden, den er angerichtet hatte: »Weil mein Bruder mir leidtat, verzichtete ich auf das neue Modell, das ich hatte, und kaufte einen Gebrauchtwagen.«

Wieder verstrich ein Interventionszeitpunkt ungenutzt und der junge Mann konnte sein »Spiel« weiter fortsetzen. Er hatte sich allerdings mittlerweile vom »liebsten Kind« zum »Sorgenkind« gewandelt, welches in der Familie für zunehmend heftigere Konflikte sorgte. Seine Schwester übernahm die Rolle »des Puffers«, »der Vermittlerin zwischen ihm und den Eltern«. Vier Jahre nach dem ersten Unfall fuhr der junge Mann im Drogenrausch ein zweites Auto zu Schrott. Außerdem wurde er beim Dealen mit Haschisch erwischt und zu einer Gefängnisstrafe verurteilt. Erst zu diesem späten Zeitpunkt fiel es der Familie wie Schuppen von den Augen, dass ihr Sohn mittlerweile selbst Heroin konsumierte. Er verfuhr zwar nach dem ihm vorgeschlagenen Handel »Therapie statt Strafe«, seine Schwester ist jedoch im Nachhinein überzeugt, »dass er erst mal dem Gefängnis entkommen wollte, aber nicht so sehr den Drogen«. Nach der Therapie kam er in die Familie zurück. Seine Schwester bedrängte ihn, auszuziehen, »doch er wollte nicht. Teils war es ja bequem zu Hause, wo die Mutter alles für ihn tat. Für nichts brauchte er etwas zu bezahlen«. Ein Jahr später wurde der Sohn erneut beim Handeln mit Haschisch erwischt, welches er aus Holland mitgebracht hatte. Er wurde zu 18 Monaten Freiheitsentzug ohne Bewährung verurteilt. Die Schwester besuchte den Bruder, doch »die Besuche im Gefängnis waren wie ein Kreuzgang für mich, sehr bedrückend das Eingesperrtsein, Furcht einflößend für mich«. Aus »Mitleid überwiesen die Mutter und ich ihm Taschengeld, damit er sich im Gefängnis etwas kaufen konnte«. Die Schwester heiratete. Der Schwiegervater besorgte ihrem Bruder eine Arbeitsstelle. Die Schwester hoffte für ihn, »dass er endlich nach langer Zeit wieder eine Zukunftsperspektive« hätte. Fünf Tage ging ihr Bruder nach seiner Entlassung aus der Haft zur Arbeit. Am sechsten Tag starb er gegen fünf Uhr morgens durch Herzstillstand an einer Überdosis Drogen, »die Mutter schrie vor Schmerz und klappte neben dem Totenbett zusammen«. Am Abend zuvor war ihr Sohn bereits bewusstlos auf der Straße aufgelesen und im Krankenhaus reanimiert worden. Er blieb jedoch nicht dort, sondern ließ sich nach Hause bringen.

Seine Schwester erinnert sich an die letzten Stunden:

»Die Mutter hatte auf ihn gewartet und war verzweifelt, weil er wieder Drogen genommen hatte, und ihr rutschte aus Verzweiflung die Hand aus. Ihre Verzweiflung muss groß gewesen sein. Anschließend ging mein Bruder auf sein Zimmer und versetzte sich später die Dosis, die dann tödlich war. Im Inneren spürte ich schon Tage vorher, dass etwas geschehen würde. Ich hatte Schuldgefühle, weil ich meinen toten Bruder nicht anfassen konnte. Ich fürchtete die Kälte des Todes des Körpers. Am Abend des Todestages verfolgten und plagten mich große Ängste, und die ersten Stunden wollte oder konnte ich den Tod meines Bruders nicht akzeptieren. Meine Mutter war untröstlich über den Verlust. Andererseits hat sie aber auch immer gesagt, sie hätte gebetet, dass die Geschichte meines Bruders sich zum Guten wenden würde oder ein Ende nehmen solle.«

Letzteres ist ein vertrautes Phänomen: Als ihr Sohn aus dem Krankenhaus kam, hätte die Mutter »wissen« können, wie riskant die Situation für ihn war. Die Überdosis, die zu seinem Tod führte, kam quasi mit Ansage. Dass seine Mutter trotzdem nichts Rettendes unternahm, lässt den Schluss zu, dass sie ihn unbewusst loswerden wollte. Die Situation war mittlerweile für alle Beteiligten so furchtbar und unerträglich, dass etwas passieren musste. Der Tod ihres »liebsten Sohnes« war zwar beileibe nicht die gewünschte Lösung, aber »wenigstens war es jetzt vorbei«. Die Schwester erlebte, wie »die Mutter teilweise meinem Vater die Schuld am Tod meines Bruders gab. Die Eltern trennte der Tod ihres Kindes immer weiter voneinander. Ich stand wieder als Puffer dazwischen, wollte nicht wählen, wer der Bessere ist, wer Schuld an was trägt«.

Zwei Jahre nach dem Tod seines Sohnes starb der Vater an Krebs. 10 Jahre nach dem Drogentod des Bruders ist die Schwester nicht frei von dem Drama. Sie fühlt sich wie verfolgt und findet keine Antwort auf die sie umtreibende Frage: »War es Selbstmord aus Aussichtslosigkeit? Eine Frage, die ich mir stelle, welche mein Bruder nicht mehr beantworten kann.« Außerdem sitzt sie auf ihrer Wut: »Was mich heute am meisten ärgert, ist, dass er sich alles genommen hat und doch so schlecht verwendet hat. Mir bleibt so gut wie nichts übrig. Ich habe meinen Bruder geschützt und geliebt. Heute glaube ich, ich habe alles gegeben und es ist mir fast alles genommen worden.« Die Schwester leidet an der Last, mit der ihr Bruder sie zurückließ: »Nach dem Tod kümmerte ich mich allein um meine Mutter bis heute.« Sie »bemuttert« ihre depressiv erscheinende Mutter und versorgt sie in einem Maße, dass sogar ihr Hausarzt sie darauf aufmerksam machte, »ich würde mich wieder gründlich ausnutzen lassen«. Sie hat sich erneut in eine »Situation des Gebens und wenig Bekommens« begeben. Eigentlich ist es ihr zu viel, doch sie kann sich kaum von der Mutter abgrenzen. Sie war als Mädchen von Beginn an weniger wert als ihr Bruder und bemüht sich immer noch um die Gunst und den Segen der Mutter. Jene denkt aber gar nicht daran, ihre Tochter zu würdigen.

Vier Jahre nach dem Tod des Bruders adoptiert die Schwester mit ihrem Mann zusammen ein Kind, »weil ich durch gesundheitliche und eventuell seelische Probleme kein Kind bekam«. Jetzt hat sie gleichfalls »ein liebstes Kind«. Selbstverständlich ist es ein Junge. Sie möchte bewusst kein zweites Kind, um nicht wählen zu müssen, welches Kind ihr lieber wäre. Ein Mädchen wollte sie nicht, damit sie ihre eigenen Minderwertigkeitsgefühle nicht auf eine Tochter übertragen würde.

Im Jahr der Adoption wiederholte sich für sie ein Suchtdrama. Die Polizei klingelte an ihrer Tür und teilte ihr mit, dass der Bruder ihrer Mutter an den Folgen eines alkoholbedingten Verkehrsunfalls verstorben sei. Erneut war ein Leben in ihrer Verwandtschaft durch »ein Suchtmittel verpfuscht«.

Als »Fazit« aus all den negativen Erfahrungen ist der 40-jährigen Frau eine »große Angst geblieben«, insbesondere »Angst vor dem Tod, vor unheilbaren Krankheiten und vor wiederkehrender Drogenabhängigkeit bei meinem Kind«. Insbesondere die Sorge, dass ihr eigenes Kind später einmal zu Drogen greifen könnte, raubt ihr die Ruhe. Sie läuft Gefahr, ihren Sohn mit ihrer eigenen Angst zu infizieren und damit genau die Geister heraufzubeschwören, die sie so angestrengt zu kontrollieren sucht. Der Bericht über ihre Familie sowie die Arbeit in der Gruppe waren für die um größere Sicherheit bemühte Frau eine wertvolle Hilfe. Sie vermochte Unverarbeitetes aufzuarbeiten und mithilfe einer »Inszenierung« den Bann ihres toten Bruders aufzulösen. Außerdem hat sie beschlossen, sich fürsorglich darum zu kümmern, die Macht ihrer Ängste zu brechen.

Schwierig aufzudecken:
Maskierte Spuren deutscher Geschichte

Ein ganz eigenes Ursache-Wirkungs-Geschehen steckt in einer familiären Dynamik, die sich hinter zahlreichen Fassaden und Masken verbirgt. Oberflächlich drängen sich erst einmal andere Muster auf, mit deren Hilfe man den Drogen- und Suchtmittelgebrauch eines Familienmitglieds erklären möchte. Erst bei näherem Hinschauen des geübten Auges tun sich die eigentlichen Abgründe des familiären Geschehens auf, dessen Ursachen bis weit in unsere dunkelste geschichtliche Vergangenheit zu reichen vermögen.

Ein mittlerweile verstorbener Mann war frühzeitig von zu Hause ausgezogen, um Medizin zu studieren. Er legte alle Prüfungen ab, scheiterte jedoch am letzten medizinischen Examen, obgleich er sich fachlich sicher fühlte. Jedes Mal, wenn er zur mündlichen Abschlussprüfung gemeldet war, erkrankte er so schwer, dass er den Prüfungstermin nicht einzuhalten vermochte. Infolgedessen schloss er sein Studium nie ab. Seinen Lebensunterhalt bestritt er mehr oder weniger mit einem Dienstleistungsgewerbe. Über erste Erfahrungen mit Alkohol, viel Cannabis, LSD und Meskalin entwickelte sich der Mann im Laufe der Jahre zu einem periodisch stark trinkenden Alkoholiker. Dass er Trinker war, gab er zwar freimütig zu, weigerte sich aber beharrlich, längerfristig professionelle Hilfe in Anspruch zu nehmen. Das habe *er* nicht nötig. Sporadischen Therapieversuchen verlieh er bewusst den Charakter von Machtkämpfen. Unter geschickter Ausnutzung seiner eigenen psychologischen wie medizinischen Vorbildung gelang es ihm, die jeweiligen Therapeuten frühzeitig zur Wirkungslosigkeit zu verurteilen, unter anderem auch deshalb, weil seine wechselnden Behandler immer auf der falschen Fährte waren. Deren triumphal inszenierte Niederlagen waren seine Pyrrhussiege. Über die Vereitelung wirksamer Hilfe zur Selbsthilfe hielt er hartnäckig an seinem Leiden fest. Als Rettungsanker dienten ihm phasenweise seine mit starker Abwertung anderer Menschen einhergehenden Größenfantasien.

Die Rekonstruktion seiner Lebensgeschichte ergab, dass er 1952 nach drei Mädchen als erstgeborener Sohn eines Vaters zur Welt kam, der seinerseits Jahrgang 1909 war. Sein Vater erlebte folglich den Aufstieg und die Diktatur der Nationalsozialisten in Deutschland. Als waffenfähiger Mann wurde er mit Beginn des Zweiten Weltkriegs zur Wehrmacht eingezogen. Er wurde mehrfach verwundet und war kurz in Kriegsgefangenschaft. Nach dem Krieg wurde er entnazifiziert. Doch sein Leben blieb überschattet von der Gewalt der Obrigkeit, von Krieg, Gefangenschaft und Rückkehr in ein Leben, in dessen Verlauf er die ihm und seiner Frau geraubten »besten Jahre« nie zu verschmerzen wusste. Durch eine latente Infizierung mit nazistischem Gedankengut goss er insbesondere in die Beziehung zu seinem erstgeborenen Stammhalter viel NS-vergiftete Seelennahrung hinein. Seine Frau, die still unter dem Verlust ihrer drei Brüder im Krieg litt, sagte wörtlich: »Während des Krieges war mein Mann kein Nazi, aber heute hat er viel von einem Nazi an sich.« Das dunkelste Kapitel der deutschen Geschichte fand seine unglückselige Fortsetzung in die nachfolgende Generation hinein. Den eigenen Willen und die vor Kraft strotzende Lebendigkeit seines Sohnes konnte der Vater von Geburt an nicht ertragen. Dessen Drang zur Selbstbehauptung wurde systematisch unterbunden. Der Vater konnte neben sich keinen lebendigen, eigenwilligen Sohn dulden; und schon gar keinen Sohn, der größer würde als er und ihn im Leben überträfe. Der Vater war auch körperlich eher klein geraten, und klein hielt er seinen Sohn. Da jener sich nicht kampflos zu ergeben gedachte, kam es während der Pubertät zu einem regelrechten Stellungskrieg mit dem Vater. Unzählige Male bekam er aus dessen Mund zu hören: »Du bist nichts, hast nichts, kannst nichts. Aus dir wird nie etwas werden. Du bist viel zu weibisch. Du wirst noch an mich denken.« Während der schlimmsten Szenen wollte der Vater seinen Sohn mit einem Stuhlbein »zum Tempel hinausjagen«. Dem Vater taten seine aggressiven Durchbrüche jedes Mal leid, denn im Grunde bemühte er sich redlich, seiner Familie ein anständiges Leben zu ermöglichen. Die hässlichen Szenen wiederholten sich jedoch über Jahre hinweg und hinterließen tiefe Spuren. Der Sohn hielt mit den falschen Mitteln dagegen. Er begann, Alkohol zu trinken und als erste illegale Droge Haschisch zu konsumieren. Es folgten die Halluzinogene Meskalin und LSD. Obgleich der Sohn frühzeitig große räumliche Distanz zwischen sich und seinen Vater legte, vermochte er sich nicht von seinem Vater zu lösen. Er durfte nicht erfolgreich sein, den inneren Vater nicht überwinden. Sein Medizinstudium abzuschließen hätte bedeutet, erfolgreicher und größer zu werden als der Vater. Doch die vernichtenden Urteile seines Vaters wurden zum tief verinnerlichten Lebensskript, dem der Sohn traurigerweise »gehorsam bis zum Tod« folgte. Durch nichts und niemanden zu bremsen, trieb er seine Selbstzerstörung unaufhaltsam voran. In der Nacht zu seinem 50. Geburtstag erlag er einsam seinen Dämonen wie seiner Sucht.

Untergründige familiäre wie gesellschaftliche Spätfolgen von Holocaust und Nationalsozialismus sind nicht nur in der unmittelbaren Nachkriegsgeneration zu entdecken. Selbst Nachgeborene der zweiten oder dritten Generation vermögen unter Umständen Symptome aufzuweisen, deren tiefere Ursachen sich erst im vollen Ausmaß erschließen, wenn man die Geschichte einer Familie unter der Mehrgenerationenperspektive betrachtet. Ein schädliches Symptom unter vielen möglichen ist der Drogen- und Suchtmittelgebrauch der Nachgeborenen. Die Zeichen zu deuten vermag jedoch nur, wer gezielt danach forscht. Ansonsten bleiben sie weiterhin unter dicken Schichten und hinter den Mauern des »Beschweigens« der Verdrängung anheimgegeben.

Beschwiegenes, Verdrängtes und Traumatisches finden wir auch bei zahlreichen Cannabis und weitere Suchtstoffe gebrauchenden Kindern von Migrantenfamilien aus aller Herren Länder, welche

Krieg, Vertreibung, Misshandlung, Folter, Vergewaltigung, Verstümmelung und andere von Menschen zugefügte Grausamkeiten erlitten haben. Trauma, Drogen und Sucht gehen in vielen Fällen Hand in Hand und bedürfen fachkundiger Behandlung.

Die zweite und dritte Generation, oder: Ich kenne es doch gar nicht anders ...

Ein anderes Mehrgenerationengeschehen offenbart sich in einer neuen Generation Cannabis gebrauchender Jungen und Mädchen. Es handelt sich um die Kinder von Müttern und Vätern, die ihrerseits bereits einen Umgang mit der Droge pflegten. Diese »zweite Generation« ist inzwischen in sämtlichen Drogen- und Suchtberatungsstellen der Republik angekommen.

Darunter sind Jungen und Mädchen, deren Eltern zwar selbst Cannabis konsumiert haben, es aufgrund ihrer Erfahrungen aber unter allen Umständen zu vermeiden suchten, dass ihre Kinder gleichfalls die Bekanntschaft der Droge machen. Es ist immer aufs Neue verblüffend, wie irrational ängstlich manche Mütter und Väter mit einer eigenen Haschisch- oder Marihuanavergangenheit auf die Vorstellung reagieren, eines ihrer Kinder könnte irgendwann zu diesen Stoffen greifen. Gelegentlich erreichen sie mit ihren Befürchtungen genau das, was sie am anstrengendsten zu verhindern trachteten. Einer unbewussten Familiendynamik gehorchend, setzen Jungen oder Mädchen die Cannabisgeschichte ihrer Eltern fort.

Härter ist in aller Regel jedoch die Variante, wenn Mütter oder Väter jahrelang unverhohlenen Cannabisgebrauch in Gegenwart der eigenen Kinder praktiziert haben. So, wie andere Kinder ihre Eltern rauchen oder Alkohol trinken sehen, wuchsen jene Jungen und Mädchen in einer Atmosphäre auf, in der Cannabis zum selbstverständlichen Alltag der Eltern gehörte. Sie kennen es gar nicht anders. Manchen reicht die Erfahrung bekiffter Eltern, um selbst die Finger von Cannabis zu lassen. Andere wiederum greifen selbst mit einer absoluten Selbstverständlichkeit so frühzeitig in ihrem Leben zu dem psychoaktiven Mittel, dass kurzfristige nachteilige Folgen unmöglich ausbleiben können.

Ein Kind dieser zweiten Generation, ein heute 16-jähriges Mädchen, das seit seinem zwölften Lebensjahr jeden Tag mehrfach kifft, macht einen völlig desorientierten, überdrehten oder in Szenesprache »verspulten« Eindruck. Sie ist Kifferin mit Haut und Haar: »Ich kenne es doch gar nicht anders«, meint sie an dem Tag, als sie zum ersten Mal seit ihrem frühen Einstieg in den Cannabiskonsum drei Tage lang nichts zum Rauchen hatte und heftige Entzugserscheinungen verspürte. Sie wirkt fast »hysterisch«, als sie hervorsprudelt:

»Wie bin ich denn drauf, ich versteh mich gar nicht mehr, wie bin ich bloß drauf, und wie sind denn die Leute drauf, was machen die überhaupt, wie sehen die denn alle aus, in was für einer Welt bin ich denn heute, was geht denn hier ab, was geht überhaupt bei mir ab, was läuft hier gerade, ich versteh gar nichts mehr, wo bin ich denn hier ...?«

Etliche Endlosschleifen lang zog sich ihre Fassungslosigkeit hin, bis sie sich langsam beruhigte. Ihr Problem, das sie mit vielen Jungen und Mädchen der nachgewachsenen Kiffergeneration teilt, ist, dass sie keine Spuren von Erinnerung mehr hat, wie die Welt aussah und ihr Leben sich anfühlte, bevor sie zum ersten Mal Cannabis zu sich nahm. Das Mädchen kennt sich nicht mehr anders als im bekifften, dauerdrogierten Zustand. Alle früheren Bilder sind von einem undurchdringlichen Cannabisnebel verschleiert. Sollte sich die 16-Jährige dazu durchringen, auf Joints und Bong verzichten zu wollen, wird sie sich selbst von Grund auf neu kennenlernen. Das ist vielleicht das aufregendste Abenteuer überhaupt. Welcher Mensch tritt zutage, wenn der Cannabisschleier sich lichtet?

Großeltern sorgen sich aus ihrer Perspektive um die »dritte Generation«. So fragte mich eine Großmutter um Rat bezüglich ihres Verhaltens gegenüber ihrem täglich kiffenden Sohn und dessen Kindern, also ihren Enkeln. Lange Jahre beruhigte sie sich damit anzunehmen, dass ihr Sohn nicht in Anwesenheit seiner Kinder kiffe. Ihre Illusion zerbarst, als ihre Schwiegertochter ihr aus eigener Not heraus eröffnete, dass ihr Mann selbst im Beisein der Kinder öfter »einen durchziehe«. Seither quälen die Großmutter Sorgen um ihre Enkel und die Fragen: »Habe ich mich als Mutter gegenüber meinem Sohn komplett rauszuhalten? Falls ich mit ihm spreche, wie spreche ich mit ihm, dass er nicht gleich wieder dichtmacht? Wie positioniere ich mich? Wie kann ich meine Enkel schützen?«

Heftige Konflikte drohen dort, wo Großeltern einen Drogengebrauch der Enkelgeneration systematisch unterstützen. Sie höhlen die Bemühungen von Vätern und Müttern aus, die mit entschiedenen Maßnahmen einen Cannabismissbrauch ihrer Kinder zu begrenzen suchen. Empfinden Großeltern die Konsequenz elterlicher Entschlüsse aus ihrer Sicht als überzogen, weil sie die Dynamik eines Drogengebrauchs der »dritten Generation« zu wenig verstehen, unterlaufen sie aus fehlgeleiteter Liebe die Bemühungen der Eltern. Die »armen Enkel« können ihnen leidtun, und sie stecken ihnen hinter dem Rücken der Eltern immer wieder Geld zu, nicht realisierend, welche Folgen ihr gut gemeintes Verhalten nach sich zieht.

Um derartige Sorgen wie Hilfsimpulse zu sortieren, sitzen in meiner Gruppe für Eltern cannabisgebrauchender Söhne und Töchter gelegentlich auch Großmütter und Großväter.

Die blockierte Reifung, oder: »Von einem, der auszog, das Fürchten zu lernen«

Es ist egal, wie du dich bewegst.
Die Hauptsache ist,
dass du nicht stehen bleibst.
(KONFUZIUS)

Das folgende Kapitel ist für selbst Cannabis konsumierende Leser sicherlich eines der schwierigsten und unangenehmsten. Es ruft leicht innere Widerstände hervor und wird nur verstanden, wenn es mit der gebotenen inneren Distanz sowie ohne ideologische Scheuklappen gelesen wird. Wichtig für das Verständnis ist, dass die Aussagen des Kapitels der praktischen Alltagsarbeit in der Drogenberatung entstammen und sich auf gewohnheitsmäßige Cannabiskonsumenten beziehen. Jugendliche Konsumenten werden den Wahrheitsgehalt der Worte nur mit Widerwillen an sich heranlassen, Altkonsumenten unter Umständen eine schmerzhafte Rückschau auf verlorene Lebensjahre oder vertane Lebenschancen halten. Bei Eltern konsumierender Jugendlicher kann es die besorgte Frage verstärken, was mittel- wie langfristig aus ihren Kindern werden wird.

Viele der regelmäßig Haschisch und Marihuana gebrauchenden jungen Menschen teilen ein gemeinsames Problem: Sie sind in unterschiedlichem Ausmaß, aber immer deutlich wahrnehmbar, in ihrer inneren Reifung blockiert. Cannabis kommt in solchen Fällen eine doppelte Funktion zu: Zum einen sind die Schwierigkeiten vieler Heranwachsender, selbstbewusst in die Welt zu gehen, häufig Ursache wie Auslöser für den Umgang mit der Rauschdroge. Zum anderen werden mit den Wirkungen der Substanz die Probleme, welche die Anforderungen des Lebens bereiten, überspielt. Entfaltet Cannabis seine wachsende Eigendynamik und werden Haschisch und Marihuana zu einem bestimmenden Lebensmittelpunkt, verdoppeln sich die Schwierigkeiten, mit Neugier auf das Leben und voller Tatendrang in die Welt zu ziehen.

Der Cannabisgebrauch junger Menschen führt uns mitten hinein in die Turbulenzen von Pubertät, Adoleszenz und Erwachsenwerden. Der Lebensfluss der Heranwachsenden wird hier von einer gänzlich neuen Dynamik erfasst. Keine zweite Lebensphase stellt in so kurzer Zeit so und so geballt eine vergleichbare Menge an mühselig zu bewältigende Lebensaufgaben. Zwar drängen relativ plötzlich ungeahnte, bisher nicht verfügbare Entwicklungsmöglichkeiten an. Doch der für eine angemessene geistig-seelische wie körperliche Entwicklung stimmige Gang der Dinge vollzieht sich geradlinig und ohne eigenes Zutun. Die wachsenden Lebensmöglichkeiten wollen bestimmungsgemäß genutzt werden, um die Zeit der Lebensstürme, Krisen, Risiken und Chancen erfolgreich zu durchlaufen. Der zu bewältigende Abschied von der Kindheit führt Schritt für Schritt in die Welt des Erwachsenseins. In der sich modern verstehenden Zivilisation werden die Heranwachsenden auf ihrem mit Stolpersteinen und Fallstricken versehen Weg weitgehend alleingelassen. Folglich gleicht Erwachsenwerden in unserer Kultur vielfach einem »Zufallsgeschehen«. Es fehlen uns die Initiationsriten »primitiverer« Kulturen, auf die wir mit verbreiteter zivilisatorischer Überheblichkeit so gern herabsehen. Viel zu sehr alleingelassen und auf sich selbst gestellt, schaffen sich junge Menschen ihre eigenen Rituale. In der gefühls- wie beziehungsmäßig verarmten Konsumgesellschaft erfüllt der Cannabisgebrauch in der Phase des Heranwachsens mithin den Zweck eines verkümmerten Aufnahmerituals: zuerst in die Gruppe der Gleichaltrigen, danach in die Welt des Erwachsenseins.

Die praktische Arbeit mit Cannabisgebrauchern erweist immer aufs Neue, wie schwer sie sich auf dem Weg ins Leben tun. An Weichen stellenden Weggabelungen verharren sie unschlüssig, antriebs- und orientierungslos. Nicht selten bleiben sie stehen, weichen sogar lieber zurück, um in den Kinderschuhen stecken zu bleiben, als den nächsten Schritt nach vorn zu wagen. Die Übernahme altersgemäßer Rollen wird zur unüberbrückbaren Hürde. Das Hineinwachsen in die Erwachsenenrolle wird gar vollends gescheut. Die Abneigung dagegen ist nicht einmal nur negativ zu bewerten. Fragwürdige männliche wie weibliche Erwachsenenrollen, wie sie unsere hinsichtlich wirklich menschlicher Substanz kranke Konsumgesellschaft vorgibt, innerlich abzulehnen, zeugt durchaus von sehr gesunden seelischen Kräften. Das Weiterwachsen in das Erwachsenendasein ist allerdings trotzdem zu bewältigen, nur wird die persönliche Orientierung unter Umständen zweifach schwieriger, wenn man eine eigenwillig gelebte Erwachsenenrolle auszufüllen bestrebt ist. »Seines eigenen Glückes Schmied« zu sein stellt an die private wie soziale Lebenskompetenz höchste Anforderungen.

In Anlehnung an das Märchen »Von einem, der auszog, das Fürchten zu lernen« müssen junge Menschen in die Welt ziehen, um sich das Leben zu erobern. Dazu gehört, es fürchten zu lernen. Gemeint ist zweierlei: Natürlich soll ihnen das Leben mit seinen Herausforderungen keine Angst einflößen. Doch ist es in des Lebens Fluss eine unvermeidliche Lebenstatsache, dass wiederholt das elementare Urgefühl der Angst in vielen Gewändern Kinder, Jugendliche wie Erwachsene bedrängt. In dem Fall bedeutet »das Fürchten zu lernen«, angemessene Bewältigungsstrategien im Umgang mit ängstigenden Lebenssituationen zu entwickeln. Konkrete Furcht wie generalisierte Lebensangst dürfen keine solch lähmende Macht über Menschen erlangen, dass sie in ihrer Handlungsfähigkeit erstarren. In einem zweiten Sinne bedeutet »das Fürchten zu lernen«, Achtung und Respekt zu erwerben. Achtung vor dem einzigartigen Wert des Lebens verhindert allzu gedankenloses oder risikoreiches »Spielen« mit dem eigenen endlichen Leben. Betont gleichgültige jugendliche Äußerungen wie »An irgendwas muss ich ja doch sterben« bezeugen, dass der Entwicklungsschritt, das Leben zu achten und wertzuschätzen, noch nicht vollzogen ist. Tatsächlich ist dieser Schritt eine »reife Leistung«. Achtvollen Respekt vor der Schöpfung, vor seinen Mitmenschen und vor allem auch vor sich selbst zu entwickeln, ist ein paralleler innerer Entwicklungsprozess, der zu einem stabilen Selbstwertgefühl führt.

Sich selbst als wertvollen Menschen zu begreifen ist der beste Schutz vor selbstverächtlichem oder gar selbstschädigendem Verhalten, wie es der exzessive Cannabisgebrauch vieler Konsumenten darstellt. Das »Fürchten« in jenem reifungsfördernden Sinne lernen heranwachsende Menschen nur, wenn sie mit Lebenszuversicht in die Welt gehen.

Gewohnheitsmäßig kiffende Cannabiskonsumenten scheitern vielfach an den sie bedrängenden Lebensaufgaben. Aus ihrer eigenen Sicht heraus verwahren sie sich allerdings stets heftig gegen die »stubenreine und höchst blödsinnige Unterstellung«, dass sie die Realität fliehen möchten oder gar mangelnde Reife zeigten. Die trotz ihres geschönten Selbstbilds in trauriger Regelmäßigkeit zu beobachtende Blockade ihrer inneren Reifung vermag vorübergehender Natur oder langfristig und damit von lebensbestimmender Prägung zu sein.

An welcher Stelle ihres Lebens gewohnheitsmäßige Cannabiskonsumenten »hängen bleiben« und wie unreif sie wirken, wird entscheidend mitbestimmt vom Einstiegsalter beim ersten Rauschmittelgebrauch, von der Häufigkeit ihres Haschisch- oder Marihuanakonsums, von einem eventuellen Beigebrauch weiterer Suchtstoffe sowie von der Härte ihres Gebrauchsmusters von Cannabis. Exzessive Kiffer bezahlen für den Umgang mit dem Mittel ihrer Wahl nicht bloß in harter Währung, sondern auch mit einer Menge an drogierter Lebenszeit und eingeschränkter Lebenstüchtigkeit. In keinem Verhältnis mehr zum vermeintlichen Gewinn steht die Beeinträchtigung ihrer angeborenen primären Glücksfähigkeit durch die cannabisspezifische Down-Regulierung der Gefühle.

Die Beispiele in den Kapiteln »Konsummotive« wie »Familiäre Muster« lassen an zahlreichen Stellen Reifungsverzögerungen und Entwicklungsblockaden erkennen. Die »blockierte Reifung« ist allerdings beileibe nicht nur ein individuelles Problem einzelner Kiffer. Ein gewisser Grad an »Unreife« scheint geradezu ein Markenzeichen bestimmter Teile der Hanfkultur zu sein.

Die Belege hierfür entbehren nicht einer Prise Humor. Eine in den Kultzeitschriften der Hanfszene lange Zeit verbreitete Werbung für Cannabisrauchgeräte warb für »Bongs« mit dem Slogan: »Feiern, ficken, fröhlich sein und dabei benebelt sein, alles dreht sich nur um's eine, ›Beamer‹ und sonst keine!« Das mag betont lässig und flott, eine bestimmte jugendliche Zielgruppe umwerbend, formuliert sein, zeugt aber gleichzeitig in mehrerer Hinsicht von inhaltlicher Gedankenlosigkeit und Unreife. Wer offen das »Benebeltsein« als Form des Rausches propagiert, stellt unter Beweis, dass er weder das Wesen noch den ursprünglichen Sinn von Rauscherlebnissen begriffen hat. Er wirbt für einen Rauschverlauf, welcher die Wahrnehmung nicht erhöht und verfeinert, sondern herabsetzt. Sich mit Bongrauchen »wegzubeamen« macht als Gebrauchsmuster von Cannabis platt und träge. Die Urheber einer Werbung, die »Feiern, ficken, fröhlich sein und dabei benebelt sein« gleichsetzen, scheinen überdies bei der ins Auge gefassten Kundschaft ein sehr eingeschränktes Maß an innerer Genussfähigkeit vorauszusetzen. »Benebeltsein« ist das glatte Gegenteil von Genuss und natürlichem »Angeturntsein«. Im benebelten Zustand verringert sich die persönliche Erlebnisfähigkeit. Warum sollte sich ein genussfähiger Mensch beim »Feiern« und »Fröhlichsein« selbst herunterziehen, indem er sich »zumacht«? Das ist ein erlebnismäßiger Widerspruch in sich. Das eine schließt das andere aus. Auch wer beim »Ficken« benebelt ist, erlebt nur halbe Sachen. Nichts gegen den Ausdruck, wenn er zum persönlich vertrauten Vokabular gehört. Die Liebe an sich allerdings verträgt kein Benebeltsein. Nicht wenige Paare bezeugen ebenso unerfreuliche wie unbefriedigende Liebeserlebnisse im bekifften Zustand.

Die ebenfalls lange Zeit übliche Werbung für »Amok«-Bongs pries den Kunden zwar die außerordentliche Qualität der Rauchgeräte an, klammerte aber verständlicherweise jeden Hinweis darauf aus, welcher »Amok« sich bei deren allzu unbedachtem Einsatz innerhalb zwischenmenschlicher Beziehungen entwickeln kann. In jüngster Zeit liegt das Schwergewicht der Werbung für den Cannabiszubehörhandel weniger auf den Utensilien zum Gebrauch der Substanz, sondern auf der Vielfalt von Cannabissaatgut und ausgereiften Produkten für den Eigenanbau.

Für sich persönlich sind zahlreiche Kiffer schon weiter als

manch seltsam anmutende Cannabiswerbung. Sie stehen zu ihren Problemen und setzen sich selbstkritisch damit auseinander, wie das folgende Beispiel einer 42-jährigen Frau bezeugt. Als Angestellte geht sie einer sie wenig fordernden Tätigkeit in der öffentlichen Verwaltung nach. Bis zum Alter von 30 Jahren, als sie zum ersten Mal schwanger wurde, hatte sie etwa 14 Jahre lang regelmäßig Haschisch geraucht. Mit der ersten Schwangerschaft stellte sie den Cannabiskonsum vollständig ein. Mit ihrem Mann und mittlerweile zwei Kindern lebt sie ihren familiären und beruflichen Alltag. Sie bekennt ebenso offen wie bedauernd, dass ihr gewohnheitsmäßiger Haschischkonsum ihre Persönlichkeitsentwicklung deutlich behindert hat. Sie leidet spürbar unter den Langzeitwirkungen ihres damaligen Verhaltens. Zwölf Jahre nach dem letzten Haschischgebrauch beklagt sie wörtlich:

»Ich bekomme den Arsch nicht mehr hoch, um mit Schwung und Begeisterung etwas Neues anzufangen. Ich weiß und spüre, dass ich mich in meiner Arbeit eindeutig unter Wert verkaufe, aber ich kann es nicht mehr ändern. Die Hauptlast in unserer Familie und mit den zwei Kindern trägt mein Mann, weil ich es nicht geregelt bekomme. Meine Kifferei hat mir weitaus mehr Nachteile als Gewinn eingebracht. Der Preis, den ich dafür heute immer noch bezahlen muss, ist einfach zu hoch. Aber ich kann die Zeit nicht zurückdrehen.«

Es mag sein, dass sich hinter dem blockierten Antrieb jener Verwaltungsangestellten eine latente Depression verbirgt. In keinem Fall jedoch stand ihr gewohnheitsmäßiger Cannabiskonsum im Dienst ihrer Lebenszufriedenheit. Nicht wenigen Altkiffern erging es ähnlich. Durch eine eigenmächtige psychoaktive Macht gebunden, sind sie im Leben weit hinter ihren eigentlichen Möglichkeiten zurückgeblieben. Da gibt es nichts zu beschönigen, und leider gelingt nach langen Jahren ohne nennenswerte Weiterentwicklung längst nicht immer ein Wiederanknüpfen an das eigene Entwicklungspotenzial.

Aus Gründen der Glaubwürdigkeit wie der Fairness gilt es festzuhalten, dass Cannabis im Zusammenspiel mit seinen Nutzern
sich nicht zwangsläufig schädlich auswirken muss, sondern sogar
gegenteilige Effekte zu erzielen vermag. Es ist zwar wahrscheinlicher, dass Haschisch und Marihuana bei gewohnheitsmäßigem
Konsum im Zusammenwirken mit der Persönlichkeitsstruktur des
Gebrauchers eher dazu beitragen, dessen seelische Reifung zu be-
hindern. In selteneren Fällen vermögen sie jedoch umgekehrt bei
ausgesucht bewusster Indienstnahme positive Entwicklungsschrit-
te zu befördern. Für Cannabis existieren ausreichend Belege für
die nicht wegzudiskutierende Tatsache, dass ein ebenso gezielter
wie gemäßigter Cannabiskonsum positive und beständige Veränderungen im Selbstwertgefühl junger Menschen nach sich ziehen
kann. Es gilt allerdings mit aller Sorgfalt zu präzisieren: Einen Zugewinn an Selbstwertgefühl durch begrenzte Cannabiserfahrungen finden wir vor allem bei sicher realitätsbezogenen und sozial
gut eingebundenen Konsumenten, welche vor dem Hintergrund
eines bereits tragfähigen inneren Gerüsts nach weiteren Lebenserfahrungen suchen. Sie testen Grenzen aus, sind aber gleichzeitig in der Lage, sinnhafte Regeln und Grenzen anzuerkennen und
einzuhalten. Ihr Cannabisgebrauch dient ihnen zu keiner Zeit als
Ausgleich für einen Mangel an tragenden sozialen Beziehungen
oder als notdürftiger Versuch, Schwierigkeiten gleich welcher Art
in ihrem Leben erträglicher zu gestalten. Ihre Probier- und Ex-
perimentiererfahrungen mit Cannabis machen sie zudem eher in
einem Alter von 17 oder 18 Jahren und nicht darunter.

Cannabis also ideologisch zu überhöhen und zu glauben, dass
sein Gebrauch unter allen Umständen und in jedem beliebigen Alter positive Konsequenzen für seine Nutzer mit sich bringe, wäre
ebenso interessengeleitet wie unrealistisch überzogen. Bei aller zu-
lässigen Würdigung von Cannabis als jahrhundertealte psychoaktive Kulturdroge lässt die alltägliche Cannabisrealität keinen Raum
für traumtänzerische Mythenbildung.

»Vor den Trümmern meines Lebens ...« oder: »Ich kenne jemanden, der ...«

Einen Mythos gilt es aus der Welt zu schaffen. Viele junge Cannabiskonsumenten spüren, wie sehr ihr Substanzgebrauch sie in ihrer Entwicklung hemmt. Viele andere weisen das weit von sich und verweisen stattdessen auf Personen, die seit Jahren oder Jahrzehnten kiffen und trotzdem ihr Leben im Griff haben. Meist handelt es sich um Studenten älterer Semester, Bank- oder Versicherungsangestellte, Anwälte oder Kunstschaffende. Zu ihnen schauen sie nahezu bewundernd auf und nehmen sie sich als Vorbild. Ihr Argument: »Ich kenne da jemanden, der ...« möchten sie nur gegen äußersten Widerstand entkräften lassen. So gebe ich hier einem Altkiffer eine Stimme, der sich selbst als »abschreckendes Beispiel« bezeichnet.

Im Alter von 44 Jahren kam nach langem innerem Ringen mit sich selbst kürzlich ein Mann zu mir in Therapie, der mit 14 Jahren begonnen hatte, Cannabis zu konsumieren. Verheiratet, 2 Kinder, berufstätig sah er sich vor »den Trümmern meines Lebens« stehen. Ausschlaggebend, sich den Scherbenhaufen anzuschauen, waren seine Frau und seine Kinder, die er zu verlieren drohte. Seine Frau hatte über Jahre hinweg viele Abende zusammen mit ihm den Marihuanagebrauch geteilt. So umkifften beide die sich auftürmenden Klippen in ihrer Beziehung. Jede Alltagsbewältigung wurde unter den Teppich geraucht. Es war die Frau, die die Notbremse zog, als ihr die Probleme derart über den Kopf wuchsen, dass sie den letzten Halt unter ihren Füßen zu verlieren drohte: »Wenn man als Paar so oft zusammen Haschisch raucht, wie wir das getan haben, merkt man nicht mehr, dass man immer tiefer in die Krise gerät, sich auseinander lebt. Das war Gift für uns.« Beide hatten sich obendrein der Illusion hingegeben, ihre zwei Töchter bekämen vom Cannabisgebrauch der Eltern nichts mit. Jetzt mussten ihre Kinder einen Weg finden, mit dem Wissen um den lang anhaltenden Rauschmittelkonsum ihrer Eltern und dessen Folgen für die Familie zurecht zu kommen. Erst als seine Frau ihm die Pistole auf die Brust setzte nach dem Motto: »Cannabis oder wir«, suchte mein Klient Unterstützung in der Drogenberatung. Ich sah dem Mitvierziger seine jahrzehntelange Geschichte mit Cannabis vom ersten Augenblicklich ab an. Sehr groß gewachsen war mein innerer Eindruck von ihm: »Ein großer, unfertiger Junge. Wie füllt dieser unfertige Junge diese große Hülle ›Mann‹ aus?« In nicht einer Hinsicht wirkte er wie ein erwachsener Mann und Vater. Weitschweifig erzählend, dabei alle Emotionalität umschiffend, wurde schnell erkennbar, wo der Junge in seiner Entwicklung stehen geblieben war. Zwischen 10 und 12 Jahren immer wieder abgrundtiefer Beschämung preisgegeben, suchte er fortan nur noch die Flucht aus der Scham. Zuerst identifizierte er sich in seiner Fantasie mit machtvollen Figuren wie »Batman« und »Superman«, den Helden seiner Kindheit. Sich als nicht wirkungsvoll genug erweisend, suchte er schnell Zuflucht bei den ihn zwar beruhigenden, aber gleichzeitig einlullenden Wirkungen von Haschisch und Marihuana. Ohne Körperspannung, energie- und kraftlos, sich selbst entwertend, voller aktueller Scham- und Schuldgefühle über seine ständigen Lügen, mit Hass auf sich selbst angesichts dessen, was er durch seine Kifferei alles kaputt gemacht hatte, war es erschütternd zu sehen, welches Bild dieser Mann abgab. Die eigenen Eltern seit Ewigkeiten geschieden, drohten nun seine Familienbande zu zerreißen. Der Schmerz packte ihn mit aller Wucht, wenn er an das Dunkel dachte, das sich vor ihm auftun wollte. Mit jedem Wort, jedem Blick, jeder Geste schien er darum zu flehen, ihn trotz allem anzunehmen, zu lieben. Wollte er anfänglich »lieber jedes Feld räumen, als den Schmerz auszuhalten«, konnte er sich nach ersten stärkenden Interventionen körperlich wie seelisch so weit aufrichten, dass er sich dem von ihm selbst zu verantwortenden Teil des Scherbenhaufens in seinem Leben zu stellen gewillt war. Das stimmte gut mit meinem immer mal wieder auftauchenden Gefühl überein:»Wieso soll ich mich denn noch um diesen großen Bub kümmern. Das passt doch gar nicht. Hoffentlich wird aus dem noch was.« Täglich mit der Achterbahn seiner aufbrechenden Gefühle ringend, fing der Klient an, auf sämtlichen Baustellen in seinem Leben aufzuräumen. Mit seiner jahrzehntelangen Geliebten »Cannabis« fiel ihm das noch am leichtesten. Ermuntert, seiner »Kifferei« einmal eine Gestalt zu geben, malte er »Sauron« aus »Herr der Ringe« aus:»noch unendlich viel größer als ich, mit durchdringend roten Augen, total vereinnahmend, die Stimme erotisch, aber im Auftreten autoritär, jeden Widerstand erstickend«. Der Klient konnte sehen und anerkennen, wie sehr er sich selbst über lange Zeit hinweg durch seinen chronischen Drogengebrauch körperlich, geistig, seelisch angegriffen hatte. Durch Verantwortungsübernahme und etliche Vergebungsrituale war es ihm möglich, sich von seinen ihn erdrückenden Schuldgefühlen zu entlasten. Anstelle von »Trotz« und »falschem Stolz« erlaubte er dem »Warmen« und »Positiven in mir« wieder aufzuleben. In seinem Abschiedsbrief an Cannabis bringt er seine Erfahrungen auf den Punkt und verleiht der Hoffnung Ausdruck, andere mögen es von vornherein klüger anstellen als er:

»Du grüner Teufel,

Schon viel zu lange hast Du in meinem Leben die erste Geige gespielt, und damit ist jetzt Schluss. Wir hatten eine tolle Zeit zusammen, zumindest am Anfang. Irgendwann aber hast Du die Kontrolle übernommen, oder ich sie abgegeben. Du hast meine Persönlichkeit, mein Wesen so dermaßen verändert, dass ich gar nicht mehr gemerkt habe, wie ich auf meine Umwelt reagiere. Alles hat sich nur noch darum gedreht, dass ich genug von Dir bei mir hatte. Und jetzt hab ich definitiv genug von Dir.

Mein Leben ist ein Scherbenhaufen, meine Ehe quasi klinisch tot. Das schmerzt. Ich möchte jetzt nicht unbedingt Dir die ganze Schuld zuschieben. Das wäre zu einfach, es gehören ja auch immer zwei dazu.

Bevor ich zur Tastatur griff, habe ich viel überlegt, was ich Dir denn alles schreiben könnte. Sollte ich wütend sein? Sollte ich Dich jetzt hassen? Dich verteufeln? Dir vielleicht sogar drohen?

Nein. Letztendlich bist Du mir gar nicht mehr so viel wert, als dass ich Dir mehr als ein paar Zeilen zum Abschied schreibe.

Wir sind fertig miteinander. Das war's. Deine Stimme hat absolut keine Macht mehr über mich. Wie denn auch, wenn ich sie gar nicht mehr hören kann?

Einen kleinen Teil von Dir werde ich allerdings immer bei mir behalten. Sicher verwahrt, und weit weg von meinem Herzen und meinem Verstand. Als Warnung. Als abschreckendes Beispiel. Jedem, bei dem ich erkennen kann, dass er Dir zu nahe kommt, werde ich diesen Teil von mir zeigen, in der Hoffnung ihn vor den gleichen Fehlern, die ich gemacht habe, zu bewahren.«

. . . .

Der Klient ist stabil abstinent. Innerlich ist er nach wie vor mit sich am Arbeiten, aber aufrecht und den Blick nach vorne gewandt. Zurückholen kann er all die verlorenen Momente in seinem Leben, die er mit bloß mäßiger Freude mit Cannabis verbracht hat, nicht. Ob er und seine Frau ihre Beziehung wiederbeleben können, ist noch offen. Bekommen beide ihre Baustellen weiter gerichtet, können sie aus den Trümmern Neues erwachsen lassen.

Hochsensibler Dreh- und Angelpunkt: Das Begehren nach Cannabis in der Liebe

Wer gelegentlich als Paar genüsslich Haschisch oder Gras raucht, danach das Bett aufsucht, um sich den körperlichen Freuden der Liebe hinzugeben, ja selbst, wer anlässlich sich ergebender Gelegenheiten unter Cannabiseinfluss flüchtigen Safer Sex praktiziert, mag weiterhin sein privates Vergnügen suchen und sich wenig davon angesprochen fühlen, mit welcher Vorhersagbarkeit dauerhafter Cannabiskonsum in längerfristigen Liebesbeziehungen entzweiend wirkt.

Vorwiegend junge Leute zwischen 16 und 24 Jahren täten sich in weiser Voraussicht einen Gefallen, würden sie sich die nächsten Zeilen in Ruhe zu Gemüte führen. Eltern sowie Tätige in sozialen Arbeitsfeldern können die Hintergründe des Kapitels für präventive Zwecke nutzen. Ungezählte männliche Jugendliche in obiger Altersspanne konsumieren erhebliche Mengen von Cannabis. Wer gleichzeitig eine Liebesbeziehung zu einer jungen Frau unterhält, mit welcher er den Gebrauch der Substanz teilt, wer mit Cannabis »fremdgeht« oder gar der Meinung ist, er könne über längere Zeit hinweg eine Dreiecksbeziehung mit Freundin und Cannabis als »Mary-Jane-Lover« führen, wird mit hoher Wahrscheinlichkeit eine für ihn überaus schmerzliche Erfahrung machen. Bewahrheitet sie sich, bleibt keine Spur des althergebrachten Mythos von Cannabis als »Bringer der Freude«. Ganz im Gegenteil wird Cannabis zum »Bringer von Tränen«.

Bereits vor etlichen Jahren saß ein 18-jähriger junger Mann in der Beratung vor mir, der zusammen mit seiner damaligen Freundin sowie deren Mutter gekommen war. Die Mutter hatte sich an mich gewandt, weil ihre Tochter mit ihrem Freund ständig kiffte. Für ein Mädchen ihres Alters konsumierte sie große Mengen, aber längst nicht so viel wie ihr Freund. Der junge Mann war völlig von der Rolle, kaum in der Lage, ein einziges klares Wort hervorzubringen. Er wirkte antriebslos, depressiv, von der Welt abgeschottet, konnte die Augen zu keinem Blickkontakt heben. Nur zu seiner Freundin blickte er immer wieder, allerdings aus halb verschämt niedergeschlagenen Augen. Sprach ich ihn direkt an, reagierte er mundfaul verstockt. Hinter seiner drogierten Kifferidentität konnte ich dennoch einen jungen Mann mit deutlich liebenswerteren Zügen erahnen. Gegen Ende des Gesprächs, das in erster Linie die junge Frau mit ihrer Mutter bestritt, sagte ich ihm direkt und ohne Umschweife auf den Kopf zu:

»Falls du weiter so stark kiffst, verwette ich meinen Kopf, dass du in spätestens einem halben Jahr nicht mehr mit deiner Freundin zusammen sein wirst. Sie hat dich zwar sichtlich sehr gern und hängt an dir. Trotzdem wird sie sich von dir trennen, wenn du nicht bald etwas veränderst, weil ihr dein Kiffen zu viel wird und ihr das als Beziehung zu dir nicht mehr reicht. Sie kifft zwar im Moment oft mit dir, aber sie wird bald etwas anderes wollen. Vielleicht sehen wir uns dann hier wieder und schauen gemeinsam, wie du bist, wenn du nicht ständig kiffst. Wenn du vorher noch mal mit deiner Freundin kommen möchtest, gebe ich euch gern einen Termin.«

Der 18-Jährige schaute mir kurz aufgeschreckt in die Augen, dann zu seiner Freundin, die aber merklich verhalten auf meine Prognose reagierte. Ihr Blick besagte, dass sie die Trennung von ihrem Freund ebenfalls vorausahnte.

Vier Monate später erfuhr ich von der Mutter, dass die junge Frau ihren Freund verlassen hatte. Sie wollte nicht mehr länger hinnehmen, dass das Zusammensein aus kaum mehr als Kiffen bestand. Dennoch war sie traurig über die Trennung. Sie und ihr Freund litten beide unter Liebeskummer. Wiederum drei Wochen später rief mich der junge Mann an und bat dringend um einen

Termin. Als er kam, wirkte er wesentlich wacher als beim ersten Mal, allerdings gepeinigt von Herzschmerz in Form bohrenden Liebeskummers. In der ersten Woche nach der Trennung hatte er sich noch besinnungslos gekifft, aber dann auf den »heilsamen Schock« reagiert und seinen Cannabiskonsum drastisch heruntergefahren. Jedenfalls war er in der Lage, vernünftig zu kommunizieren. Seine Motivation, zu mir zu kommen, war weniger das Erreichen von dauerhafter Abstinenz, sondern das Rückgängigmachen der Trennung. Er suchte seine Freundin durch die Termine in der Drogenberatung wiederzugewinnen. In der Tat ging seine Rechnung zunächst sogar auf. Seine Freundin kehrte zu ihm zurück und gab ihm eine neue Chance. Sein »neues Glück« hielt so lange, bis ihn auf einer Party wieder der Teufel ritt und er massiv rückfällig wurde. Die Folge: wieder Trennung, erneuter Katzenjammer, kein Happy End.

Während einer anschließenden ambulanten Entwöhnungsbehandlung, zu welcher sich der junge Mann durchrang, kämpfte er heftig mit seinem Suchtdruck, seinen Gefühlen von Verlassenheit, seinen durch eigenes Zutun vermasselten Schulabschlüssen und Ausbildungschancen sowie mit der Anerkennung seines Teils der Verantwortung für seinen über Monate hinweg an ihm nagenden Herzschmerz. Schritt für Schritt legte er einen jungen Mann in sich frei, der die liebenswerten Züge bestätigte, die ich bereits anlässlich unseres Erstkontakts hinter seiner Kifferfassade wahrgenommen hatte. Nach der Entwöhnungsbehandlung blieb er lange abstinent, bevor er wieder begann, gemäßigt Cannabis zu konsumieren. Heute bekommt er seinen Alltag geregelt, strahlt aber »Verlassenheit« aus, wie seine ehemalige Freundin, die ihn gelegentlich trifft, findet.

Im Kern dreht es sich bei der Geschichte dieses jungen Mannes darum, dass sich chronischer Haschisch- oder Marihuanagebrauch auf Dauer nicht mit beständiger Liebe verträgt. Bekifftsein als bestimmender Lebensinhalt treibt einen Keil in jede Beziehung und trennt die Liebenden, es sei denn, beide stimmten darin überein, dass sie sich vom Leben nicht mehr erwarten. In aller Regel sind es die jungen Frauen, die sich aber sowohl von ihrem Leben im Allgemeinen wie von einer partnerschaftlichen Beziehung im Besonderen noch anderes erhoffen. Ich habe Dutzende intensiv Cannabis gebrauchende junge Männer zwischen 16 und 24 Jahren erlebt, die auf für sie schmerzhafteste Weise realisieren mussten, dass ihre Freundinnen sie nicht auf unabsehbare Zeit mit dem Suchtstoff Cannabis zu teilen gewillt waren.

Tief in seinem Inneren weiß wohl jeder Mensch, wie sich heftiger Liebeskummer anfühlt. Meine betroffenen Klienten würden regelmäßig am liebsten die Wände hochgehen und die Ritzen des Entkommens suchen, weil selbst besinnungslos kiffen nicht mehr hilft gegen ihre bohrenden Verlassenheitsgefühle.

Gewinne ich bei jugendlichen männlichen Kiffern mit einer Freundin, an der ihnen glaubhaft etwas liegt, den Eindruck, dass das Ausmaß ihres Cannabiskonsums unmittelbar beziehungsgefährdend ist, sage ich ihnen unumwunden auf den Kopf zu, was sie mit hoher Wahrscheinlichkeit ereilen wird: »Wenn du an deinem Verhalten nicht bald etwas änderst, wirst du spätestens in ein paar Monaten nicht mehr mit deiner Freundin zusammen sein!« Ich passe die Kernbotschaft dabei jeweils an mein Gegenüber an. Die jungen Männer reagieren sehr unterschiedlich: nachdenklich, betroffen, fragend, überheblich, frotzelnd, ablehnend. Verharren sie in ihrer Kifferei, ohne ihr »Liebesverhältnis« zu Cannabis einzuschränken oder zu beenden, sehe ich viele von ihnen wie vorhergesagt wieder: als kleinlautes, tief unglückliches, in sich zusammengesunkenes Häufchen Elend voller Liebeskummer. Um den Schmerz vollkommen zu machen, martern sich manche obendrein mit quälenden Selbstvorwürfen.

So schmerzhaft solche Situationen für die jungen Männer auch sind, sie stellen häufig den Startpunkt für große Umwälzungen in ihrem Leben dar. Es geht dabei niemals um Triumph, nach dem Motto: »Ich habe es dir ja vorausgesagt«, oder: »Wer nicht hören will, muss fühlen!« Eine solche Reaktion wäre menschlich völlig verfehlt. Sie würde den jungen Männern quasi den Rest geben, sie am Boden zertreten. Erst einmal bedarf es höchster Sensibilität und Feinfühligkeit, weil es in der akuten Situation schwierig ist, zu trösten, Halt zu geben, zu ermutigen, den Rücken zu stärken oder gar den Blick nach vorn zu wenden. In Gang gesetzte Veränderungen vollziehen sich von dem Augenblick an, ab dem die sich verlassen Fühlenden ihren Teil der Verantwortung für den erlittenen Verlust anerkennen und würdigen.

Eltern von stark Cannabis gebrauchenden Söhnen oder Tätige in sozialen Arbeitsfeldern, welche mit Kiffern arbeiten, können die jungen Männer vorausschauend auf die langfristige Unvereinbarkeit von exzessivem Konsum psychoaktiver Substanzen und ernst gemeinten Liebesbeziehungen aufmerksam machen. Damit steht für »verliebte Jungs« zumindest die Chance im Raum, drohendes Unheil zu vermeiden. Wahrscheinlicher ist allerdings, dass junge Männer im Stadium akuten Kiffens jeden wohlmeinenden Hinweis, ihre Freundin werde über kurz oder lang wegen des übertriebenen Cannabisgebrauchs mit ihnen »Schluss machen«, mit Skepsis, Ablehnung oder Spott beiseitewischen. Bewahrheitet sich jedoch die Vorhersage, gibt es kein Vorbeimogeln mehr an der sich einschleichenden Gewissheit, dass der eigene Cannabiskonsum daran nicht ganz unschuldig war. Wieder geht es nicht um recht bekommen nach der Devise: »Ich habe es dir ja gesagt«, sondern um die Realisierung von Verantwortung für das eigene Handeln. In der Folge werden zukünftige Handlungsoptionen mit größerer Voraussicht bedacht sowie der Stellenwert zwischenmenschlicher Beziehungen neu gewichtet.

Kein Gewicht haben die sensiblen Folgewirkungen von Cannabisgebrauch auf Liebesbeziehungen für junge Männer, die an tieferen Bindungen gar kein Interesse zeigen, sondern Mädchen und junge Frauen als Sexpartnerinnen genauso beliebig verkonsumieren wie ihre Lieblingsdroge. Obercoole Äußerungen wie: »Ich will nur einen wegstecken, um eine Tussi von innen zu besehen«, bezeugen ein hohes Maß an Verächtlichkeit sowohl gegenüber dem weiblichen »Objekt« wie gegenüber der eigenen Person.

Für Mädchen und junge Frauen ist die Perspektive auf die Zusammenhänge zwischen Cannabisgebrauch und Liebe häufig eine andere. Sie machen in trauriger Regelmäßigkeit die für sie wenig schmeichelhafte Erfahrung, dass sie für ihre kiffenden Freunde weniger wert sind als deren Lieblingsspielzeug Cannabis. Längst nicht alle jungen Männer sind ohne »Spielchen spielen, offenes Hintertürchen oder Schlupfloch« innerlich bereit, zugunsten einer Freundin, die sie zu lieben vorgeben, ihren gewohnten Cannabiskonsum einzuschränken, wenn sie in einer Beziehung darum gebeten werden. Um die Erfahrung zu verdauen: »Ich bin für den einfach weniger wichtig als das Kiffen«, braucht es schon eine gute Portion seelischer Standfestigkeit. Mädchen, die sich selbst zu achten gelernt haben, können die Konsequenz ziehen und sich kurzerhand aus der für sie nicht förderlichen Beziehung verabschieden. Sie sind sich einfach selbst zu viel wert, um, in einer Kifferbeziehung gebunden, kostbare Lebenszeit zu vergeuden.

Wie vergeudet kostbare Lebens- und Liebeszeit von jungen wie erwachsenen Frauen sein kann, wenn Cannabis dominant an die Stelle von Beziehungen zu Menschen aus Fleisch und Blut und Seele tritt, unterstreichen die Geständnisse eines 29-jähriger chronischen Marihuanakonsumenten, der seit seinem 11. Lebensjahr kifft. Er hat nicht bloß mit der »Cannabisbraut« geflirtet, sondern den Bund fürs Leben mit ihr geschlossen. In einem Interview beschreibt er seine »große Liebe«:

. . . .

»Ich hatte in den letzten acht Jahren keine feste Beziehung. Das ist hart. Mal was Kurzes für ein paar Wochen und ein bisschen Sex. Das wars. Mein Verlangen nach körperlicher Nähe und Zärtlichkeit ist groß. Gar nicht mal harter Sex. Sondern einfach Wärme und Kuscheln.
Meine Freundin habe ich bereits. Die heißt Shiva, also Cannabis. Sie ist immer bei mir. Obwohl ich einige Frauen kennengelernt habe in den letzten Jahren, niemand konnte mir das bieten, was mir Shiva gibt. Eine Frau muss erstmal gegen diese Droge bestehen. Das ist fast unmöglich.
Oft habe ich den Wunsch, dass dieser Engel kommt. Aber der kommt nicht. Besonders nicht, wenn ich immer zu Hause rumhänge. 90 Prozent der Frauen törnen glasige Kifferaugen komplett ab.
Die Entscheidung, dass ich aufhören will, ist immer noch nur rational. Die Vernunft sagt JA, emotional bin ich immer noch ein Kiffer. Ich habe so-

gar so etwas wie einen Kifferstolz entwickelt. Der ist bei mir sehr ausgeprägt.
Ich lebe gut mit der Droge und kenne es nicht anders.«

Weshalb die Mühe und das Risiko eingehen, Beziehungen zu realen weiblichen Wesen zu suchen und zu pflegen, wenn doch kein
Mensch gegen Cannabis bestehen kann? Da wird sie wieder erkennbar: Die Bindungsmacht jeglicher süchtigen Abhängigkeit.

In einer Gruppentherapie mit abhängigen Cannabisgebrauchern bestätigt ein Teilnehmer leise: »Viele kennen die Cannabis-
frau. Da hat eine wirkliche Frau wenig Chancen.«

Es zu hören, zu wissen, zu fühlen ist für Frauen das Eine. Es tatsächlich zu realisieren und konsequent zu handeln, ist dagegen die
viel schwierigere Übung. Folglich stecken Partnerinnen von mit
Cannabis verheirateten Männern oft lange in der »Zwickmühle«.
Eine 25-jährige, Drogen abstinente Frau, die sich in ihrer Beziehung zu einem »Extrem-Kiffer« zermürbt fühlt, schickt mir einen
ausführlichen Brief als »Hilfeschrei«. Sie kann sich mit der Kifferei
ihres Freundes nicht anfreunden. Er behauptet »stumpf, dass kiffen
doch nun absolut nichts Schlimmes sei. Und da … bin ich gefangen in dem Gefühl der Trauer, Hilflosigkeit und irgendwie auch
der Resignation«. Der abgehackte Stil der nächsten Zeilen fängt
den Schlagabtausch zwischen den beiden ein:

»Jedes Gespräch, was wir geführt haben, endete im Streit oder im Heulen.
Er sieht es als nicht schlimm an, meint er habe es unter Kontrolle.
Ich sage, man kann so was nie richtig unter Kontrolle haben.
Er sagt, die Drogen und die Erfahrung haben ihn zu dem gemacht, was er
ist, und würde er jetzt aufhören, wäre das nicht mehr er selbst.
Ich behaute, dass er nur ohne Drogen er selbst sein kann.
Er sagt, ich soll aufhören, so oft daran zu denken.
Ich finde das verdammt schwierig, wenn ich andauernd Angst haben
muss.

Wie kann man da einen Mittelweg finden? Kann man überhaupt einen finden?«

. . . .

Der Weg dieser jungen Frau läuft auf Trennung und Eigenständigkeit hinaus.

Die zu einem gesunden Trennungsstrich erforderliche Lebenskompetenz ist eine reife Leistung. Doch Mädchen und junge Frauen mit wenig ausgeprägtem Selbstwertgefühl neigen leider dazu, sich von männlichen Partnern über Gebühr abhängig zu machen. In vielen Fällen schließt das sogar einen gemeinsamen Cannabisgebrauch ein. Das Risiko wächst proportional, je weniger sich Mädchen und junge Frauen selbst leiden mögen. Wer von ihnen sich voller Selbstverachtung runtermacht, indem sie im Brustton der Überzeugung von sich sagt: »Ich bin Scheiße, mein Gesicht ist Scheiße, mein ganzes Aussehen ist Scheiße«, ist prädestiniert für Abhängigkeitsbeziehungen auf allen Ebenen. Heilsame Gegenmittel gegen selbstentwertende Kräfte sind beharrliche wertschätzende Bestärkungen durch wohlwollende Menschen, die mittel- bis langfristig tief reichende Veränderungen im Selbstbild der jungen Frauen zu bewirken vermögen. Manchmal gelingt ein solcher Umstrukturierungsprozess nur durch gute therapeutische Beziehungsarbeit. Der Gewinn für die Persönlichkeitsentwicklung der Mädchen und jungen Frauen äußert sich in einer gesteigerten Fähigkeit zur Selbstbehauptung und in der Abgrenzung gegen falsche Freunde, die glauben, sie weiterhin in Abhängigkeit halten und entwerten zu müssen.

Manchmal dauert ein Selbstbehauptungs-, Reifungs- und Trennungsprozess Jahre, während derer eine Teenagerin zur Frau und die Frau zur Mutter wird und darüber zunehmend realisiert, was »das Gras alles zerstört hat«. So sucht eine junge Mutter per Mail Rat bei mir nach einer »ziemlich verworrenen Situation, der ich noch nicht ganz entwachsen bin«:

»Vor knapp 2 Jahren ist mein Sohn zur Welt gekommen und mein Freund ist völlig überfordert gewesen und hat sich für mich aus heutiger Sicht für seine Sucht zu kiffen entschieden. Ich habe das zuerst gar nicht glauben können. Wir haben davor auch zusammen gekifft, aber ich dachte, mit Baby schaltet man um, was ihm einfach nicht möglich war, das hab ich falsch eingeschätzt. Auch ich, muss ich sagen, war natürlich nicht auf dem Höhepunkt meiner Kräfte. Jetzt nach fast 2 Jahren ohne Alkohol und Gras, merke ich den Unterschied deutlich. Unser Zuhause war eine Entgiftungsstation, er war kaum in der Lage adäquat und schnell auf die Dringlichkeit, die ein Baby fordert, zu reagieren. Er ist dann fast jeden Abend alkoholisiert und bekifft gekommen, hat zu Hause kaum etwas gemacht, war für mich nicht mehr greifbar, irgendwann ist er ganz gegangen. Es war ein großer Schritt mir einzugestehen, dass er in einer süchtigen Abhängigkeit lebt und jetzt ist vieles auch schon wieder so unreal. Er sieht natürlich vieles anders, sagt nur, er hatte es nicht unter Kontrolle. Er wollte damals bekifft mit unserem Sohn spielen oder mit bekifften Freunden auf ihn aufpassen. Dagegen habe ich mich heftig gewehrt. Unser Sohn hat das erste Mal, als er bekifft nach Hause gekommen ist, mit vielleicht 2/3 Wochen geschrien wie am Spieß. Ich hatte das Gefühl, sein Vater war ein Fremder für ihn. Es gab immer eine Verschiebung in der Wahrnehmung, besser kann ich es nicht beschreiben, die Atmosphäre zu Hause war furchtbar. Jeden Morgen musste ich uns aus diesem Sumpf rausziehen.«

Das Ringen um den Vater ihres Kindes musste diese Frau verloren geben. Sie kann nur noch sich selbst und ihr kleines Kind schützen.

Doch solange Beziehungen zumindest noch existieren, können sie sich in jede Richtung entwickeln, allerdings niemals als glückende Dreiecksbeziehung mit Cannabis im Bunde.

Dem Kiffer mit Problemen kann geholfen werden

Ich erinnere mit Absicht an die Überschrift meines Interviews mit dem »hanfblatt« und der »thcene«. In der Tat kann einem Kiffer, der durch einen übertriebenen Cannabisgebrauch im Taumel seines Lebens verloren zu gehen droht, geholfen werden, vorausgesetzt, er ist gewillt, Hilfe zur Selbsthilfe anzunehmen. Die notwendigen Veränderungen, über welche er seinem Leben eine neue Richtung zu geben vermag, erfordern seine aktive Mitarbeit und sind kein bequemer Spaziergang.

Kurzzeitprogramme bei Cannabisproblemen

Viele Kiffer mit halb garer Veränderungsmotivation probieren zunächst einmal auf eine bequemere, weniger aufwändige Tour, ihre Probleme in den Griff zu bekommen. Anonyme Telefonberatung ist die niedrigste Schwelle. Standardisierte Kurzzeit-Beratungsprogramme sind die nächsthöhere. Neben ganz allgemeinen Programmen wie »FreD« zur Früherkennung von Drogengebrauch oder »SKOLL« als einem Selbstkontrolltraining kommen bei Cannabis bezogenen Problemen im Suchthilfesystem spezielle Cannabisausstiegs- oder Interventionsprogramme zur Anwendung. Verbreitet sind »quit the shit«, »Realize it« oder »Candis«. Über kurz oder lang können Programme nach einem ähnlich funktionierenden Muster aber schon wieder anders betitelt sein, weil der allgemeine Trend im Hilfesystem zu Programmen geht. Ihr Ziel ist es, junge Menschen im Rahmen eines kurzzeit- und lösungsorientierten Beratungsprozesses darin zu unterstützen, ihren Konsum von

Cannabis merkbar zu reduzieren oder ganz aufzugeben. In einer inneren Logik steigt die Zahl der Programme mit der Ökonomisierung des Gesundheitswesens und des gesamten psychosozialen Versorgungssystems. Nach dem Vorrang ökonomischen Denkens sollen Erfolge möglichst schnell und kostengünstig zu erreichen sein. Vernachlässigt wird die Tatsache, dass Menschen höchst individuelle Wesen sind und Veränderungen auf der Persönlichkeits- und Beziehungsebene nicht nach der Routine von tausendfach vollzogenen Blinddarmoperationen erfolgen. Kurzzeitprogramme zur Eindämmung von Cannabisproblemen beruhen auf den Prämissen: Standardisierung, Kurzfristigkeit, Kostenreduzierung. Wenn's hilft, hilft's wem. Wenn's nicht hilft, ist nichts verloren.

In vielen Drogen- und Suchtberatungsstellen finden Kiffer mit Problemen auch pauschal finanzierte, also für sie kostenfreie Beratungsangebote außerhalb standardisierter Programme. Häufig können die Probleme im Verlauf weniger Gespräche so weit geklärt werden, dass die Klienten ihr Leben wieder in den Griff bekommen. Helfen jedoch weder Interventionsprogramme noch individuelle Beratungsangebote weiter, können die Kiffer mit unveränderten Problemen sich dazu durchringen, andere tiefer reichende Formen der Hilfe in Anspruch zu nehmen.

Ambulante oder stationäre Entwöhnungsbehandlungen

Aus ihrer Sicht verständlich, wehren sich viele in schädlichem Maße Cannabis gebrauchende oder massiv von Cannabis abhängige Konsumenten mit Händen und Füßen gegen die Vorstellung einer längerfristigen ambulanten oder gar stationären Entwöhnungsbehandlung. Eine Menge Ängste, Fantasievorstellungen oder gar Schreckgespenster geistern durch ihre Gedanken, was das für sie bedeuten könnte. Insbesondere vollstationäre Klinikaufenthalte fürchten viele junge Cannabisabhängige wie der Teufel das Weihwasser. Hier ist erst einmal handfeste Information und Psychoedukation angesagt, um mit falschen Vorstellungen aufzuräumen und überzogene Ängste zu mildern.

Cannabis- und persönlichkeitsbezogene Probleme, welche über lange Zeiträume gewachsen sind, bedürfen umgekehrt der Zeit, um heilsam verändert zu werden. Diese Zeit ist in ambulanten und stationären Behandlungen in weit höherem Maße gegeben als in standardisierten Kurzzeitprogrammen. Selbstverständlich glücken nicht alle Therapien, doch einen Versuch sollte sich jeder kiffende Mensch mit Problemen wert sein. Jede Sucht- und Drogenberatungsstelle kann mit ihm die Voraussetzungen und Formalitäten abklären, die für eine ambulante oder stationäre Entwöhnungsbehandlung erforderlich sind. Von den eigentlich zuständigen Kostenträgern wie Krankenkassen oder Rentenversicherungsträgern bezahlt werden nur Behandlungen von Abhängigkeitserkrankungen. Lautet die Diagnose bloß »Schädlicher Gebrauch«, werden die Kosten nicht übernommen, es sei denn, das Abstinenzziel ist schon so gut wie erreicht; absurd, aber wahr. Das Kind muss erst vollends in den Brunnen gefallen sein, damit ihm geholfen wird. Die Behandlungsziele der Kostenträger sind Abstinenz und Arbeitsfähigkeit. Differenzierte Entwicklungsziele formulieren die Klienten individuell für ihre Person und Lebensplanung zusammen mit ihren Therapeuten oder Behandlern.

Bei ambulanten Behandlungen im Rahmen einer eigens anerkannten Beratungs- und Behandlungsstelle werden in der Regel zwischen 40 und 80 Therapiestunden beantragt. Durchschnittlich erstreckt sich eine von den Kostenträgern bewilligte Cannabisentwöhnungsbehandlung bei einer Frequenz von einer Stunde pro Woche über etwa ein Jahr. Stationäre Therapien können bis zu einigen Monaten dauern, mit fallender Tendenz zu kürzeren Behandlungszeiträumen.

Gegenläufig ist heutzutage dagegen eine Tendenz zur Ausbildung schwerer Formen von süchtiger Cannabisabhängigkeit, die ambulant schwer zu bewältigen sind. Vorgeschaltete Entgiftungen von abhängigen Kiffern, wie sie bei Konsumenten von Alkohol und härteren Drogen praktiziert werden, waren bei früheren Gebrauchern von Cannabis wenig bis gar nicht üblich. In der aktuellen Cannabisrealität sind sie dagegen verbreitet. Ein praktisches Problem im Suchthilfealltag ist es, für junge Cannabiskonsumenten die geeigneten Einrichtungen für Entgiftungen und stationäre Therapien zu finden, insbesondere bei »doppelter Betroffenheit« durch Doppeldiagnosen.

Drogen- und Suchttherapien sind wie jede Form tief reichender Psychotherapie intensive Beziehungsarbeit. Ihr Erfolg hängt von der gewählten Einrichtung, deren therapeutischem Konzept, den darin arbeitenden Menschen sowie der Kooperation der Klienten oder Patientinnen ab. Für Klienten ist es von Bedeutung, dass die Beziehungschemie stimmt. Fühlen sie sich bei einem Suchttherapeuten nicht gut aufgehoben, sollten sie weitersuchen. Gute Therapeuten und Therapeutinnen verfügen über fachliche wie menschliche Kompetenzen, denn erfolgreiche Therapien sind ein Gesamtkunstwerk aus beiden. Mit welcher Haltung sie ihren Klienten gegenübertreten, hängt von etlichen Variablen ab: der Ausrichtung ihrer fachlichen therapeutischen Ausbildung, ihrem persönlichen Selbstverständnis und Arbeitsethos, ihrem Repertoire an zusätzlichen Methodenschätzen sowie ihrem grundsätzlichen Welt- und Menschenbild. Ergibt das alles ein stimmiges, authentisches Gesamtbild und orientieren sie sich zudem vorbehaltlos an einem »positiven therapeutischen Alphabet«, wie ich es in meinem Buch »Verstehn, was uns süchtig macht« buchstabiere, haben ihre Patienten und Klientinnen eine hohe Chance auf eine förderliche Zusammenarbeit. Mit weniger sollten sie sich nicht begnügen.

Kein exzessiv Cannabis gebrauchender oder süchtig abhängiger Konsument kann sich während einer Entwöhnungsbehandlung oder Suchttherapie um schmerzhafte, traurige, sperrige, schwer aushaltbare, aber auch schöne und freudige Gefühle herumdrücken. Eine Therapie ist unter anderem eine Wiederentdeckung von innerer Lebendigkeit. Schwer zu behandeln und aufzulösen sind in aller Regel die widerständigen Gefühle von Scham und Schuld, die keinem Drogengebraucher fremd sind. Einer meiner aktuellen Klienten blickt erleichtert zurück: »Solange ich wie besinnungslos gekifft habe, bin ich nur mit gesenktem Kopf durch die Straßen gegangen, um die Augen der Leute nicht zu sehen. Heute kann ich den Kopf endlich wieder oben tragen und den Leuten ins Gesicht sehen.« Lange Jahre hatte er sich vor allem vor sich selbst geschämt und sich wegen Verrats an der eigenen Person, wegen Diebstählen und Dealens schuldig gefühlt.

Auch Amon Barth gesteht in seinem schonungslosen Bericht über »Mein Leben als Kiffer«: »Vor mir selbst schäme ich mich auch.« Vermutlich weil solche tief reichenden Scham- und Schuldgefühle so schwierig zu ertragen sind und sich obendrein nicht erfolgreich wegkiffen lassen, verbirgt er seine ihn peinigenden Eingeständnisse allerdings eher in Halb- und Nebensätzen.

Je tiefer solche Gefühle reichen, desto weniger sind sie durch einfaches Darüberreden zu verarbeiten oder, um im passenden Sprachgebrauch zu bleiben, zu entgiften. Ich habe deshalb vor einigen Jahren mit »Die goldene Schale der Vergebung« eine spezielle Imaginationsübung für meine Klienten erfunden, über welche sie sich entlasten und entschulden können. Mit ihrem methodischen Einsatz habe ich gute Behandlungsergebnisse erzielt. Sie wirkt wie ein Aufatmen der Seele. Wer sich in helfenden Berufen mit seinem eigenen Denken und Fühlen ausschließlich im Bereich »evidenzbasierter«, also wissenschaftlich kontrollierter Methoden bewegen möchte, tut sich mit einem »Aufatmen der Seele« schwer. Doch würde das Loblied auf die Evidenzbasierung halten, was es verspricht, gäbe es nicht die Fülle an abgebrochenen Therapien und Rückfällen. Es würden auch nicht derart viele Suchtpatienten, die verschiedene stationäre wie ambulante Behandlungen genossen haben, völlig enttäuscht resümieren: »Das hat mir alles nicht geholfen. Wirkliche Hilfe habe ich wo ganz anders gefunden«. Berichten sie darüber, eröffnet sich der weite Raum einer im kollektiven menschlichen Unbewussten verankerten seelischen Ebene, die das »Spirituelle« und »Sinnhafte« sucht. An der Stelle trennen sich im rein wissenschaftlich Denken die Welt- und Menschenbilder und in der Folge auch die »therapeutischen Welten«. Da Menschen häufig missverstehen möchten, tut an der Stelle eine Klarstellung gut: Es gibt im Suchthilfesystem viele hilfreiche Behandlungen. Sie sind nicht unser Problem. Problematisch ist das Versagen des Hilfesystems bei den zahlreichen Patienten und Klientinnen, die es mit seinen herkömmlichen Methoden und Techniken nicht erreicht, darunter die neue Klientel der »verlorenen Kiffer«. Für mich habe ich eine Konsequenz gezogen: Neben meinen bewährten familien-, körper- und suchttherapeutischen Methoden habe ich eine Fülle von im weiten Sinne imaginativen Verfahren entwickelt, die völlig jenseits des therapeutischen »Mainstreams« ihre Wirkungen entfalten, einhellig bestätigt von direkt Betroffenen wie Angehörigen. Eingebunden in eine von Mitgefühl und Verbundenheit getragene innere Haltung, nützen sie mir auch persönlich, weil sie mich von den allfälligen Gefühlen der Hilflosigkeit und Ohnmacht befreien. Als »Hilfe zur Selbstheilung« habe ich etliche dieser Übungen und Imaginationen für den Hausgebrauch wie den therapeutischen Kontext in dem oben erwähnten Buch »Verstehen, was uns süchtig macht« beschrieben.

Beratungs- und Therapieprozesse im sozialen Umfeld: Die Absolution oder die Nährung der Schuld und Erbsünde

Wird bei Entwöhnungsbehandlungen das soziale Umfeld oder die Familie des Klienten in den therapeutischen Prozess mit eingebunden, erhöht das die Chance auf Erfolg. Ein Haschisch- und Marihuanagebrauch von Söhnen oder Töchtern versetzt nahezu alle Eltern in Aufregung. Folglich begibt sich ein Teil von ihnen allein oder zusammen mit ihren Kindern in Beratung. Kein Beratungsprozess gleicht einem anderen. Die Prozesse sind vielfältig. Mal führen sie schnell oder überraschend zu guten Erfolgen, mal schleppen sie sich mühsam dahin, versanden, werden abgebrochen und scheitern, bevor sie zu den gewünschten Veränderungen beizutragen vermögen. Ein Dreh- und Angelpunkt in vielen Beratungs- wie Therapieprozessen sind wiederum der Stellenwert des Themas »Schuld« sowie der entgiftende Umgang damit.

Vorwiegend sind es die Mütter, die sich beim Drogengebrauch ihrer Kinder von den Drogenberatungsstellen rasche Hilfe erhoffen. Was wollen die Mütter von uns, wenn sie bei den Drogenberatern Rat suchen? Es ist nur natürlich, dass Eltern nach den Ursachen suchen, wenn sie bemerken, dass ihre Kinder Drogen gebrauchen. Sie stellen sich viele und vielfach auch sehr quälende Fragen:

»Bin ich schuld daran, dass mein Sohn kifft?«, »Was habe ich denn bloß falsch gemacht?«, »Sicher haben wir in der Erziehung große Fehler gemacht, aber muss unser Kind deswegen gleich zu Drogen greifen!?«, »Was kann ich tun, um meine Fehler wiedergutzumachen?«, »Wie können wir unserem Kind helfen?«

Unwillkürlich und ehe man es sich versieht, drängt die Schuldfrage in den Raum. Umso heftiger, wenn Eltern sich gebannt fühlen von den unermüdlich wiederholten Vorhaltungen ihrer Kinder: »Ihr seid schuld daran, dass ich kiffe.« Sprechen Kiffer mit einer Litanei an Vorwürfen und im Brustton subjektiver Überzeugung ihren Eltern die Schuld für den eigenen Drogengebrauch zu, verabschieden sie sich von der Verantwortung für das eigene Tun. Halten sie obendrein an einer Erwartungshaltung fest, dass ihnen von ihren Eltern zuerst noch etwas zustünde, bevor sie einen ersten Schritt zum Ausstieg aus einem für sie schädlichen Cannabisgebrauch gehen können, verharren sie ebenso in der Schuldfalle wie ihre Eltern. Niemand bewegt sich, nichts geht mehr.

Sind wir als Drogenberater heutzutage an die Stelle des Pastors und Beichtvaters getreten, der die Absolution erteilen kann? Sollen wir die Eltern wie die Konsumenten also von Schuld freisprechen und entlasten? Manche Mütter und Väter wie Cannabisgebraucher scheinen tatsächlich vordringlich eine Lossprechung vom sie bedrückenden schlechten Gewissen zu wünschen, wenn sie die Drogenberatung aufsuchen. Junge Leute erhoffen sich unter Umständen eine fraglose Bestätigung ihrer Position und eine einseitige Parteinahme gegen ihre Eltern. Will man das geschilderte Problem der einen oder anderen genauer mit ihnen untersuchen und jede Seite auf eine eventuelle Mitverantwortung hin ansprechen, ziehen sie sich in einer ersten Reaktion bisweilen enttäuscht und empört zurück.

Auf der Elternseite scheinen manche Mütter und Väter von uns etwas Paradoxes zu erwarten. Statt sie zu entlasten, sollen wir sie offensichtlich in der Schuld bekräftigen. Insbesondere manche Mütter scheinen in der Beratung die Nährung der Schuld und Erbsünde von uns zu erwarten. Tappt man derart in die Beziehungsfalle, dass die Schuldfrage übergewichtig und zum alles beherrschenden Thema wird, erfüllt sie eine wesentliche Funktion. Die Beschäftigung mit der eigenen oder fremden Schuld, die zu Verstrickungen und Abhängigkeiten geführt hat, erhält und verlängert die schuldgeschwängerten Beziehungssysteme. Veränderungen, die unter Umständen noch bedrohlicher wären als das unerwünschte Drogenverhalten eines Familienmitglieds, brauchen nicht in Gang gesetzt zu werden. Alles bleibt beim Alten. Das Verhaftetsein und Bleiben im Status quo garantieren gleichermaßen die eingeschliffenen Beziehungen. Kein Elternteil, weder Mutter noch Vater, muss sich mit der Frage von Schuld inhaltlich konstruktiv auseinandersetzen, wenn er die Schuld »hat« und sie wie einen Sicherheit garantierenden Besitz festhält oder wenn er sie umgekehrt einem Familienmitglied bzw. einem außenstehenden Dritten zuweisen kann. Die Sicherheit besteht im Vertrauten.

Wird ernsthaft nach den Verstrickungen und den gegenseitigen Abhängigkeiten geschaut, wird der vertraute Boden schnell brüchig. Womöglich müssen die Mütter oder Väter die traurige Gewissheit ihrer eigenen »Verlorenheit« in den familiären Beziehungen anerkennen. Oder sie sind plötzlich gehalten, sich gegen die eigenen (inneren) Eltern zu wenden, die ihnen derart bindende Schuldgefühle eingeimpft haben, dass sie die aktuellen Beziehungen vergiften. Ferner könnte es ebenso notwendig werden, endlich familiäre »Erbsünden« aufzudecken, die bereits eine »Schuldspur« durch mehrere Generationen gezogen haben. In allen Fällen würden die betroffenen Mütter und Väter mit einem schwer zu ertragenden »existenziellen Vakuum« konfrontiert und riskierten ihrerseits, in ein tiefes Loch zu fallen. Um solch schmerzhafte Erkenntnisprozesse zu vermeiden, kann die Schuld instrumentalisiert werden wie ein stoffliches Suchtmittel. Sie verhindert jegliche Klärung der Beziehungen und behindert die Wahrnehmung der eigenen Gefühle, insbesondere der abgrundtiefen Enttäuschung, der maßlosen Wut und der Liebe, die ins Leere läuft. Lähmend wird alles blockiert, was geeignet wäre, über ebenso zielgerichtetes wie angemessenes Handeln verändernde Prozesse einzuleiten.

Mit Schuldgefühlen im beschriebenen Sinne ist generell schwer zu arbeiten. Gelingt es nicht, die den »Status quo« sichernde Instrumentalisierung der Schuld aufzulösen und zu einem realitätsgerechten inneren Akzeptieren von Mitverantwortung bei allen Beteiligten zu gelangen, scheitert der gemeinsame Beratungs- oder Therapieprozess. In solchen Fällen beschränkt sich die weitere Arbeit auf diejenigen Familienmitglieder, die in der Lage sind, sich aus den bindenden Verstrickungen so weit zu lösen, dass sie ihre eigenen Wege in Angriff nehmen.

Aus nahezu allen festgefahrenen Schuldverstrickungen hilft eine wegweisende Frage heraus, die allerdings in kaum einer Beratung oder Therapie gestellt wird: »Was ist das Wichtigste, das ich mir selbst in meinem Leben verzeihen sollte?« Wird sie durch Vergebungsübungen für andere Menschen unterstützt, schließen sich Wunden.

Die Rechtslage: Legalisierung, Tolerierung und »das elfte Gebot«

Eine große Zahl von Cannabiskonsumenten vermag kaum zu verstehen, dass sie durch den Umgang mit Haschisch und Marihuana mit dem Gesetz in Konflikt geraten. Zum einen liegt das an einer schlichten Informationslücke, zum anderen daran, dass sie keinerlei Unrechtsbewusstsein empfinden. Letzteres hat wiederum zwei Gründe: Zum Ersten sehen sie Cannabis kaum als Droge an, zum Zweiten fällt es nicht nur jungen Menschen schwer, ein Unrechtsbewusstsein für vergleichsweise harmlose Angelegenheiten zu entwickeln, wenn sie nahezu tagtäglich miterleben, wie in den höheren Etagen von Politik und Wirtschaft geschoben und »gedealt« wird und wie weit der Einfluss des »organisierten Verbrechens« reicht.

Zusätzlich sind »recht haben« und »recht bekommen« in unserer Gesellschaft zwei paar Schuhe. In jedem Fall muss die gültige Rechtslage im Zusammenhang mit Cannabis von vielen jungen Menschen erst einmal gegen erhebliche innere Widerstände akzeptiert werden.

Mit Strafe bewehrt sind nach dem Betäubungsmittelrecht der private Anbau von Drogenhanf, der Besitz von Cannabis, der Erwerb, die Abgabe und der Handel sowie die Ein- und Ausfuhr von Cannabisprodukten. Erhält die Polizei einen Hinweis auf Vorgänge rund um den Anbau, den Handel und den Konsum von Cannabis, muss sie von Rechts wegen ermitteln und ihre gewonnenen Erkenntnisse an die Staatsanwaltschaft weiterleiten. Seit dem sogenannten »Cannabisbeschluss« des Bundesverfassungsgerichts von 1994 ist es jedoch gängige Rechtspraxis, dass die Staatsanwaltschaften bei der Sicherstellung von »geringen Mengen« Cannabis, die ausschließlich zum persönlichen Eigenverbrauch eines Konsumenten bestimmt sind, aus Gründen der Verhältnismäßigkeit von einer Strafverfolgung absehen sollen. Voraussetzung ist allerdings, dass keine weiteren Personen gefährdet werden.

Trotz der Tolerierung von »geringen Mengen« gilt: Wer sich mit Haschisch oder Marihuana erwischen lässt, wird in jedem Falle aktenkundig. Die Polizei nimmt seine persönlichen Daten auf und muss ein Ermittlungsverfahren einleiten. Erst die Staatsanwaltschaft stellt das Verfahren bei geringen Mengen zum Eigenverbrauch wegen Geringfügigkeit ein. Nicht eingestellt wird das Verfahren allerdings, wenn von einer Fremdgefährdung Minderjähriger ausgegangen wird oder wenn im bekifften Zustand Auto gefahren wird. Eine Fremdgefährdung wird regelmäßig dann angenommen, wenn beispielsweise in Schulen oder bei Klassenfahrten, in Einrichtungen der Jugendarbeit sowie auf Kinderspielplätzen Cannabis konsumiert wird. Diese Klausel wird von jugendlichen Cannabiskonsumenten nur allzu leichtfertig übersehen. Im Übrigen gilt die Kleinmengenregelung nur für den Gelegenheitskonsum. Würde jemand wiederholt mit geringen Mengen Haschisch oder Marihuana auffällig werden, müsste er als Gewohnheitskiffer mit einem Strafverfahren rechnen. Der Handel mit Cannabis steht in jedem Fall unter Strafe. Für das Dealen gilt die Kleinstmengenregelung grundsätzlich nicht.

Kompetente Cannabisgebraucher suchen sich vor jedweder Strafverfolgung dadurch zu schützen, dass sie sorgfältig »das elfte Gebot« beachten, welches da lautet: »Du sollst dich nicht erwischen lassen.« Grundsätzlich liegt es in der Eigenverantwortung eines jeden Haschisch- und Marihuanakonsumenten, nach Möglichkeit dafür zu sorgen, nicht aktenkundig zu werden. Das ist niemals von Vorteil.

In den Spagat zwischen Illegalität und Tolerierung im Zusammenhang mit Cannabisangelegenheiten grätschen weltweit diejenigen Länder und amerikanischen Bundesstaaten, die eine neue Politik um Haschisch und Marihuana verfolgen. Die aufgeregte Legalisierungsdebatte ist eine missverständliche: »Legalisierung« meint nicht die völlige Freigabe von Cannabis, sondern die Regulierung des Verkaufs an lizenzierten Stellen an Personen über

18 Jahre. Es ist keine Frage mehr, dass es über kurz oder lang auch in Deutschland zu einer Regulierungslösung in der Cannabispolitik kommen wird. Fraglich ist bloß noch der Zeitpunkt. Eine »Regulierung« enthebt Konsumenten ihrer Kriminalisierung. Davon profitieren dann endlich auch die vielen Menschen, die Haschisch oder Marihuana nicht zu Rauschzwecken benutzen, sondern auf Grund seiner vielfältigen nützlichen medizinischen Einsatzmöglichkeiten. Sie könnten Cannabis zukünftig risikofrei zur Selbstmedikation verwenden und damit ihr Selbstbestimmungsrecht als Patienten ausüben. Keine Lösung wird eine Regulierung für die Fülle an Cannabis bezogenen lebenspraktischen Problemen nach sich ziehen, und für die Prävention des »Hungers nach Rauschmitteln« taugt sie ebenso wenig.

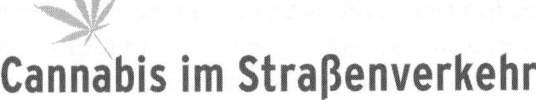

Cannabis im Straßenverkehr

Cannabis hat im Straßenverkehr nichts zu suchen, ebenso wenig wie Alkohol oder jedwede andere die Reaktionsfähigkeit beeinträchtigende Substanz.

Ich widme mich hier nicht der Auflistung möglicher Ordnungswidrigkeiten oder Straftatbestände beim Lenken eines Fahrzeugs unter Cannabiseinfluss und deren Ahndung, denn die entsprechenden Paragrafen können sich schnell ändern. Wichtiger sind mir die offenen und versteckten Fallstricke, die Cannabiskonsumenten zu beachten haben, sofern sie ihren Führerschein erwerben oder ihn behalten wollen.

Wer bereits als Minderjähriger das »elfte Gebot« nicht zu beachten wusste und als Cannabiskonsument aktenkundig wurde, kann bei der Beantragung seines Führerscheins sein blaues Wunder erleben. Es ist nicht ausgeschlossen, dass er von seiner zuständigen Fahrerlaubnisbehörde Post bekommt, welche ihm den Erwerb des begehrten Dokuments erheblich erschwert.

Wer als Cannabisgebraucher bereits im Besitz des Führerscheins ist, sollte es als sein ureigenes Interesse beachten, jedweder Verkehrskontrolle tunlichst aus dem Weg zu gehen. Um bei Kontrollen mehr Beweissicherheit zu gewinnen, wurden in den letzten Jahren technische Verfahren zur Anwendungsreife entwickelt, die leicht anwendbar sind und ohne größere körperliche Eingriffe wie Blutproben den Nachweis illegaler Drogen ermöglichen. Urin-, Schweiß-, Speichel- und Wischtests sind mittlerweile absolut praxistauglich. Wird einem Autofahrer akuter Cannabiskonsum nachgewiesen, handelt er sich in jedem Fall eine Menge vermeidbaren Ärger und erhebliche Kosten ein. Ist der Führerschein erst mal weg, ist es für einen Cannabiskonsumenten ein heikles und kostspieliges Unterfangen, ihn wieder zu erlangen.

Regelmäßiger Cannabisgebrauch hat ein neues, merkwürdiges

Phänomen hervorgebracht. Kiffende junge Männer an der Schwelle zur Volljährigkeit haben es häufig gar nicht eilig, ihren Führerschein zu erwerben; ganz im Gegensatz zu ihren nicht kiffenden gleichaltrigen Geschlechtsgenossen, denen es mit der Lizenz zum Autofahren gar nicht rasch genug gehen kann. Mütter und Väter stehen fassungslos vor solchen Söhnen, die täglich neue Begründungen vorbringen, weshalb sie ihre Anmeldung für den Führerschein auf die lange Bank schieben. Die Verbindung zu einem Cannabisgebrauch ihres Sohnes stellen die Eltern nicht zwangsläufig her, und so würden sie ihn bisweilen am liebsten zum Führerschein zwingen. Neben der berechtigten Befürchtung, dass sie kein Drogenscreening überstehen würden, lassen sich die jungen Männer auch von ihren Zweifeln an der eigenen Konzentrations-, Merk- und Lernfähigkeit zurückschrecken. Die Vorstellung der in der Fahrschule sowie in der Führerscheinprüfung zu bewältigenden Theorie wird zur unüberwindbaren Hürde. Ist der Besitz des Führerscheins irgendwann Voraussetzung für eine berufliche Ausbildungsstelle, wird lieber gleich die ganze Lehre geschmissen als die Herausforderung angenommen. So zieht ein Schritt den nächsten nach sich und eine soziale Abwärtsspirale setzt sich in Gang.

Im Alltag besteht durchaus Anlass zur Sorge, wenn es um Kiffen und Autofahren geht. Bei Kontrollen werden zunehmend mehr Autofahrer aus dem Verkehr gezogen, die unter Drogeneinfluss am Lenkrad sitzen. Kontrollen bringen jedoch nur die Spitze des Eisbergs ans Licht. Die zusätzliche Dunkelziffer ist enorm. Einschlägig berüchtigte Strecken könnte man als Autofahrer zu bestimmten Zeiten an bestimmten Wochentagen glatt meiden, so viele Bekiffte sind da unterwegs. Insbesondere die 18- bis 25-jährigen männlichen Autofahrer erweisen sich überdurchschnittlich häufig als »BtM-isierte« Fahrzeuglenker. Ebenso charakteristisch wie bedenklich ist bei vielen von ihnen die niedrige Hemmschwelle, bekifft oder anderweitig zugedröhnt Auto zu fahren. Ein Unrechtsbewusstsein dafür lassen Drogenfahrer in aller Regel vermissen. Botschaften und Appelle zur Verantwortungsübernahme kommen bei ihnen nur begrenzt an, weshalb das Risikoträchtigste bei bekifften Autofahrern die absolute Bagatellisierung ihres Verhaltens ist. Sie geht mit Formen von Größenwahn sowie der totalen Ignoranz jeglicher Risikopotenziale und Konsequenzen einher. Dass es sich in den meisten entdeckten Fällen nicht um zufällige Drogenfahrten handelt, sondern um wissentliches und willentliches Tun, beweisen eindrücklich die »Räuber-und-Gendarm-Spiele«, mit welchen Drogensünder ihr Treiben gern zu vertuschen suchen. Hierzu gebräuchliche Utensilien im Fahrzeug bringen die Polizei natürlich erst recht auf die Spur von Drogenfahrern. Verantwortungsbewusste, kompetente Cannabiskonsumenten wissen um ihr Risiko und fahren unter akuter oder abklingender Rauschwirkung generell kein Auto.

Wenig berechtigten Anlass, sich zu beklagen, hatte ein 20-jähriger junger Mann, der seinen Führerschein anlässlich einer Verkehrskontrolle abgeben musste. In seinem Blut fanden sich neben 1,3 Promille Alkohol deutliche Spuren von Cannabis und Amphetaminen, welche auf unmittelbar vorausgegangenen Konsum der Substanzen schließen ließen. Sein Gang zur Drogenberatung war einzig von der Absicht getragen, herauszufinden, wie er am einfachsten die angeordnete medizinisch-psychologische Untersuchung bestehen und am schnellsten seinen Führerschein zurückbekommen könnte. In seinem Umgang mit Suchtstoffen sah er nicht das geringste Problem. Ungeschickt erklärte er obendrein: »Kiffen und Speed lasse ich mir nicht nehmen. Um keinen Preis würde ich jemals damit aufhören. Dann fahre ich lieber bis an mein Lebensende kein Auto mehr, wenn die meinen Führerschein behalten.« Dem jungen Mann vermochte niemand verantwortungsvoll eine positive Prognose zu bescheinigen. Er stellte nachdrücklich unter Beweis, dass er weder mit der legalen Droge »Alkohol« noch mit den illegalen Stoffen »Cannabis« und »Speed« so umzugehen in der Lage ist, dass er Autofahren und Drogengebrauch zuverlässig trennen könnte. Er verfügte dazu weder über die innere Einsichtsfähigkeit als Zeichen angemessener psychischer Reife noch über die Kompetenz des mit Bedacht konsumierenden Drogengebrauchers.

In jedem Fall werden spätestens mit 18 Jahren und dem Erwerb des Führerscheins die Karten beim Konsum von Cannabis völlig neu gemischt. Wer seinen Führerschein liebt, muss Sorge tragen, ihn nicht zu verlieren. Unter Umständen erfordert dies auch »taktisches Geschick«. In Familien stellt sich zwangsläufig die Frage, wie es die Eltern damit halten, dem Sohn oder der Tochter den Zündschlüssel zum Familienauto auszuhändigen. Wenn Eltern wissen, dass ihr Sohn kifft, werden sie sich womöglich in dieser Frage anders entscheiden, als wenn sie darauf vertrauen können, dass Kiffen für ihn kein Thema ist. Am schwersten wiegt jedoch, dass jeder Cannabiskonsument im eigenen fürsorglichen Interesse vermeiden sollte, im bekifften Zustand Auto zu fahren, da er nie auszuschließen vermag, in einen Verkehrsunfall verwickelt zu werden. Dabei ist es völlig unerheblich, ob er oder ein zweiter Verkehrsteilnehmer den Unfall verschuldet. Trägt er gar die Schuld und verletzt sich selbst, mitfahrende Freunde oder Dritte schwer oder sogar tödlich, wird er für sein flüchtiges Vergnügen zum einen straf- wie zivilrechtlich, zum anderen seelisch und finanziell teuer bezahlen müssen. Unter Umständen wird er für den Rest seines Lebens nicht mehr froh. Da rettet ihn dann auch kein bekifftes »Weglachen« mehr.

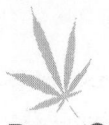

Das Servicekapitel für Mütter und Väter

Wir würden weit mehr gewinnen,
wenn wir uns zeigten, wie wir sind,
als bei dem Versuch,
das zu scheinen, was wir nicht sind.
(LA ROCHEFOUCAULD)

Seien Sie wissbegierig!

Wenn Eltern erfahren, dass ihre Söhne oder Töchter Cannabis konsumieren, geraten die meisten von ihnen in helle Aufregung. Manche, vor allem Mütter, werden sogar derart von Panik ergriffen, dass sie wie gelähmt sind. Aber selbst dort, wo Eltern versuchen, mit ihren Kindern vernünftig zu sprechen, kommt nicht immer die angestrebte Verständigung zustande. Das liegt unter anderem daran, dass in solchen Gesprächen Welten aufeinanderprallen. Mütter und Väter, Lehrer und Sozialarbeiter müssen über etwas sprechen, was ihnen allzu oft gänzlich fremd ist. Vielleicht wissen sie noch manches über die Droge an sich, aber die Wirkungen, die Begleitumstände des Konsums sowie die vielfältige Zubehör- und Growerwelt der Haschischkultur sind unbekanntes Terrain. Infolgedessen lautet eine Standardäußerung zahlreicher kiffender Jugendlicher: »Mit meinen Eltern zu reden bringt überhaupt nichts. Die wissen doch überhaupt nicht, was beim Kiffen abgeht oder was ich meine.«

Deshalb: Seien Sie als Eltern wissbegierig! Gehen Sie an Ihrem Wohnort in einen der spezialisierten Läden, welche die Utensilien der Cannabiskultur feilbieten. Irgendwo in Ihrer Nähe werden Sie einen entsprechenden »Head-« oder »Grow-Shop« ausfindig machen. Die Läden mit einschlägigen Namen wie »Hanf-Galerie«,

»Kawumm«, »Gras Grün«, »Sweet Smoke« und wie sie alle heißen, sind völlig legal. Die Droge Cannabis untersteht zwar dem Betäubungsmittelgesetz, aber der Handel mit den Utensilien, von denen jeder weiß, wozu sie bestimmt sind, ist nicht verboten. Manche Ware von Hanfläden ist insofern etwas »heiß«, als trickreich und geschickt auch Produkte vermarktet werden, deren Vertrieb nach dem BtM-Gesetz eigentlich unter Strafe gestellt ist.

Hanfläden sind für alle Interessierten eine informative Quelle, sich das kleine Einmaleins des Kiffens erklären zu lassen. Nutzen Sie als Eltern diese Möglichkeit. Gehen Sie mit offenen Augen durch einen solchen Laden, schauen Sie sich neugierig um, fragen Sie. Es könnte Ihnen bei einem längeren Verweilen in einem Hanfladen allerdings passieren, dass Sie dort zufällig auf einen Ihrer Söhne, eine Ihrer Töchter oder andere Ihnen bekannte Kinder treffen.

In jedem Fall haben die Läden einen regen Publikumsverkehr. Vielleicht sind Sie überrascht, unangenehm berührt oder gar schockiert von dem kindlichen Alter mancher Jungen und Mädchen, die bereits wie selbstverständlich ein Rauchgerät ihrer Wahl erwerben möchten. Lassen Sie sich desgleichen nicht irritieren von manch verklärtem oder verzücktem Ausdruck in den Gesichtern der Cannabisliebenden. Der Ausdruck ist durchaus wörtlich zu verstehen, denn nicht wenige der mit Haschisch und Marihuana vertrauten Menschen pflegen ein regelrechtes Liebesverhältnis zu ihrer Droge. Manche Altkiffer sind mit dem Objekt ihrer Begierde in die Jahre gekommen. Ihr Liebesverhältnis zu Cannabis gleicht allerdings häufig mehr dem einer abgenutzten, freudlosen Ehe als einem freudigen Beziehungstanz.

Lassen Sie sich vorurteilsfrei und nicht wertend auf das Betreten eines Hanfladens ein. Bedenken Sie, dass es für Sie um einen informativen Einblick in eine Ihnen vermutlich unvertraute Welt und nicht um einen Kampf an der »Drogenfront« geht. Der Besuch eines solchen Ladens kann nicht verhindern oder aus der Welt schaffen, dass vielleicht gerade Ihr Kind gern Cannabis raucht. Er eröffnet Ihnen aber neue Gesprächsebenen, auf denen sich dann tatsächlich ein Dialog zu entwickeln vermag. Sich besser auszukennen mit dem, was Kindern und Jugendlichen in deren Lebenswelt wichtig ist, gibt Ihnen als Eltern mehr Sicherheit. Unsicherheit, Angst oder gar Panik haben noch in keinem Fall dazu beigetragen, interessanten Drogen den Rang abzulaufen. Sie verschärfen die Situation eher.

Wenn Sie tatsächlich einmal einen der einschlägigen Läden betreten, können nicht nur Sie davon profitieren. Ein nützlicher Effekt vermag durchaus in die andere Richtung zu wirken. Den Besitzern und Angestellten entsprechender Geschäfte schadet es nicht, wenn sie in unaufgeregten Gesprächen auch einmal etwas über die berechtigten Sorgen und die Gefühle der Mütter und Väter ihrer Kunden erfahren. Auf diesem Auge sind die »Hänflinge« nämlich meistens erschreckend blind, auch wenn sie das selbst so nicht wahrhaben möchten. Ein wirklich guter Verkäufer in einem Hanfladen lässt allerdings auch »Safer-Use«-Hinweise zu einem überdachten und verantwortungsvollen Umgang mit Cannabis in seine Verkaufsgespräche einfließen.

Erstehen Sie in einem Hanf- oder normalen Zeitschriftenladen durchaus auch einmal eine aktuelle Ausgabe einer verfügbaren Szenezeitschrift. Ihnen werden die Augen übergehen bei all dem, was Sie zu lesen und zu sehen bekommen werden, so fremd wird Ihnen diese Welt sein.

Ihre Neugier sollten Sie allerdings nicht so weit treiben, dass Sie sich als cannabisunerfahrener Elternteil dazu entschließen, die Droge selbst zu probieren, um nach einer derart verspäteten Eigenerfahrung anders mitreden zu können. Erstens wäre das ein grenzüberschreitender Eintritt in die abgegrenzte jugendkulturelle Welt Ihrer Kinder. Zweitens würden Sie auf Ihrer Suche, sich Cannabis zu beschaffen, eine eher klägliche Figur abgeben, und drittens wäre nicht auszuschließen, dass Sie an einem solchen Eigenversuch in der Folge mehr Gefallen finden würden, als Ihnen in Ihrer Situation guttäte.

Wie Sie Ihre Kinder ermutigen, die Bekanntschaft mit Cannabis zu suchen

»Wie absurd«,
sagte die Eintagsfliege,
als sie zum ersten Mal
das Wort »Woche« hörte.

Es hinterlässt leicht einen schalen Nachgeschmack, Ihnen als Erziehungsberechtigten direkte Empfehlungen für den Umgang mit Ihren Kindern zu geben, denn Rat-*»Schläge«* können nur allzu leicht als verletzende Schläge empfunden werden, wenn sie den Eindruck erwecken, vom »Expertengipfel« gereicht zu werden.

Mein Ziel ist es, vor allem Ihre präventiven Handlungsmöglichkeiten als Mütter und Väter zu stärken. Dabei wähle ich allerdings zunächst den Weg durch die Hintertür, indem ich Ihnen als Eltern paradoxe und verquere Hinweise gebe, wie Sie Ihre Kinder ermutigen können, Cannabis zu gebrauchen. Ein solches Vorgehen lässt Ihnen größeren eigenen Interpretationsspielraum als direktive Verhaltensempfehlungen.

Nachstehende Strategien für Ihre Elternrolle sind hervorragend geeignet, Ihre Söhne und Töchter zu ermutigen, die Bekanntschaft von Haschisch oder Marihuana zu suchen:

- Tun Sie als Eltern so, als wären Sie bestens über Cannabis informiert, aber lassen Sie sich von Ihrem Kind dabei erwischen, dass Sie noch immer der Ansicht sind, Haschisch würde gespritzt.
- Betonen Sie bei jeder sich bietenden Gelegenheit die Gefährlichkeit von Cannabis als Einstiegsdroge, während Sie selbst dabei eine Zigarette rauchen. Bestehen Sie zudem unnachgiebig darauf, dass das gewohnheitsmäßige Trinken von Alkohol etwas völlig anderes sei als der Genuss von Haschisch und Marihuana.
- Reden Sie mit Ihren Kindern mindestens einmal am Tag darüber, wie groß Ihre Angst ist, sie könnten Cannabis probieren.
- Kontrollieren Sie regelmäßig einmal pro Woche Kleidung und

Zimmer Ihrer Kinder auf Ihnen verdächtige Substanzen oder merkwürdige Gerätschaften zum Rauchen von Cannabis.

- Setzen Sie sich mit Ihren Kindern niemals als Familie zusammen.

- Vermeiden Sie insbesondere gemeinsame Mahlzeiten. Wenn Sie es dennoch nicht verhindern können, als Familie zusammen zu essen, so tun Sie dies nur vor dem eingeschalteten Fernsehgerät.

- Geben Sie ohne Gegenwehr Ihren Widerstand gegen einen unbegrenzten Zugang Ihrer Kinder zu Fernsehen, DVDs, Computerspielen und Internet auf. Sie haben ohnehin keine Chance, diesen Kampf zu Ihren Gunsten zu entscheiden.

- Vermeiden Sie familiäre Feste und Traditionen, die sich regelmäßig wiederholen und auf die sich Ihre Kinder freuen können. Vermeiden Sie vor allem, von Ihrem eigenen Geburtstag Notiz zu nehmen und sich feiern zu lassen.

- Hören Sie Ihren Kindern niemals zu und sprechen Sie über sie, aber nicht mit ihnen.

- Treffen Sie keine Entscheidung und setzen Sie keine Grenze, bevor Sie nicht wenigstens eine Stunde mit Ihren Kindern über deren Berechtigung diskutiert haben.

- Entschuldigen Sie sich niemals bei Ihren Kindern, wenn Sie einen Fehler gemacht haben. Beharren Sie immer auf Ihrem elterlichen Recht.

- Lassen Sie Ihre Kinder keinerlei Erfahrungen mit Zeiteinteilung, Müdigkeit, Kälte, Verantwortung, Herausforderungen, Abenteuern, Risiken, Kränkungen, Fehlern, Schwierigkeiten usw. machen.

- Kümmern Sie sich ständig um alle Angelegenheiten Ihrer Kinder. Lassen Sie sie so wenig wie möglich selbstverantwortlich ihre Angelegenheiten regeln.

- Lösen Sie immer alle Probleme für Ihre Kinder. Vermeiden Sie dabei unter allen Umständen, dass das Verhalten Ihrer Kinder spürbare Konsequenzen für jene hat.

- Folgen Sie niemals der Einladung zu einem Elternabend an der Schule Ihrer Kinder. Das wäre pure Zeitverschwendung.

- Gehen Sie selbst wegen jeder Kleinigkeit zum Arzt, und

nehmen Sie bei jedem Kopfschmerz unbedingt sofort eine Schmerztablette. Es ist überaus wichtig, dass Ihre Kinder auf diese Weise von Ihnen lernen, dass es für ungute Gefühle immer eine schnelle Lösung von außen gibt.

- Sofern konkrete Entscheidungen anstehen, ob Sie Ihr Geld und Ihre Zeit in materiellen und passiven Konsum oder in eine familiäre Aktivität investieren sollen, wählen Sie immer die materielle, passive Seite.

- Zeigen Sie Ihren Kindern, wie lebenswichtig es ist, immer und überall per Handy erreichbar zu sein, sogar im Bett.

- Gewähren Sie Ihren Kindern spätestens ab 10 Jahren ein superteures Handy, damit Sie diese überall anrufen bzw. jene hemmungslos twittern können. Vergessen Sie nicht, mit Ihren Kindern zu vereinbaren, dass Sie deren Rechnungen begleichen.

- Lassen Sie sich von Ihren Kindern immer nur als Mutter und Vater ansehen, niemals als Frau und Mann, die sich lieben und gerne berühren.

- Erziehen Sie als Mutter eine Tochter unbedingt zu Ihrer besten Freundin.

- Vermeiden Sie als Vater unter allen Umständen, dass Ihr Sohn Sie einmal traurig oder gar weinen sieht. Jegliche Gefühlsduselei schadet Ihrem männlichen Ansehen. Ausgesprochen schädlich wirkt es sich aus, wenn Sie Ihrem Sohn sagen, dass Sie ihn lieben.

- Geben Sie bei allem, was Sie tun, immer mehr auf die Meinung Ihrer Nachbarn und das äußere Erscheinungsbild Ihrer Familie als auf die Bedürfnisse Ihrer Kinder.

- Lassen Sie Ihre Kinder niemals zu Bett gehen, bevor Sie ihnen nicht wenigstens zehn Dosen »Fertigmacher« am Tag verabreicht haben.

Menschen sind keine Engel, und Sie als Mütter und Väter sind keine Übermenschen. Sie leisten den absolut schwierigsten aller »Jobs«. Beim besten Willen vermögen Sie im Leben nicht zu vermeiden, Fehler zu machen. Aber es gilt eine goldene Regel zu beherzigen: Lange bevor Kinder den »Geschmack von Freiheit und Abenteuer« brauchen, benötigen sie die uneingeschränkte Liebe ihrer Eltern, emotionale Achtsamkeit, berührende Zuwendung, sichere Geborgenheit sowie bestätigendes Vertrauen in ihre persönlichen Fähigkeiten. Über einen derart sturmsicheren Hafen als Halt gelingt es Eltern langfristig am ehesten, »konkurrenzfähig« zu bleiben und die Nachfrage von Söhnen und Töchtern nach Rauschmitteln jedweder Art entbehrlich zu machen.

Wenn das Kind in den Brunnen gefallen ist

Selbst die beste Prävention ist keine absolute Garantie dafür, einen aus dem Ruder laufenden Cannabiskonsum von Jugendlichen verhindern zu können. Haben Ihre Söhne oder Töchter erst einmal mit dem Gebrauch von Haschisch oder Marihuana begonnen und Geschmack daran gefunden, brauchen Sie als Mütter und Väter eigene Standfestigkeit, Konsequenz und Beharrlichkeit, um dem Problem angemessen zu begegnen.

Ihr dringender Wunsch als Eltern, dass die Söhne oder Töchter den Konsum von Cannabis unmittelbar wieder aufgeben mögen, ist zwar nur allzu leicht verständlich, aber eher unrealistisch. Für Sie als besorgte Eltern stellt sich mithin die schwierige Aufgabe, mit Ihren Kindern gemeinsam möglichst unbeschadet jene Phase durchzustehen, während der die Droge einen Platz in deren Leben einnimmt. Da es in der Realität viel eher männliche Jugendliche sind, welche einen bedenklichen Cannabisgebrauch entwickeln, werde ich in diesem speziellen Kapitel von den Drogen gebrauchenden Söhnen schreiben.

- Stellen Sie sich als Eltern innerlich darauf ein, heftigsten Gefühlsbädern unterworfen zu werden, falls Sie einen Sohn durch eine »Kifferkarriere« begleiten müssen. Ihre Empfindungen werden schwanken zwischen hoffnungsvoller Zuversicht, wenn Sie bei Ihrem Kind Anzeichen von positiver Veränderung wahrzunehmen glauben, sowie Niedergeschlagenheit, Depression und Hilflosigkeit, wenn Ihr Sohn wieder vermehrt kifft, sich rücksichtslos unsozial verhält und sich über alle Regeln hinwegsetzt. Für Momente werden Sie ihn regelrecht hassen und ihn hinauswerfen wollen. Wenig später werden Sie wieder Ihre Liebe zum Kind spüren. Machen Sie sich umgehend mit den Eigengesetzlichkeiten der süchtigen Beziehungsstruktur vertraut. Hilfreich dazu sind die Bücher »Drogen & Sucht« sowie »Sucht – eine Herausforderung im therapeutischen Alltag«.

- Wenn Sie zum ersten Mal bemerken, dass Ihr Sohn Cannabis konsumiert, beobachten Sie aufmerksam, aber nicht inquisitorisch die weitere Entwicklung. Beobachten meint nicht, über Jahre hinweg dem Konsum zuzusehen und darüber hinaus nichts zu unternehmen. Machen Sie sich in jedem Fall umgehend selber sachkundig, auch um eigene Angst- oder gar Panikgefühle zu mildern.

- Geht der Cannabisgebrauch Ihres Sohnes über einen gemäßigten Gelegenheits- bzw. Freizeitkonsum hinaus und verfestigt er sich zudem durch harte Gebrauchsmuster, dürfen Sie keinesfalls untätig bleiben, schon gar nicht im frühen Einstiegsalter zwischen 11 und 14 Jahren.

- Setzen Sie klare, eindeutige Grenzen. Stellen Sie sich gleichzeitig darauf ein, dass Ihr Sohn in heftigsten Widerstand gehen und versuchen wird, die Grenzen zunächst zu dehnen, dann zu überschreiten und schließlich gänzlich zu ignorieren. Er wird Ihnen das Recht absprechen, ihm überhaupt etwas zu sagen zu haben.

- Versuchen Sie als Mutter oder Vater unter allen Umständen, die Beziehung zu Ihrem Sohn zu halten, selbst wenn es ihnen noch so schwerfällt, weil er Ihre Beziehungsangebote immer wieder in absolut kränkender und verletzender Art und Weise entwerten wird. Verstehen Sie diese Prozesse als Ausdruck der süchtigen Dynamik. In der Phase chronischen Cannabisgebrauchs geht Jugendlichen im Verein mit der eigenen Überheblichkeit häufig das Gefühl dafür verloren, wie sie sich selbst und andere Menschen zutiefst verletzen.

Wenn Eltern zum ersten Mal eine Drogenberatungsstelle aufsuchen und um Rat fragen, weil ihr Sohn kifft, ist eine Standardantwort immer: »Halten Sie die Beziehung zu Ihrem Kind!« Im Grundsatz ist an dieser Empfehlung auch nichts zu deuteln. Nebulös bleibt für viele unter Druck stehende Eltern jedoch häufig die Frage: »Wie mache ich das, die Beziehung zu halten?« In der hochkritischen Zeit eines starken Cannabisgebrauchs von Söhnen ist die Eltern-Kind-Beziehung unter Umständen so stark belastet, dass sie praktisch nicht mehr existiert. Eine Beziehung, welche kaum noch lebendig ist, können Eltern schwer halten. Sie können sie bestenfalls neu entstehen lassen. Damit Mütter und Väter sich in ihrer Ratlosigkeit nicht alleingelassen fühlen, benötigen sie deshalb konkretere Hinweise, wie sie ihre Handlungsfähigkeit aufrechterhalten können.

Aus der praktischen Arbeit mit leidgeprüften Müttern und Vätern in Elterngruppen stammen die nachstehenden Verhaltensempfehlungen, welche nach und nach zu greifen vermögen, wenn das Kind tief in den Brunnen gefallen ist. Patentrezepte oder gar Königswege sind sie nicht. Strategien, welche sich bei einem bestimmten Sohn der einen Familie als hochwirksam erwiesen haben, können bei einem anderen Jugendlichen aus einer zweiten Familie gänzlich versagen. Eltern brauchen folglich Fingerspitzengefühl, um selbst zu entscheiden, welche Strategie sie bei ihrem Sohn verfolgen möchten. Alle Eltern jedoch, die beharrlich mit einzelnen Schritten aus nachstehender Liste experimentiert haben, konnten sich über langfristige positive Ergebnisse freuen.

Falls du als jugendlicher Cannabiskonsument die Empfehlungen für Eltern liest, bleib bitte fair. Sie werden dir wenig schmecken. Du wirst zu Recht den Eindruck haben, dass sie dir deine Räume als Konsument enger machen sollen. Falls du zu den kompetenten Cannabiskonsumenten gehörst, welche tatsächlich und nicht bloß in ihrer Einbildung einen kontrollierten Umgang mit Haschisch oder Marihuana pflegen, brauchst du dich wenig angesprochen zu fühlen. Die Rückenstärkung für die Mütter und Väter ist für diejenigen Fälle gedacht, in denen der Cannabisgebrauch der Söhne außer Kontrolle zu geraten und eindeutig schädliche Konsequenzen nach sich zu ziehen droht.

Besorgte Mütter und Väter wählen aus den wiedergegebenen Erfahrungswerten anderer Eltern diejenigen aus, die sie selbst in ihrer ganz speziellen familiären Situation »übers Herz bringen«:

- Versichern Sie Ihrem Sohn bei allem, was Sie tun, immer wieder Ihre Zuneigung. Bekräftigen Sie, dass er Ihr Sohn ist und dass Sie auch in schwierigen Zeiten zu ihm halten möchten. Sie wenden sich nicht gegen ihn als Person, sondern gegen ein Suchtmittel.
- Machen Sie den Haschisch- oder Marihuanagebrauch Ihres Sohnes auf gar keinen Fall zum einzigen lebensbestimmenden Thema in der Familie. Halten Sie die Augen offen für die liebenswerten Seiten Ihres Sohnes. Vernachlässigen Sie ob Ihres »Sorgenkindes« nicht weitere Kinder, die Ihrer Zuwendung bedürfen.
- Akzeptieren Sie grundsätzlich keinen Cannabisgebrauch Ihres Sohnes in Ihren eigenen vier Wänden. Finden Sie bei Ihrem Sohn offen herumliegendes Haschisch oder Marihuana, vernichten Sie den Stoff. Verlangt Ihr Sohn, dass Sie ihm den Verlust gefälligst bezahlen sollen, weisen Sie sein Ansinnen klar und bestimmt zurück.
- Entsorgen Sie Rauchutensilien für harte Gebrauchsmuster aus dem Zimmer Ihres Sohnes. Den sich daran entzündenden Aggressionsausbruch dürfen Sie nicht scheuen. Lassen Sie sich nicht auf Diskussionen ein, dass Ihr Sohn die Rauchgeräte nur für einen Freund verwahre, dessen Eltern nichts von seiner Kifferei wissen sollen. Weisen Sie bekifften Freunden Ihres Sohnes konsequent den Weg durch die Tür.
- Wenn Sie kiffende Freunde Ihres Sohnes kennen, nehmen Sie Kontakt zu deren Eltern auf. Reden Sie Klartext, welches »Spiel« da läuft. Tauschen Sie sich bei Bedarf häufiger mit anderen Eltern aus, um »Schlupflöcher« zu schließen, welche der Clique Gelegenheit zu ungestörtem Cannabiskonsum bieten können.

- Nehmen Sie bei gewohnheitsmäßigem Cannabisgebrauch Ihres Sohnes auch keinen Eigenanbau von Hanfpflanzen hin. Gelegentlich entscheiden Eltern in dieser Frage anders, wenn sie fest davon überzeugt sind, dass ihr Sohn nur gelegentlich kifft. Sie drücken dann bei dessen Eigenanbau von Hanfpflanzen ein Auge zu und nehmen die Position ein, es schade ihrem Sohn weniger, wenn er selbst erzeugtes Marihuana in guter Qualität gebrauche, als sich auf dem illegalen Markt mit dubiosen Dealern einzulassen. Eine solche Entscheidung kann verantwortungsbewussten Eltern zwar niemand abnehmen, aber es verschlechtert im Zweifelsfalls ihre Position. Sie machen sich sehenden Auges zu Komplizen.
- Fahren Sie Ihren Sohn nirgendwohin, von wo aus er bekifft nach Hause gekommen ist. Ansonsten sind gemeinsame Autofahrten eine der wenigen verbleibenden Gelegenheiten, hilfreiche, beziehungstiftende Gespräche zu führen.
- Geben Sie Ihrem Sohn sein ihm regelmäßig zustehendes Taschengeld, aber darüber hinaus keine zusätzlichen Summen. Macht er durch unterschiedlichste Begründungen Geldbedarf für Dinge geltend, welche Sie ihm normalerweise bezahlen, lassen Sie sich die korrekte Verwendung des Geldes durch Quittungen nachweisen.
- Hat Ihr Sohn durch sein regelmäßiges Kiffen erhöhten Geldbedarf, achten Sie auf Ihren Geldbeutel. Bemerken Sie Fehlbeträge und wird deutlich, dass Ihr Sohn Sie bestiehlt, müssen Sie Ihr Geld verschließen. Das ist für Eltern immer niederschmetternd, lässt sich aber bisweilen nicht vermeiden.
- Wird deutlich, dass Ihr Sohn Geld von Geschwistern stiehlt oder sich an deren Eigentum vergreift, um Waren zu »verticken«, müssen Sie die Geschwister schützen. Es ist auch für Brüder und Schwestern belastend, wenn sie ihr Eigentum oder gar ihr Zimmer verschließen müssen, aber es macht Grenzen deutlich und schützt auch den Kiffer vor weiteren Übergriffen.
- Stört es Sie, wenn Ihr Sohn zu gelegentlichen gemeinsamen Mahlzeiten bekifft erscheint, schicken Sie ihn umgehend vom Tisch weg. Machen Sie ihm klar, dass Sie ihn nicht grundsätz-

lich ablehnen, sondern nur im zugekifften Zustand nicht mit ihm zusammen essen möchten.

- Kommt Ihr Sohn regelmäßig stark bekifft nach Hause, können Sie sich entschließen, ihn umgehend wieder dahin zurückzuschicken, woher er gekommen ist. Vor einem solchen Hinauswurf schrecken viele Mütter und Väter zurück, weil sie befürchten, es könnte Schlimmeres passieren. Umgekehrt trauen viele Söhne ihren Eltern eine solch deutliche Reaktion überhaupt nicht zu. Kommt Ihr Sohn am folgenden Tag unbekifft zurück, steht ihm die Tür selbstverständlich wieder offen.

- Dreht sich die Spirale weiter, werden Sie als Eltern ohnehin anfangen, darüber nachzudenken, ob Sie Ihren Sohn nicht ganz hinauswerfen sollen. Fühlen Sie sich ob solcher »Ausstoßungsgedanken« nicht zusätzlich schuldig. Sie wohnen der phasenweise absolut unerträglich erscheinenden Situation zwangsläufig inne. Informieren Sie sich bei den zuständigen Ämtern über die rechtliche Lage und eventuelle finanzielle Belastungen, damit Sie Ihren Handlungsspielraum zuverlässig einzuschätzen wissen. Lassen Sie Ihren Sohn diesen Schritt wissen. Ihr inneres Ziel bleibt weiterhin, die kritische Zeit mit Ihrem Sohn zusammen zu bewältigen, ohne ihn tatsächlich an die Jugendhilfe zu verweisen.

- Bei aller inneren elterlichen Not: Versuchen Sie, auf der reifen Erwachsenenebene ein wechselnden Situationen angemessenes inneres Gleichgewicht zu wahren zwischen erlaubendem Gewähren und Grenzen setzendem Versagen. Für Ihren Sohn soll Ihre innere Linie erkennbar bleiben. Sehen Sie es sich aber nach, wenn Sie nicht in jeder neuen Situation gleich konsequent zu handeln vermögen. Sich im Wechselbad der Gefühle immer gleich »straight« zu verhalten, ist ein unerfüllbarer, mitgefühlloser Anspruch.

- Trotz und wegen aller Belastung: Vergessen Sie als Mutter oder Vater ihr eigenes Wohlbefinden nicht. Widmen Sie sich Aktivitäten, die Ihnen guttun. Wertvolle Hilfe leisten können Ihnen dabei die Übungen aus meinen Büchern zu »Imaginationen« und zu »Mitgefühl«. Geben Sie unter keinen Umständen über

Jahre hinweg eigene Urlauspläne auf, weil Sie der Meinung sind, Sie könnten Ihren Sohn nicht allein zu Hause lassen. Zur Not richten Sie es in Ihrer Wohnung oder in Ihrem Haus so ein, dass die Bereiche abgesperrt sind, zu denen Ihr Sohn während Ihrer Abwesenheit keinen Zugang haben soll. Wenn Sie sich als Eltern mit einer solchen Maßnahme mies fühlen, ist das sehr verständlich, aber Sie haben bloß die Auswahl zwischen weiteren schlechten Gefühlen: wieder auf Urlaub, Entlastung und Erholung zu verzichten oder wegzufahren und nicht zu wissen, wie Sie Haus oder Wohnung wiederfinden, falls Sie kein Vertrauen in Ihren Sohn setzen können. Bei Ihrer Abwesenheit nur für den eigenen eingeschränkten Bereich verantwortlich zu sein kann für Ihren Sohn auch Anreiz wie Chance zur Anerkennung altersgemäßer Verantwortungsübernahme sein.

- Lassen Sie unter keinen Umständen zu, dass das süchtige Virus Ihre eigene elterliche Beziehung gefährdet oder tatsächlich spaltet und sprengt. Beraten Sie sich als Elternpaar über anstehende Maßnahmen und Reaktionen. Sie widerstehen damit erfolgreich den »Finten« Ihres Sohnes, die darauf angelegt sind, Sie als Mutter und Vater geschickt gegeneinander auszuspielen.
- Geben Sie bei allen Wechselbädern der Gefühle nie die Hoffnung auf, mit Ihrem Sohn zusammen am Ende des Tunnels wieder das Licht zu entdecken.

Der Drogengebrauch von Kindern und Jugendlichen bringt für Eltern wie Geschwister in aller Regel ein Maß an seelischer Belastung mit sich, welches eigentlich über das Erträgliche hinauswächst. Das Ziel ist, die Belastung gemeinsam zu bewältigen, um wieder uneingeschränkt liebesfähig zu sein. Kinder und Jugendliche brauchen auf diesem Weg häufig jahrelange Begleitung. Eine leidgeprüfte Mutter brachte es in einer Gruppe für Mütter und Väter kiffender Kinder für sich auf den Punkt:»Ein Kind lässt man doch nicht fallen.« Auch wenn die Lage noch so hoffnungslos erscheint, die Erfahrungen aus der Elternarbeit zeigen, dass sich bei Kiffern vieles auch noch nach langen Jahren des Ringens und der vergeudet erscheinenden Lebenszeit zum Positiven wendet. So

hat ein 24-jähriger junger Mann nach 10 Jahren militanter Kifferkarriere, Rast- und Ruhelosigkeit sowie heftigsten Zerwürfnissen
mit seinen Eltern zu guter Letzt sich von heute auf morgen eine
Lehrstelle ergattert, nachdem sein Vater jede letzte Zögerlichkeit
hat fahren lassen und ihn vor die Wahl stellte, endlich etwas zu
seinem Lebensunterhalt beizutragen oder aber auf jegliche finanzielle Unterstützung zu verzichten. Den Vater hat die Bestärkung in
einer Elterngruppe in diese Lage versetzt. Spätestens, wenn Eltern
nicht mehr selbstständig weiterwissen, kommen die für sie absolut
hilfreichen Elterngruppen ins Spiel. Entweder gehören sie zum
Regelangebot von Drogenberatungsstellen, oder sie organisieren
sich selbsttätig als Elternkreise.

Elterngruppen: Die organisierte Hilfe zur Selbsthilfe

In letzter Konsequenz weiß nur jemand, der es selbst erlebt hat,
wie es wirklich ist, mit einem Kind zu leben, das Rauschmittel
gebraucht oder gar süchtig abhängig ist. Außenstehende vermögen
sich zwar »einzufühlen« oder »mitzufühlen«, teilen aber nicht den
Alltag einer durch Suchtmittel belasteten Familie.

Fragt man Eltern, ob sie der Meinung sind, ihr Kind zu kennen,
werden die allermeisten diese Frage bejahen, mit der Einschrän-
kung vielleicht, dass ihr Kind durchaus seinen eigenen Kopf besit-
ze. Eltern begleiten ihre Kinder von Geburt an durchs Leben, för-
dern sie nach Kräften und sind wohlwollende Zeugen aller freudig
notierten Entwicklungsfortschritte. Umso erstaunlicher muss es
dagegen anmuten, wenn so viele Kinder und Jugendliche davon
sprechen, ihre Eltern seien blind für ihre Sorgen und Nöte. Selbst
Cannabisgebrauch würden sie lange Zeit nicht bemerken. Das ist
ein ernst zu nehmender Hinweis darauf, dass in vielen Familien die
Wahrnehmungs- und Beziehungsebene nicht mehr stimmig funktionieren. Schreitet ein beginnender Cannabisgebrauch in solchen
Fällen problembehaftet fort, treffen die Veränderungen ihres Kindes viele Eltern völlig unvorbereitet und schmerzlich.

Persönlichkeitsveränderungen während der Pubertät sind bei

heranwachsenden jungen Menschen an der Tagesordnung und normal. Dass bestimmte Veränderungen ihrer Kinder allerdings durch einen sich verfestigenden Rauschmittelgebrauch bewirkt sind, wollen viele Eltern lange Zeit nicht wahrhaben. Sie blenden verdächtige Anzeichen regelrecht aus. So verstreicht wertvolle Zeit. Erst wenn das Verhalten ihres Kindes ihnen immer rätselhafter wird, seine gewohnten Reaktionen und Interessen, sein Aussehen und Auftreten, sein vertrauter Freundeskreis sich auffällig verändern, merken die Eltern auf. Wenn zusätzlich noch die Leistungen des Kindes in der Schule in den Keller sacken, es sich zunehmend dem elterlichen Willen widersetzt, abends nicht nach Hause kommt, sich an keine familiäre Regelung und Absprache mehr hält, sind Mütter und Väter vollends alarmiert. Auf Nachfragen erhalten sie entweder gar keine oder bestenfalls ausweichende, übellaunige Antworten. Durchkämmen sie, misstrauisch geworden, das Zimmer ihres Kindes, finden sie zwar möglicherweise Indizien, die ihren Verdacht auf Drogengebrauch zur Gewissheit werden lassen. Sie ruinieren aber gleichzeitig die letzten Reste einer vertrauensvollen Beziehung. Gespräche mit den »Sorgenkindern« kommen kaum noch zustande. Wenn doch, heißt es von ihrem Kind nur: »Was wollt ihr eigentlich von mir? Ich habe das doch alles voll im Griff.« Beunruhigte Eltern lassen sich durch solche Einschätzungen nur allzu gern beschwichtigen. Doch ihre Sorgen lassen sich nicht so einfach verscheuchen. Zwischen Vertrauen in ihr Kind und argwöhnischer Kontrolle schwankend, werden sie in ihrem eigenen Verhalten inkonsequent. Möglicherweise grübeln Eltern darüber nach, was in der Familie schiefläuft, ob sie als Mutter oder Vater Fehler gemacht, sich zu wenig oder gar zu einengend um ihr Kind gekümmert haben. Junge Menschen mit Drogengebrauch kommen jedoch in aller Regel aus ganz normalen Familien. Außerdem existieren in unserer Gesellschaft so viele Einflüsse von außen auf Kinder und Jugendliche, dass selbst die aufmerksamsten Eltern ihnen kaum noch etwas entgegenzusetzen vermögen. Der jederzeit mögliche Drogengebrauch eines Kindes kann etwas mit dem eigenen Elternverhalten zu tun haben. Es muss aber nicht zwangsläufig so sein. Mit ihrem Grübeln darüber sind die Eltern unter Umständen längere Zeit hin- und hergerissen zwischen Verantwortung und Schuldgefühlen, Hilfsversuchen und ratloser Hilflosigkeit. Die Familienverhältnisse leiden. Das inkonsequente Verhalten von Müttern und Vätern, die sich oft nicht mehr einig sind über die nächsten Schritte, fördert ungewollt das abweichende Verhalten ihres Kindes. Dreht sich die Spirale weiter, wird das Drogenverhalten letztlich zum beherrschenden Familienthema, welches alle anderen überschattet. Es bindet alle verfügbaren Energien. Spätestens zu diesem Zeitpunkt sitzen alle Beteiligten in der Falle, aus der sie keinen Ausweg mehr sehen. Niemand fühlt sich mehr in der Lage, etwas Sinnvolles zu bewirken. Die Familienbeziehungen drehen sich doll.

Kommt Ihnen als Mutter oder Vater hiervon einiges bekannt vor? Falls ja, zögern Sie nicht länger. Denn nicht selten wenden sich erst in einer ausweglos erscheinenden Lage vorzugsweise Mütter und viel seltener Väter an eine Beratungsstelle. Dort finden sie zum einen die Möglichkeit, mit professionellen Drogenberatern zu sprechen, zum anderen erfahren sie zusätzlich, dass es inzwischen vielerorts Elterngruppen gibt, die Hilfe zur Selbsthilfe leisten. Bei größeren Beratungsstellen gehören Elternkreise zum festen Gruppenangebot der Einrichtung. Wo solches nicht der Fall ist, finden Eltern Rat und Unterstützung bei den bundesweit zahlreich vertretenen Ablegern der »Elternkreise drogengefährdeter und drogenabhängiger Jugendlicher«.

Wie dringend Eltern Bekräftigung in ihrer Entmutigung brauchen, lässt folgende Situation erahnen: Ein 18-jähriger junger Mann durfte wegen seiner chronischen Kifferei und seinem unsäglichen Benehmen lange Zeit das elterliche Auto nicht fahren. Er hat umgelernt. In den letzten Wochen verhielt er sich taktisch derart raffiniert und zuvorkommend, dass seine Eltern das Gröbste überstanden wähnten und ihn zur Belohnung ihr Fahrzeug benutzen ließen. Ihr Sohn legte indes bloß eine überzeugende schauspielerische Leistung hin. In Wirklichkeit konsumierte er unvermindert weiter Haschisch. Obendrein legte er sich eine Gaspistole zu. Als seine Mutter Stoff und Waffe in seinem Zimmer entdeckte, war sie wie gelähmt. Sie ließ die Gelegenheit verstreichen, die

Pistole an sich zu bringen. Seither haben Mutter wie Vater Angst davor, ihren Sohn auf die veränderte Situation anzusprechen. Sie fühlen sich am Ende ihrer Kräfte.

Das Leben ist nach vorne hin offen: Eine Familie bewältigt die Krise

An die Schnittstelle zwischen dem Servicekapitel für Eltern und demjenigen für Cannabiskonsumenten setze ich ein Beispiel für familiäre Krisenbewältigung. Zum einen, um ein letztes Mal das Prinzip Hoffnung zu verstärken, zum anderen, um selbst Cannabis konsumierende junge Erwachsene auf ihren Teil der Verantwortung einzustimmen.

Das Leben schreibt mitunter die eigenwilligsten Geschichten. Nicht immer folgt deren Verlauf dem Skript, das die Menschen sich für ihr eigenes Leben gerade vorstellen. Die Beziehung zwischen Kiffern und der Droge ihrer Wahl findet so nicht selten eine Wendung oder ein überraschendes Ende, welches sich die Gebraucher von Marihuana und Haschisch niemals hätten träumen lassen.

So geschehen auch bei W., einem 16-jährigen jungen Mann mit bewegter Cannabisgeschichte. Die Jahre seines Lebens mit dem Stoff wurden zwar wie mit ihm und seiner Familie verabredet von mir niedergeschrieben. W., seine Mutter und sein älterer Bruder haben den Bericht aber wiederholt gegengelesen und mit ihren persönlichen Anmerkungen und Kommentaren versehen. Alle drei haben ihn nach einer letzten gemeinsamen Diskussion gutgeheißen. Er markierte für sie die letztendlich versöhnliche Wende eines aufwühlenden Lebensabschnitts, welcher die gesamte Familie in ihren Bann zog.

W. wurde von dem ebenso plötzlichen wie unerwarteten und eigenwillig inszenierten Ende seines Kifferdaseins völlig überrascht. Er war innerlich in keiner Weise bewusst darauf vorbereitet, geschweige denn von sich aus motiviert, seine jahrelange maßlose Kifferei einzustellen, um seinem Leben in den Tag hinein eine neue Richtung zu geben. Im Gegenteil: Für ihn war immer klar, dass er dem Kiffen niemals freiwillig entsagen würde. Es waren andere Kräfte als bewusstes Handeln am Werk, die für ihn tätig wurden, um seine Kifferei zu einem Ende zu bringen. Seine Seele und sein Körper fingen urplötzlich an, selbstständig und ohne sein willentliches Zutun zu agieren, um ihm unmissverständlich zu signalisieren, dass er auf einem Irrweg in seiner Entwicklung war.

W. hatte mit 12 Jahren seine ersten Erfahrungen mit Cannabis gemacht: »Nach den ersten paar Versuchen, bei denen ich wenig gemerkt habe, ist es mir total gut gekommen. Es ging mir einfach nur noch gut ab. Deshalb habe ich gekifft und zunehmend mehr Gefallen an Gras gefunden.« Altersgemäße Neugier und beginnende pubertäre Schwierigkeiten trugen zwar als Auslöser zum ersten Probiergebrauch bei, waren aber nicht ausschlaggebend für den rasant ausufernden Konsum von Haschisch und Marihuana. Die tiefere Ursache hierfür ist in der Trennung der Eltern von W. zu vermuten, unter welcher der 12-Jährige stark litt. W. wiegelte das aus seiner Sicht zwar lange Zeit ab, aber nach Einschätzung seiner Mutter und dritter Personen, die W. nahestanden, hat die Trennung den Drogengebrauch ihres Sohnes zumindest erkennbar begünstigt. In den dämpfenden Wirkungen von Cannabis suchte und fand W. Trost für seine innerlich reichlich erlebten Irrungen und Wirrungen. W. fühlte sich von einer extremen Unruhe getrieben. Seine innere Gespanntheit war kaum zu ertragen. Insoweit entsprach sein Gebrauch von Cannabis auch einem Selbstheilungsversuch, um eine Form von Gleichgewicht zu finden. Im Verein mit seinen Identitäts- und Orientierungsschwierigkeiten wurde das Kiffen für W. schnell zum Mittelpunkt des alltäglichen Lebens. Ebenso rasch stellten sich alle möglichen Folgen eines unkontrollierten Cannabisgebrauchs ein. In der Schule wurde W. nach unten durchgereicht, weil er weder die Konzentration noch die Motivation aufzubringen vermochte, um das Niveau zu halten. Die Ursache für das auffällige Schulversagen wurde den familiären Beziehungen zugeschrieben. Der Drogengebrauch von W. blieb noch unentdeckt.

Als seine Mutter eine von außen betrachtet schwer verständliche Wiederannäherung an den Vater versuchte, die in einem Debakel endete, drehte sich der Cannabisfilm für W. weiter. Die aufkeimenden Hoffnungen des zu diesem Zeitpunkt 13-Jährigen, der Vater könnte in die Familie zurückkehren, zerbarsten in 1000 Stücke. Er erlebte das als erneuten tiefen Verlust. Fortan erschien er gänzlich haltlos, obwohl seine Mutter nach dem endgültigen Bruch mit dem Vater alles tat, um W. und seinen beiden Brüdern emotionale Sicherheit zu bieten. W. drehte mehr und mehr ab. Er kiffte exzessiv, provozierte sein gesamtes soziales Umfeld, übertrat jede gesetzte Grenze, hatte ohne Unterlass markige Sprüche parat und gebärdete sich nach außen generell wie der »King« persönlich. Seine Mimik, seine Gestik und sein Gang sprachen Bände. Je unsicherer und verletzlicher er sich tief in seinem Inneren fühlte, desto mehr drehte er auf. W. veränderte sich spürbar in seinem Charakter. Seine ursprüngliche Liebenswürdigkeit, sein jugendlicher Charme und sein sonniges, strahlendes Gemüt wurden zugedeckt von einer unflätigen Sprache und einem grandiosen Gehabe. Blickt W. mit Abstand auf diese Zeit zurück, klingt das düster:

»Ich fand alles scheiße. Das war mein ständiges Grundgefühl. Alles war saunervig und hat mich angekotzt. Also wollte ich mich ständig nur wegmachen. Durch das Kiffen fühlte ich mich nämlich deutlich leichter.«

Zwar waren seiner Mutter gelegentlich schon seine geröteten Augen und seine verwaschene Sprache aufgefallen, wenn ihr Sohn bekifft nach Hause kam. Doch tat W. das immer ab, indem er seine geröteten Augen auf überlanges PC-Spielen bei Freunden sowie auf seinen Heuschnupfen schob. Es gelang ihm, das tatsächliche Ausmaß seiner Kifferei noch eine Weile im Dunkeln zu halten. Frau K. hatte zwar den sicheren Verdacht, dass da vieles nicht mit rechten Dingen zuging, zweifelsfrei enthüllten jedoch erst W.s Persönlichkeitsveränderungen, welche die Mutter immer stärker alarmierten, wie tief das Kind bereits in den Brunnen gefallen war. Die Mutter hielt sich nicht lange dabei auf, dass eine Welt für sie zusammenstürzte. Sie begab sich umgehend in Beratung, um dem Gegner, der ihren Sohn fest im Griff hatte, die Stirn zu bieten. Frau K. probierte viele Strategien aus der Elternarbeit aus, um das Drama ihres Sohnes nach Möglichkeit zu begrenzen. Sie zeigte sich im Handeln couragiert und entschlossen. Wie alle Eltern Drogen gebrauchender Kinder musste sie erproben, welche Schritte speziell für ihren Sohn geeignet waren, Veränderungen zu bewirken, und über welche er sich kalt lächelnd hinwegsetzte. Frau K. kämpfte mit allen Mitteln, welche sie als Mutter aufbringen konnte, um ihren Sohn. Sie war beharrlich darauf aus, den Gegner Cannabis zu besiegen. Doch blieb ihr ein jahrelanger Leidensweg nicht erspart. Zunächst drehte sich der Cannabisfilm unerbittlich weiter. Ihr Sohn stahl ihr Geld und Wertsachen, was sie dazu nötigte, alles einzuschließen. Er vergriff sich am Hab und Gut seiner Geschwister, welches er vertickte, um seinen wachsenden Geldbedarf für Cannabis zu decken. Für seine Brüder war es niederschmetternd, als auch sie ihre Zimmer verschließen mussten, um weitere Übergriffe abzuwehren. Das moralische »Schuldkonto« von W. stieg sprunghaft an. Da er noch nicht gänzlich gefühlskalt war, spürte er sein schlechtes Gewissen schlagen. Um es zum Schweigen zu bringen, verfolgte er abwechselnd drei Strategien: Entweder er hüllte es in Schwaden von Cannabis ein, oder er zettelte einen Streit in der Familie an, den er so lange eskalieren ließ, bis seine Mutter ihm die Tür zeigte, sodass er der für ihn belastenden Situation vorübergehend enthoben war, oder er wählte die Variante, für einige Tage einen trügerischen Burgfrieden zu wahren, um seine Mutter und die beiden Brüder zu beschwichtigen. In solch ruhigeren Zeiten war er in seinem Wesen begrenzt ansprechbar. Er spürte selbst seine unheimliche Veränderung. Aufkeimende Hoffnungen in der Familie auf positive Wendungen erwiesen sich in schöner Regelmäßigkeit als Strohfeuer, die er durch heftigeres Kiffen denn je zunichtemachte. Hatte er nichts zu kiffen, war er steuerungslos seinen Impulsdurchbrüchen ausgeliefert. Wenn er zu Hause randalierte und seine Gewalt in der Wohnung austobte, fühlte er sich im Anschluss mies und schuldig. Mehrfach betonte er: »Ich habe doch eh nur wieder die Arschkarte gezogen.« Als er sich selbst nur noch ankotzte, fügte er hinzu: »Es wäre besser, ich würde aus dem Fenster springen.« An dem Tag ließ ihn seine Mutter nicht mehr vor die Tür und machte ihm eindrücklich klar, dass sie ihn wegen Eigengefährdung sogar stationär einweisen lassen würde, wenn er sich nicht beruhige.

Lange Monate ging Frau K. durch ein Wechselbad der Gefühle. Sie lernte das charakteristische Hin- und Hergerissensein zwischen extremen Spannungszuständen kennen. Einerseits verspürte sie die heftigsten Befürchtungen, ihr Sohn könnte aus der Familie fallen oder im Extremfall sogar ausgestoßen werden. Andererseits sah sie ihren elterlichen Auftrag darin, ihn unbedingt im Familiengefüge zu halten. Oft war sie nahe daran, ihren Sohn aufgrund seines Verhaltens endgültig und nicht bloß für einige Tage aus der Familie zu weisen. Zu hässlich und unerträglich waren die Szenen bisweilen zu Hause, zumal W. das Spiel auf der Beziehungsklaviatur perfekt beherrschte. Wenn er plausibel klingende Geschichten für sein Verhalten präsentierte, zog er alle Register des trickreichen, trügerischen Spiels, welches Drogengebraucher so perfekt einsetzen, um ihr Umfeld zu täuschen. Frau K. rätselte oft, was wahr war und was ihr eher wie Lug und Trug vorkam:

»Mein Sohn kam mir vor wie mit allen Wassern gewaschen. Manchmal fand ich ihn nur noch zum Kotzen. Er machte mich traurig und zutiefst wütend zugleich.«

Gelegentlich ertappte sich Frau K. bei Kontrollstrategien, mit welchen sie ihrem Sohn beweisen wollte, dass er wieder gekifft hatte. Eine Schlüsselsituation, in welcher sie sich selbst beobachten konnte, ließ sie innehalten:

»»Moment mal. Was mache ich denn da überhaupt? Ich verändere mich ja selbst völlig. Mein Kontrollieren nimmt ein Ausmaß an, das ich nicht mehr steuern kann. So etwas kenne ich doch gar nicht von mir. Ein solches Verhalten entspricht überhaupt nicht meinem Wesen. Das darf ich auf keinen Fall länger zulassen.‹ Das war für mich der Punkt, wo ich anfing, meinem Sohn bestimmte Verantwortlichkeiten zurückzugeben und zu denken, ich kann es so nicht beeinflussen.«

Frau K. lernte, den verschlagenen Blick ihres Sohnes sowie die übrigen Zeichen im Verhalten richtig zu deuten, und verließ sich in der Beziehung nur noch auf ihre Intuition.

Neue Enttäuschungen kamen hinzu, als W. auch noch wegen Ladendiebstahls und weiterer Unbedachtheiten die Bekanntschaft der Polizei machte. Auch wenn das alles letztlich recht glimpflich abging, schien Frau K. mehr als einmal am Ende ihrer Kräfte. Die unerträgliche Situation schien nur durch Resignation und die folgerichtige Verbannung ihres Sohnes aus der Familie auflösbar. Frau K. fragte sich fast täglich:

»›Kann ich W. noch in der Familie halten oder bricht die Beziehung zu ihm ab?‹ Von mir aus hätte ich ihn bestimmt nicht aus der Familie werfen wollen. Aber wenn die Bande der Beziehungen abgebrochen wären, hätte ich W. nicht halten können, und er wäre einfach aus der Familie herausgefallen. Mein Gefühl war aber zum Glück immer, dass meine emotionale Beziehung zu ihm in keinem Moment abgerissen war.«

Gelegentlich drängte ihr ältester Sohn Frau K. dazu, den zwei Jahre jüngeren Bruder endlich aus der Wohnung hinauszuwerfen. Er hatte Angst vor dessen aggressiven Ausbrüchen. In offenem Widerspruch zu derartigen Forderungen an seine Mutter verhielt sich der älteste Sohn jedoch unvermittelt immer dann, wenn Frau K. ihrem kiffenden Sohn energischst die Grenzen wies. Dann fiel ihr der ältere Bruder in den Rücken und solidarisierte sich plötzlich mit seinem Bruder. Der Jüngste bemühte sich häufiger, ausgleichend zu wirken. Er forderte ein hohes Maß an Zuwendung für sich ein, um wenigstens halbwegs ein Gefühl von Sicherheit zu erlangen. Er wünschte sich öfter, bei seiner Mutter zu schlafen, um Beruhigung für seine Ängste zu finden.

Als Frau K. sich ans Jugendamt wandte, um für alle Fälle eine Unterbringung von W. in einer Einrichtung der Jugendhilfe zu prüfen, spürte sie ohne jeglichen inneren Restzweifel, dass sie diesen Schritt nicht tun durfte. Ihre innere Stimme gab ihr ein, dass sie ihren Sohn auf gar keinen Fall aus der Familie verweisen würde, weil er dann mit absoluter Gewissheit völlig abstürzen und unter die Räder kommen würde: »In der Jugendhilfe hätte mein Sohn nicht mehr gehabt, was er an emotionalem Halt so dringend brauchte.« Folglich entschloss sich Frau K., unter allen Umständen weiter zu W. zu halten und die schwierige Zeit gemeinsam mit ihm durchzustehen. Es war eine Entscheidung auf der Beziehungsebene, die sie aus ihrem mütterlichen Instinkt heraus traf. Und so vermittelte sie ihre Entscheidung auch ihrem Sohn:

. . . .

»Du wirst hierbleiben und wir werden das gemeinsam durchstehen. Ich halte das aus mit dir. Ich halte vor dir stand, dass du nicht mehr weitergehen kannst. Nur wenn deine Brüder das nicht mehr aushalten und krank werden, musst du gehen.«

. . . .

W. sah seine Mutter nur lange und still an und wirkte danach sichtbar entlastet. Das war zwar noch nicht der Wendepunkt, aber eine Weichenstellung. Sie ermöglichte W. noch einmal einen anderen Blick auf seine Mutter. Er war eher in der Lage zu sehen, was er eigentlich an seiner Mutter hatte und wie stark sie sich für ihn einsetzte, um ihn in der Familie zu halten. In einem Einzelgespräch mit der für ihn zuständigen Mitarbeiterin des Jugendamtes erkannte er die Leistung seiner Mutter an: »Ich finde das gut, wie meine Mutter seit Jahren die Familie zusammenhält.« Es kostete Frau K. Monate weitere Kraft und Energie, die Beziehung zu ihrem Sohn so zu gestalten, dass wieder positivere und liebevollere Töne möglich wurden.

Rückschläge gab es noch etliche. Vor allem in Situationen, in welchen der Vater plötzlich glaubte, sich unvermittelt in die familiären Angelegenheiten einmischen zu müssen. Trat er auf den Plan, hinterließ er Chaos und zusätzliche Spannungen, die Frau K. ausbaden musste. Der Vater vermochte einfach nicht liebevollwohlwollend mit seinen drei Söhnen umzugehen, nicht weil er es nicht wollte, sondern es nicht konnte. Die Mutter versuchte lange Zeit, vor den Kindern ein positives Bild ihres Vaters zu zeichnen. Doch er war ihnen zu der Zeit keine positive männliche Identifikationsfigur, an der die Söhne sich auf der Suche nach ihrer eigenen männlichen Rolle hätten orientieren können. Insofern blieb der Vater für die drei Jungen eine immerwährende Quelle der Enttäuschung, an der sie sich abarbeiteten. Erst viel später normalisierte sich das Verhältnis zwischen dem Vater und seinen Söhnen etwas, weil Letztere verstärkt in der Lage waren, die Beziehung von sich aus mitzubestimmen. W. sah und spürte man von außen am meisten an, wie sehr er unter dem Fehlen eines ihn bestärkenden Vaters litt.

Nachdem W. sich sicher sein konnte, dass seine Mutter ihn trotz seiner Kifferei, seiner phasenweise asozialen Verhaltensweisen und seiner unerträglichen Großkotzigkeit nicht aus der Familie fallen lassen würde, trat in seinem Verhalten eine Phase relativer Entspanntheit ein. Sie wurde von seiner Mutter dadurch gefördert, dass sie das Kiffen nicht mehr zum einzig lebensbestimmenden Thema machte. Frau K. sorgte wieder stärker für sich selbst, was ihren Sohn weiter entlastete, da er sich weniger schuldig fühlen musste am Lebensverzicht seiner Mutter. W. kiffte zwar unverändert weiter, aber er sorgte erkennbar seltener für hässliche Szenen. Erste selbstkritische Äußerungen deuteten eine neue Auseinandersetzung mit dem eigenen Verhalten an: »Wieso mache ich immer nur Mist, und meine Mutter muss meine Scheiße ausbaden?« Eine fragile Stabilität trat in der Familie an die Stelle der lange Zeit vorherrschenden Kämpfe darum, wer die Macht und das Sagen hatte.

Die für alle überraschende Wende zum Ausstieg aus dem Cannabisdrama kam, als W. sich urplötzlich mit Wirkungen von Cannabis konfrontiert sah, die er vor dem Hintergrund seiner einzig gültigen Wahrheit immer für unmöglich gehalten hatte. W. kiffte bis zu 10 »Heads« am Tag, als er von heute auf morgen von Kreislaufzusammenbrüchen und Ohnmachtsanfällen heimgesucht wurde. Da seine exzessive Kifferei ihn körperlich ausgelaugt hatte, war er in der Tat vital bedroht. Seine Schwächezustände legten W. körperlich in Gänze lahm. Mehrfach musste er aus der Schule abgeholt werden, weil sein Körper ihm den Dienst versagte. Zu seinen körperlichen Reaktionen gesellten sich ebenso unvermittelt Angstzustände, die situativ den Charakter von Panikattacken annahmen. Körper wie Seele setzten eigene Zeichen: »Wir haben genug. Wir spielen so nicht mehr mit.« W. traute sich über Wochen kaum noch vor die Tür. Er fühlte sich so schwach und unsicher in seiner Haut, dass er tagelang nur im Bett lag, der Sprache seines Körpers lauschte und sich Gedanken darüber machte, welche Veränderungen für ihn angesagt waren. W. sah sich zu einem anfänglich unfreiwilligen Zwangsentzug von Cannabis verurteilt, wobei er unter Abstinenzsymptomen litt, die er nie für möglich gehalten hätte. Er glaubte, sich alle verfügbaren Informationen über Cannabis angelesen zu haben und aus eigener Erfahrung alles zu wissen. Jetzt wurde er eines anderen belehrt. Erschöpfungszustände, Schwindelanfälle, Herzrasen und Schweißausbrüche ungeahnten Ausmaßes sowie feuchte Hände waren als körperliche Symptome seine wochenlangen Begleiter. Die Angstzustände als seelische Symptome seines Absturzes setzten seine Grandiositätsfantasien schachmatt. Die ihn heftigst erschütternden Panikattacken ebbten zwar bald ab, doch die »Crisis«, wie W. sie nannte, hinterließen nachhaltige Spuren. Es folgte ihnen die Angst vor der Angst ihres Wiederauftauchens. Frau K. konnte trotz aller Besorgnis über den Zustand ihres Sohnes innerlich jubeln. Seine Geschichte mit Cannabis kam an ihr Ende. Über Wochen hinweg tauchte ihr Sohn langsam wieder aus seiner Versenkung auf. Er zeigte wieder sein ursprüngliches Wesen, wurde wieder erkennbar als der, der er war, bevor er Cannabis zum Dreh- und Angelpunkt seines Lebens auserkoren hatte. Nach Abklingen der Angstzustände und Abstinenzreaktionen zeigte sich W. über einige Zeit hinweg emotional sehr bedürftig. Er holte bei seiner Mutter emotional nach, was ihm vier Jahre lang durch eine von Cannabismissbrauch blockierte persönliche Entwicklung fehlte. Bald schaute er wieder aus wachen, offenen Augen in die Welt. Jegliche Verschlagenheit wich aus seinem Blick. Er hielt sich an Grenzen, die ihm seine Mutter setzte, und was noch wichtiger war: Er akzeptierte seine eigenen Grenzen, die er auf seinem mühevollen Weg kennengelernt hatte. An die Stelle seiner grandiosen Selbstüberschätzung trat eine realistischere Selbstwahrnehmung, sogar rechtzeitig genug, um aus eigener Kraft noch einen qualifizierten Schulabschluss zu schaffen, auf dem er aufbauen konnte. W. ließ neue Perspektiven in seinem Denken und Veränderungen in seinen Wertigkeiten erkennen. Cannabisgebrauch war für ihn keine Versuchung mehr. Diese Lektion hatte er gelernt.

Nach der Krise sprach W. gereift und ernsthaft über sich, seine Familie und die gemeinsam bewältigte Zeit. Er konnte offen zugeben, dass seine Wahrheit nicht die einzig gültige war, dass seine Mutter und andere Menschen, die es gut mit ihm meinten, berechtigten Grund zur Sorge um ihn gehabt hatten. Da es ihm in seiner inneren Einsamkeit nicht möglich gewesen war, frühzeitig auf deren Botschaften zu reagieren, musste er seine eigenen schmerzhaften Erfahrungen machen. Zu seiner Mutter gewandt deutete er noch im Nachhinein die damaligen Abgründe an:

» »

»Du hättest nicht mehr tun können, als du getan hast, um mit mir klarzukommen. Wenn die Gruppe, in der jemand ist, kifft, hat man als Eltern eh verloren. Ich habe viele negative Eindrücke gesammelt und beschissene Erlebnisse gehabt. Es ist für dich mit Sicherheit besser, dass du das so genau alles gar nicht weißt. Du würdest das gar nicht aushalten. Ich habe auch andere Drogen probiert, von denen du noch gar nichts weißt. Die Samen der Hawaiianischen Waldrose und Pilze. Die Erfahrungen mit Pilzen haben mich verändert. Das war für mich wirklich wie eine Bewusstseinserweiterung. Das Wort passt. Ich hab von da an anders über die Dinge nachgedacht und auch zum ersten Mal wieder gesehen, welchen Scheiß ich schon gebaut hatte. Das war also eher gut für mich. Du hast davon nichts merken können. Wenn jemand kifft, und die Eltern wissen das, merken sie es nicht mehr, wenn er was anderes nascht. Es sei denn, er ist auf Pappe oder Stechapfel, das ist dann ein ganz anderes Imperium. Aber von dem anderen konntest du nichts mitkriegen.«

. . . .

Frau K. bestätigte ihren Sohn und machte zusätzlich auf einen weiteren für Eltern problematischen Punkt aufmerksam:

. . . .

»Wenn ein Kind immer kifft, ist es schwierig für die Eltern, zu unterscheiden oder noch richtig mitzukriegen, wie es drauf ist. Die Wahrnehmungen können richtig verschwimmen. Manchmal, wenn W. gut gelaunt und ansprechbar war, dachte ich, er hätte nicht gekifft und es ändert sich was. Mein Sohn war so sehr an Cannabis gewöhnt, dass er keine roten Augen und auch sonst keine so typischen Anzeichen mehr hatte. Er war ja eigentlich immer nur noch drauf, sodass das für mich das Normale wurde.«

. . . .

Das große Glück von W. bei allen Erfahrungen, welche er machen musste, war sicherlich die Beständigkeit seiner Mutter, die den Glauben an ihn nie aufgab, weil sie beharrlich auf die positiven Seiten ihres Sohnes vertraute. Frau K. ist in der anstrengenden Zeit mit ihrem Sohn um Jahre gealtert. In der Art, wie W. nach der schwierigen Zeit mit seiner Mutter umging, wurde sichtbar, dass er ihr für ihre innere Haltung zutiefst dankbar war, auch wenn er das jungentypisch nicht ausdrücklich in Worte zu fassen vermochte. In seinem gesamten Auftreten lud W. nach seiner Rückbesinnung auf sich selbst wieder ein, ihn zu lieben. Und er genoss es in vollen Zügen, geliebt zu werden.

Soweit möglich, überprüfe ich selbst gern die Nachhaltigkeit meiner Arbeit mit Familien und Klienten. Im Fall von W. ist sie besonders erfreulich. Nach dem Abschied von Cannabis hat er sein Fachabitur gemacht, Zivildienst geleistet und ein Studium angetreten. Auch neue Krisen haben ihn nicht mehr aus seiner Bahn geworfen. W.s Mutter, welche nie die Hoffnung auf ein gutes Ende der Cannabisgeschichte ihres Sohnes sterben ließ, durfte die Früchte ihrer langjährigen Mühen ernten.

Das Servicekapitel für junge Erwachsene zum Umgang mit Cannabis

*Soweit deine Selbstbeherrschung geht,
so weit geht deine Freiheit.*
(Marie von Ebner-Eschenbach)

Sicherheit und Risikominderung zuerst!

Haschisch, Marihuana, sogenannte Partydrogen und Alkohol sind ein nicht wegzudiskutierender Bestandteil im Leben vieler Jugendlicher und Erwachsener. Mit keinem Mittel können wir ihren Konsum wirklich unterbinden. Realistisch ist jedoch Schadensbegrenzung durch geeignete informative Maßnahmen im präventiven Bereich. Nach gewissenhafter Diskussion des Für und Wider betreiben deshalb auch viele Präventionsstellen und vergleichbare Einrichtungen »Safer-Use«-Strategien. Dabei werden an die Konsumenten der Rauschmittel »Gebrauchsanweisungen« verteilt, welche die wichtigsten Informationen zum angemessenen Umgang mit der von ihnen bevorzugten Droge enthalten. Das angestrebte Ziel ist die Reduzierung des persönlichen Gebrauchsrisikos.

Zusätzlich sollten die entsprechenden Verhaltensregeln auch den Angehörigen von Drogenkonsumenten vertraut sein sowie denjenigen Berufsgruppen, die haupt-, neben- oder ehrenamtlich mit Jugendlichen und jungen Erwachsenen arbeiten. Über den realen Gewinn auf der Informationsebene hinaus eröffnen sich damit auch neue Gesprächsmöglichkeiten auf der Beziehungsebene, auf der allein sich mögliche Verhaltensänderungen bewirken lassen. Doch um Missverständnissen vorzubeugen: Safer-Use-Kampagnen sind weder eine Unbedenklichkeitsbescheinigung noch eine

»Anweisung« zum Gebrauch von Drogen. Nach bewusster Kenntnisnahme der Drogenrealität sind sie ein notwendiger lebenspraktischer Beitrag zum adäquaten Umgang mit Problemen, die eine süchtige Gesellschaft tagtäglich aufs Neue hervorbringt.

Unentschieden und alles ist offen

Veröffentlichungen, Informationsbroschüren und Flyer zu Haschisch und Marihuana richten sich bevorzugt an die Konsumenten der Substanzen oder an Eltern und Multiplikatoren. Kaum angesprochen werden Unentschiedene und Nichtkonsumenten. Hier existiert eine präventive Leerstelle. Nicht alle Jugendlichen und jungen Erwachsenen konsumieren Cannabis. Es muss sie also etwas von den anderen unterscheiden. Im primärpräventiven Alltag beziehe ich die Kompetenzen dieser drogenabstinenten »Peers« stark in die Arbeit mit ein. Bevor ich den Gebrauchern von Cannabis überlegenswerte Verhaltenshinweise an die Hand gebe, formuliere ich deshalb von der logischen Reihenfolge her erst Anregungen für Unentschiedene wie entschiedene Nichtkonsumenten.

Da die Arbeit mit Jugendlichen und jungen Erwachsenen in der Regel auf einer sehr persönlichen Ebene stattfindet, wechsle ich im Folgenden die Anredeform.

Ich wende mich zuerst an die ständig nachwachsenden Unentschiedenen, die noch überlegen, ob sie Cannabisprodukte probieren wollen oder nicht.

Sofern deine Lust auf das Ausprobieren steigt, tu es nicht, ohne noch einmal sorgfältig zu überdenken:

Weshalb möchtest du Haschisch oder Marihuana probieren?

- Ist es Neugier, »just for fun«, möchtest du »cool« rüberkommen, endlich »dazugehören« oder willst du »Probleme wegmachen«? Versuche, dir selbst gegenüber mit den Antworten ehrlich zu sein.

- Was erwartest du dir von den Wirkungen der Drogen?
- Willst du probieren, oder wollen andere, dass du wollen sollst? Lass dich nicht unter Druck setzen!
- Bevor du tatsächlich probierst, schau dich noch einmal um: Findest du die, die schon kiffen, wirklich »gut drauf«, oder wirken sie eher »verstrahlt«, »verpeilt«, »verspult«, gelangweilt oder ohne Ziel und Plan auf dich?
- Überlege noch einmal, ob du ohne den Griff zu Cannabis nicht ebenfalls richtig gute Gefühle bekommen kannst.
- Finde heraus, wie du auch schwierige Gefühle wie Ärger, Wut, Angst, Stress, Scham, Traurigkeit oder Langeweile aushalten kannst. Sie gehören ebenfalls zu deinem Leben und werden dich immer wieder phasenweise begleiten. Mit keinem Mittel der Welt kannst du sie ausschalten.
- Ich möchte dich unterstützen in einem achtsamen, drogenfreien Umgang mit dir selbst. Wenn du dich dennoch entscheidest, Cannabis zu probieren, möchte ich dich wenigstens in der dafür erforderlichen spezifischen Dogenkompetenz bekräftigen. Lies deshalb weiter unter den »Safer-Use«-Regeln und beherzige sie!

Wie helfe ich cannabisgefährdeten Freunden und Freundinnen?

Im Arbeitsalltag werde ich von Jugendlichen und jungen Erwachsenen, die keine Drogenerfahrungen besitzen, regelmäßig gefragt, was sie denn tun können, wenn ihre Freunde und Bekannten Cannabis konsumieren. In ihren Fragen treten ganz deutlich die Sorge und der Wunsch zutage, Freunden hilfreich sein zu können. Es gibt für sie keine Patentantworten, wie dies gelingen kann, aber brauchbare, leicht umzusetzende Verhaltensempfehlungen. Nicht konsumierende »Peers« können so in ihrer Rolle bestärkt und vermehrt in präventive Maßnahmen mit einbezogen werden. Wir finden in ihnen äußerst lebenstüchtige Kooperationspartner.

Vielen Jugendlichen und jungen Erwachsenen gelingt es überzeugend, ohne Cannabis zu leben. Sie haben nicht das Gefühl, auf etwas Wichtiges zu verzichten. Ihren Fragen, die sie in Bezug auf konsumierende Freunde, Bekannte und Verwandte äußern, nähern sich folgende Bestärkungen und Anregungen:

- Wenn du zu denen gehörst, die überzeugt sagen können: »Das brauche ich nicht«, oder: »Das will ich nicht, ich habe Besseres im Leben zu tun«, möchte ich dich in deiner Entschlossenheit bestärken.
- Ich finde es ein Zeichen anerkennenswerter persönlicher Stärke, wenn du nicht zu Haschisch oder Marihuana greifst. Ich fände es zudem gut, wenn du für deine Haltung verstärkt werben würdest.
- Fällt es dir leicht, auf Cannabis zu verzichten? Welches sind deine ganz persönlichen Stärken, die dich dazu befähigen? Mach dir deine Stärken bewusst. Du hast berechtigten Grund, froh über sie zu sein. Das ist kein hohles Gerede, sondern eine ausdrückliche Würdigung deiner Stärken. Im Alltag von Familie, Schule und Beruf kommen berechtigte Anerkennung und Würdigung leider viel zu selten vor.
- Findest du deine Haltung akzeptiert, oder drängen dich andere, doch zu probieren? Wenn viele in deinem Umfeld kiffen, du aber du sein und dich von den vielen unterscheiden möchtest, darf Mitkiffen für dich kein Thema sein. Du weißt doch: »Nur tote Fische schwimmen mit dem Strom.«
- Sprich mit deinen Freunden darüber, warum du Cannabis nicht brauchst.
- Lebe ihnen vor, wie du deinen Spaß hast und was dir Freude bereitet.
- Such dir noch andere Gleichaltrige, die ebenfalls leben, ohne zu kiffen. Zusammen könnt ihr noch überzeugender dafür werben. Wenn andere merken, dass ihr ohne Haschisch und Marihuana zusammen Spaß habt, seid ihr nicht »uncool« und auch keine »Loser«, »Spastis« oder »Spielverderber«.
- Wenn du Freunde hast, die kiffen, und du dir Sorgen um sie machst, lass sie deine Sorge spüren: Sprich mit ihnen über dein

eigenes drogenfreies Leben und über ihren Cannabisgebrauch. Vermeide dabei aber moralische Bewertungen und akzeptiere auch ihren Standpunkt. Bleib bei dem, was dir Sorgen macht, was du bei deinen Freunden an Verhaltensänderungen beobachtest und wie du dich in ihrer Gesellschaft fühlst, wenn sie bekifft sind. Lass sie entscheiden, was sie mit dem, was du ihnen sagst, anfangen. Dränge sie nicht in eine Richtung, weil du nicht gut findest, dass sie kiffen.

- Es ist wichtig, dass du versuchst, von dir aus den Kontakt zu halten, falls deine Freunde immer stärker kiffen. Lass dich nicht entmutigen, wenn sie dich mit deinen Gesprächsversuchen zurückweisen. Oft geht es mit dem Kiffen einher, dass sie nur noch Kontakt zu Leuten wollen, die ebenfalls Haschisch und Marihuana benutzen. Lass dich nicht beirren und biete weiter deine Freundschaft an. Handelt es sich um Schulfreunde, überlege mit anderen aus deiner Klasse, wie ihr euch verhalten könnt.

- Wenn Freunde oder Bekannte, die unkontrolliert kiffen, ganz abdriften und du von dir aus keinen Kontakt mehr wünschst, ist das in Ordnung. Falls du von dir aus nichts mehr für sie tun kannst, akzeptiere deine Grenzen. Es tut dir vielleicht weh, dass es so weit gekommen ist, aber du bist nicht für deine Freunde verantwortlich.

- Erlebst du, dass auf einer Party jemand, der Cannabis konsumiert und obendrein Alkohol getrunken hat, ohnmächtig wird, bleibe nicht untätig. Achte darauf, dass die Person nicht durch Erbrochenes ersticken kann. Falls du unsicher bist, was du tun sollst, verständige lieber früher als später den Notarzt; wenn es sein muss, sogar gegen den Widerstand anderer, die ebenfalls bekifft oder betrunken sind. Im Extremfall ist dein besonnenes Verhalten lebensrettend.

- Kommst du mit deiner Hilfe an deine Grenzen, nimm deinen Mut zusammen und informiere die Eltern deiner Freunde über deren Drogengebrauch. Diese können dann die weiteren Schritte einleiten. Vielleicht zögerst du, weil du denkst: »Ich darf doch einen Freund nicht verraten.« Aber sobald es um Drogen geht, hat dieser Ehrenkodex keine Berechtigung mehr. Im Extremfall ersparst du dir spätere Vorwürfe nach dem Motto: »Wieso hast du nicht rechtzeitig etwas gesagt, du hast es doch gewusst!«

- Informiere dich selber über Cannabis, damit deine Freunde merken: Du hast »den Plan«. Lies deshalb ebenfalls weiter bei den Verhaltensempfehlungen für Cannabisgebraucher.

Wie helfe ich mir selbst? Ein Appell zur Befolgung cannabisspezifischer Drogenkompetenzen.

Dein Leben ist im Fluss. Morgen bist du schon nicht mehr der Gleiche wie heute. Insofern wandelt sich auch deine Einstellung den Dingen und dem Leben gegenüber. Hast du den Gebrauch von Cannabis bisher entschieden abgelehnt, kannst du dir morgen vielleicht doch vorstellen, Haschisch oder Gras zu rauchen. Hast du dich nach reiflicher Überlegung also dafür entschieden, Haschisch oder Marihuana zu gebrauchen, beherzige dir zuliebe folgende Regeln, mit deren Einhaltung du dein persönliches Konsumrisiko einzugrenzen vermagst:

- Wenn du Cannabis konsumierst, gebrauche es nur, wenn du dich ausreichend wohlfühlst. Schlechte Stimmungen, negative Erlebnisse oder aktuelle Probleme lassen sich durch Kiffen nicht aus der Welt schaffen.
- Trage Sorge für angenehme Konsumbedingungen.
- Kiffe nicht einfach, weil andere aus deiner Clique es ebenfalls gerade tun. Entscheide zu jeder Zeit selbst, ob du im gegebenen Moment wirklich selbst Lust zu kiffen verspürst.
- Suche dir deine Gesellschaft beim Kiffen gut aus.
- Nimm dir ausreichend Zeit für die Dosierung von Cannabis. Beam dich nicht einfach mit einem vollen Bong oder durch Eimerrauchen weg.
- Konsumiere Haschisch und Marihuana nicht zusammen mit anderen Drogen. Die Wirkungen von Cannabis und Partydro-

gen passen nicht zusammen. Von Kiffen und Alkohol wird dir höchstwahrscheinlich speiübel.

- Stelle Cannabis nicht in den Mittelpunkt deines Lebens. Leben beinhaltet bedeutend mehr als Kiffen.
- Rede mit vertrauten Menschen über deine Rauscherlebnisse, sowohl die von dir als angenehm erlebten wie jene, die dir lästig oder unheimlich sind oder die du nicht verstehst.
- Kiffe nicht vor oder während der Schule oder Arbeit. Durch die Wirkungen von Cannabis verringert sich deine Konzentrationsfähigkeit. Auf keinen Fall wirst du durch Kiffen leistungsfähiger.
- Kiffe niemals beim Autofahren, wenn dir dein Führerschein lieb ist. Du gefährdest dich und andere. Vertrau dich auch niemandem am Steuer an, der bekifft fahren möchte.
- Konsumiere als (junge) Frau niemals Cannabis, wenn du ein Kind erwartest. Wenn du eine Schwangerschaft planst, höre sehr frühzeitig mit dem Kiffen auf.
- Wenn du überzeugter Cannabiskonsument oder gar Vielkiffer bist, werde nicht überheblich und höre anderen noch zu, die mit dir in Ruhe über deinen Cannabisgebrauch sprechen möchten.
- Dein größtes Risiko beim Gebrauch von Cannabis ist nicht die Droge an sich, sondern deine Tendenz zu maßloser Überheblichkeit und Arroganz, welche die Warnzeichen eines kritisch werdenden Drogengebrauchs systematisch ausblendet.
- Hüte dich vor einer inneren Einstellung, die sich in so verräterischen Sätzen äußert wie: »Das ist mir doch egal!«, oder: »Du hast mir gar nichts zu sagen.« Wenn sie deinem Munde entschlüpfen, sollten alle roten Warnlampen bei dir aufleuchten. Solche unscheinbaren Äußerungen gehören unter Umständen zu den ernsthaftesten Hinweisen darauf, sich durch Grandiositätsvorstellungen und mangelnde Impulskontrolle im Cannabiskonsum zu verlieren.
- Reduziere deinen Freundeskreis nicht nur auf solche Freunde, die ebenfalls kiffen. Halte Kontakt zu Menschen, die dich mögen und die nicht kiffen.

- Gehe täglich möglichst pfleglich und selbstfürsorglich mit dir um und sorge unter allen Umständen dafür, dass du andere schöne Erlebnisse hast, die nichts mit Cannabis und Kiffen zu tun haben. Dein Leben ist wertvoll, du bist wertvoll. Falls du das gerade nicht ernst nehmen kannst, weil du dich selbst nicht leiden magst, frage dich, woran das liegt.
- Verleite andere nicht gedanken- und verantwortungslos zum Mitkiffen.
- Ziehe immer mal wieder Bilanz, ob du durch deinen Cannabisgebrauch schon spürbare Nachteile in Kauf nehmen musstest, z.B. durch Nichterreichen eines Klassenziels, Schulverweis, Schulwechsel, Lehrstellenabbruch, Arbeitsplatzverlust oder Beziehungsschwierigkeiten mit dir nahestehenden Menschen.
- Überlege öfters was sich in deinem Leben konkret für dich verändern würde, wenn du auf den Gebrauch von Cannabis verzichten würdest.
- Kiffen kann genussvoll sein, und Kiffen kann für dich zu einem ernsthaften Risiko werden. Niemand anderes ist letztlich für deine Entscheidungen verantwortlich außer dir selbst.

Wie auch immer, ich wünsche dir jedenfalls ausdrücklich, dass du die Zeit, welche du in deinem Leben mit Cannabis verbringst, relativ unbeschadet überstehst und dich nicht in deinem privaten schlechten Cannabisfilm als Hauptakteur wiederfindest.

Ein immer gleicher Haschischfilm

Trotz unterschiedlicher persönlicher Lebensgeschichten sowie familiärer Muster, welche einen Cannabisgebrauch begünstigen, schält sich aus der Arbeit mit Marihuana- und Haschischkonsumenten sowie deren Eltern betont häufig das Drehbuch für einen immer gleichen Haschischfilm heraus. Schauplätze und Nebenrollen wechseln. Der Hauptdarsteller mag zwar Spielräume zur persönlichen Interpretation seiner Rolle nutzen, doch folgt er im Wesentlichen der Dramaturgie eines wenig abwechslungsreichen Drehbuchs. Als Cannabiskonsument könnte dir die Rolle des Hauptdarstellers unter Umständen auf den Leib geschrieben sein.

Die Handlung deines Cannabisfilms setzt irgendwann im Alter zwischen 11 und 16 Jahren ein. Die Vorgeschichte lässt sich nur durch Rückblenden erschließen. In diesem Alter erlebst du den ersten Kontakt zu Cannabis. Deine Neugier setzt sich durch und du probierst Marihuana oder Haschisch, welches dir von Kollegen oder Freunden angeboten wird. Im persönlichen Alltag schlägst du dich mit ähnlichen Problemen herum wie deine Altersgenossen, doch mit dem Unterschied, dass du dich von ihnen stärker bedrückt oder dich ihnen weniger gewachsen fühlst. Du merkst sehr schnell, dass dir deine anfänglich noch sporadischen Erfahrungen mit Cannabis eine Linderung des empfundenen Lebensdrucks bescheren. Deine Probleme lösen sich zwar nicht, aber sie werden durch die dämpfenden Wirkungen von »Gras« oder »Shit« weich gespült. Du fühlst dich vorübergehend besänftigt, wie in Watte gepackt und kiffst regelmäßiger.

Ersten heftigen Stress bekommst du, als deinen Eltern klar wird, dass die Veränderungen, welche sie an dir als ihrem Sohn wahrnehmen, mit dem Gebrauch von Cannabis zusammenhängen. Der Ärger, den sie dir bereiten, mag dazu führen, dass du vorübergehend weniger oder gar nicht mehr kiffst. Doch ist das nur ein kurzes Zwischenspiel. Schnell merkst du, dass dir die lieb gewonnenen Wirkungen der Droge deiner Wahl fehlen. Du konsumierst erneut und steigerst rasch die Dosis wie die Häufigkeit. Gleichzeitig fängst du an, dich zu tarnen, um den Argwohn deiner Eltern zu zerstreuen. Deiner ersten Lüge folgt die zweite. Du erfindest plausibel klingende Geschichten für deine Abwesenheit von zu Hause und deinen schleichend wachsenden Geldbedarf. Die Lügen potenzieren sich. Doch sie helfen nicht mehr weiter. Zu offenkundig wird dein Cannabiskonsum. Du gerätst in einen Dauerclinch mit deinen Eltern, welche mit wechselnden Strategien versuchen, dir und deinem ausufernden Cannabiskonsum Grenzen zu setzen. Die Auseinandersetzungen zwischen euch nehmen an Heftigkeit zu. Um dem zu entgehen, legst du über alles den einlullenden Haschischnebel. Du kiffst jetzt nahezu täglich oder sogar mehrmals täglich. Das beschert dir ein zusätzliches Problem: Woher nimmst du das nötige Geld für deinen Stoff? Mit hoher Wahrscheinlichkeit entwendest du deinen Eltern erste kleinere Geldbeträge. Bald schreckst du selbst nicht mehr davor zurück, deine Geschwister zu bestehlen. Du vertickst CDs, Computerspiele und was dir sonst noch in die Hände fällt. Dein moralisches Schuldkonto wächst. Da dies schwer zu ertragen ist, musst du dein noch schlagendes soziales Gewissen zum Verstummen bringen. Da dir das nicht immer gelingt, rastest du zunehmend aus, wenn du unter inneren Druck gerätst oder dich in Auseinandersetzungen mit deinen Eltern, Geschwistern oder Freunden rechtfertigen musst. Immer weniger hast du deine Impulse unter Kontrolle. Um dein schuldbeladenes Selbstwertgefühl zu retten, trumpfst du mächtig auf. Du allein hast den Plan. Nur du weißt, wo es langgeht im Leben. Niemand anderes hat dir etwas zu sagen. Grandios wie der »King« persönlich stolzierst du durch die Welt. Auf die Gefühle der Menschen, welche dir nahestehen, nimmst du wenig Rücksicht. Zwischendrin öffnet sich jedoch für Minuten, Stunden oder gar Tage ein Türchen, wo du in den Resten deiner Liebenswürdigkeit, den Bindungen an deine Familie oder in deinen Selbstzweifeln ansprechbar bist. Schlägst du die Tür wieder zu, dreht sich die Spirale weiter. Es bleibt nicht aus, dass dich die »Nichtigkeiten« des Lebens zunehmend weniger interessieren. Du arbeitest immer weniger für die Schule, versuchst dich mit möglichst wenig Aufwand durchzumogeln, riskierst durch »Freischichten« deine Lehrstelle oder deinen Job. Was zählt, sind Kiffen, Chillen und Fun. Dein Verhalten wirkt im Ganzen unreif. Jedem fällt es auf, bloß nicht dir selbst. Form und Ton deiner Ausdrucksweise werden unsäglich und immer häufiger der Situation gänzlich unangemessen. Es fällt schwer, dich noch zu achten oder zu respektieren. Innerlich hast du vermutlich sogar den Respekt vor dir selbst verloren. Dennoch hältst du noch lange nicht inne. Zuflucht suchst du in der scheinbar jedwede Schwierigkeit abtuenden Floskel: »Das ist mir doch egal«, welche du gebetsmühlenhaft wiederholst, sobald es innerlich eng zu werden droht. Mit diesem »Fertigmacher« kannst du Jahre deines Lebens verbringen und verlieren. Irgendwann kommst du dann an den Punkt, an dem du realisierst, dass du von den meisten Altersgenossen, auf welche du früher in verächtlicher Überheblichkeit herabgeschaut hast, in allen Belangen überholt und abgehängt worden bist. Sie haben ihren Platz im Leben gefunden, während du selbst die Orientierung verloren hast. Mit hoher Wahrscheinlichkeit stehst du ohne qualifizierten Schul- oder Berufsabschluss da und bist in mindestens zweifacher Hinsicht abhängig: abhängig von dem Konsum von Cannabis und abhängig von der finanziellen Unterstützung durch andere, seien es deine Eltern, Hartz IV oder sonstige Dritte. An diesem Punkt dein Leben endlich noch einmal in die eigene Hand zu nehmen und ihm eine andere Richtung zu geben ist zwar schwierig, aber nicht unmöglich. Das haben vor dir schon viele andere Cannabisabhängige geschafft.

Mit kleinen Nuancen läuft so oder so ähnlich die Dramaturgie in einem immer gleichen Cannabisfilm ab. Kommt dir dieser Film in Teilen oder als Ganzes bekannt vor? Spielst du gar eine tragende Hauptrolle darin? Falls ja, solltest du deine Rolle frühzeitig abgeben. Sie verspricht nicht erfolgreich genug zu sein. Sei versichert, dass der Film an jeder beliebigen Stelle einen Schnitt und eine alternative Fassung erfahren kann, wenn der Hauptdarsteller aus eigenem Antrieb das Drehbuch umschreibt.

Du findest das Ganze unsäglich übertrieben? Dann blättere zurück zu dem Familienbericht zwischen den Servicekapiteln, der das gleiche Szenario durchspielt. Du zweifelst, ob du dem trauen kannst? Dann führe dir »Mein Leben als Kiffer« von Amon Barth zu Gemüte, der als Exkiffer über jeden Zweifel erhaben sein dürfte. Sein Bericht liest sich wie das Drehbuch zum Film.

Ein Kiffertest der etwas anderen Art

Zum Abschluss möchte ich dir einen Vorschlag zu direktem Handeln unterbreiten. Zuvor harren allerdings noch einige Fragen deiner Antwort. Beantworte sie einfach mit »Ja« oder »Nein«. Dafür gibt es weder Punkte noch ein Ergebnis. Überdenke die Fragen bloß und ziehe deine eigenen Schlüsse daraus.

Fragen:

- Hast du schon einmal versucht, weniger zu kiffen oder ganz damit aufzuhören?
- Hast du noch Kontakt zu Freunden, die nicht kiffen?
- Bist du mit deinem Leben im Augenblick zufrieden?
- Dient dir der Cannabisgebrauch dazu, deine Gefühle zu regulieren?
- Kiffst du vor der Schule oder während der Arbeitszeit?
- Hat dich schon einmal eine Person, die es gut mit dir meint, auf deinen Cannabisgebrauch angesprochen? Falls ja, hast du deren Äußerungen ernsthaft erwogen oder umgehend zurückgewiesen?
- Hast du wegen des Kiffens Ärger mit deiner Familie oder mit Freunden?
- Spürst du als Folge des Kiffens körperliche Nebenwirkungen oder eine erhöhte Anfälligkeit für Infekte?
- Hast du wegen des Kiffens eine früher gerne betriebene sportliche Aktivität aufgegeben?
- Hast du wegen des Kiffens schon einmal spürbare Nachteile in Kauf nehmen müssen, z.B. Schulwechsel oder Stress auf der Arbeit?
- Plagst du dich mit Schlafstörungen herum?
- Hast du wegen deines Cannabisgebrauchs schon einmal ein eigenes Vorhaben nicht umsetzen können?

Ich werde dir jetzt einen Kiffertest ganz anderer Art vorschlagen, der dich hier und heute zu einer Entscheidung und zu direktem Handeln auffordert und mit dessen Hilfe und Verlauf du unmittelbar zu neuen Erfahrungen gelangen kannst. Der Test wendet sich allerdings bevorzugt an regelmäßige Gewohnheitskiffer.

Ich schlage dir folgenden Eigenversuch vor: Verzichte 6 Wochen lang auf dein gewohntes Kiffen und beobachte, welche Erlebnisse du während dieser Zeit hast. Wahrscheinlich verspürst du jetzt gleich Einwände gegen einen solchen Test. Als Gewohnheitskiffer wirst du Unbehagen empfinden bei dem Gedanken, 6 Wochen lang nicht zu kiffen. Du denkst vielleicht, das brauchst du nicht, das bringt dir nichts. Du findest den Vorschlag blöd, erkennst keinen Nutzen für dich darin. Und überhaupt: Wofür soll der Test gut sein, was will er bezwecken? Du verspürst entweder nicht die geringste Lust, dich darauf einzulassen, oder der Vorschlag reizt dich.

Wenn du Einwände gegen den Test hast, biete ich dir einen weiteren Vorschlag an: Denk dir doch ganz einfach, du hast dabei überhaupt nichts zu verlieren. Außerdem bleibt dir in jedem Fall ein Hintertürchen offen. Spätestens nach 6 Wochen ist alles vorbei. Wenn du möchtest, kannst du dann weiterkiffen wie zuvor. *Wenn* du möchtest. Dein einziges »Risiko« besteht darin, dass du vielleicht Neues entdeckst oder Altes wiederbelebst, das dir durch dein Kiffen verloren gegangen ist. Wenn du dir ganz sicher bist, dass du das auf keinen Fall möchtest, solltest du den Eigenversuch unbedingt unterlassen.

Was kann dir mit dem Test sonst passieren?

Wenn du ihn *mühelos* bestehst, kannst du mit dir zufrieden sein und dir sagen, dass du noch in der Lage bist, den Gebrauch von Haschisch und Marihuana zu beherrschen, sofern du innerlich dazu motiviert bist. Du könntest auch ganz mit dem Kiffen aufhören, wenn du einen für dich überzeugenden Grund dafür findest. Die möglichen Erfahrungen während des Eigenversuchs können dir einen solchen Grund liefern.

Wenn du als Gewohnheitskiffer zu der Selbsteinschätzung gelangt bist, du seist bereits von Cannabis abhängig, kann der Test dir in mehrfacher Hinsicht nützen. Schaffst du ihn leichter als erwartet, musst du dein Bild von dir als abhängigem Kiffer überprüfen und eventuell berichtigen. Das ist überaus hilfreich und entlastend, wenn du vorher der Meinung warst, dass du es ohne Kiffen gar nicht aushalten könntest. Deshalb kann die Testerfahrung ermutigend sein, deinen Cannabisgebrauch dauerhaft zu reduzieren oder gar ganz einzustellen, wenn du auf den Geschmack gekommen bist. Mit dem Umkehrschluss, dass du bei leichtem Bestehen des

Tests beruhigt weiterkiffen darfst, weil du dir ja bewiesen hast, dass du »alles im Griff« hast, solltest du allerdings vorsichtig umgehen. Das mühelose Bestehen des Tests ist kein Freibrief für unbedachten Mehrkonsum.

Wiegst du dich als Gewohnheitskiffer bisher in der Sicherheit, es sei alles ganz »easy«, du habest »voll die Kontrolle« und »absolut alles im Griff«, wirst du den Eigenversuch aus diesen Gründen mit ziemlicher Sicherheit innerlich ablehnen. Aber gerade in dem Fall könntest du dich unbesorgt auf den Test einlassen. Was solltest du denn dann schon zu verlieren haben? Vorsicht! Überlege und entscheide, ob ich dir hier eine argumentative Falle stellen möchte, um dich zu dem Test zu bewegen. Wenn du aufmerksam bist, hast du das sicherlich längst bemerkt. Folglich stellt sich die Frage, wie du auf diese »Falle« reagierst. Benutzt du sie, um dich in deinen Vorbehalten bestärken zu lassen? Oder lässt du dich bei deiner »Kifferehre« packen, um zu beweisen, dass du tatsächlich alles im Griff hast? Überlege das wohl, denn es könnte Folgen für dich nach sich ziehen. Versuchst du dich an dem Test und stellst fest, dass es dir schwerfällt, aufs Kiffen zu verzichten, kommst du nicht darum herum, dich der Erfahrung zu stellen, dass du deinen Cannabisgebrauch nur mit Mühe unter Kontrolle bringst. Scheiterst du gar an dem Test, weil du selbst den übersichtlich gesetzten Zeitrahmen nicht rauschmittelfrei zu bewältigen vermagst, gewinnst du die Erkenntnis, dass du »das Ding« nicht mehr im Griff hast. In dem Fall zerplatzt deine Selbsttäuschung, alles unter Kontrolle zu haben, wie eine Seifenblase. Diesen Gewinn an Erkenntnis solltest du dir immerhin selbst wert sein. Anschließend hast du immer noch die Entscheidungsfreiheit, alles unverändert weiterlaufen zu lassen. Oder du nimmst das Ergebnis deines Eigenversuchs ernst und beschließt, die Macht, die du an die Droge deiner Wahl abgetreten hast, wiederzuerlangen. Du kannst dir dazu Menschen suchen, die dich in deinem Vorhaben unterstützen.

Niemand zwingt dich, den vorgeschlagenen Kiffertest der etwas anspruchsvolleren Art zu machen. Aber ich versichere dir: Wenn du erst einmal darüber gelesen hast und ihn nicht ausprobierst, wird es an dir nagen.

Versuche den Test alleine oder bewege andere aus deiner Clique, die Erfahrung mit dir zu teilen. Das eröffnet euch ein völlig neues Gruppenerlebnis.

Der Test verlangt dir nichts Unzumutbares ab. Sein gewichtiger Vorteil ist, dass er nicht so unverbindlich bleibt wie ein Test, bei dem du bloß Fragen zu beantworten brauchst, um anschließend ein Ergebnis zu lesen, das dir weder direkt etwas abverlangt noch dir einen konkret umsetzbaren Handlungsvorschlag unterbreitet. Viele jugendliche Kiffer, die regelmäßig Haschisch oder Marihuana rauchen (oder bis zu dem Test geraucht haben), waren bereits vor dir gewillt, sich der hier vorgeschlagenen Selbsterfahrung zu stellen. Sie wollten es einfach wissen.

Ich mache das Angebot für einen solchen Test gern in der Einzel- und Gruppenarbeit vor Ort in Schulen, Betrieben und Einrichtungen der Jugendarbeit. Die Ergebnisse und Folgen sind recht verschieden. Manche Teilnehmer brechen den Test vorzeitig ab. Andere kehren danach eilig zu ihren vertrauten Kiffergewohnheiten zurück. Erfreulich viele ziehen aus den gewonnenen Erfahrungen den Schluss, etwas verändern zu wollen. Sie kiffen entweder deutlich überlegter und seltener, d.h., sie wechseln von den Gewohnheitskiffern zu den Gelegenheits- oder Freizeitkiffern. Gegenüber vorher erleben sie das als großen Zugewinn an Entscheidungsspielraum. Wiederum andere stellen den Rauschmittelgebrauch gänzlich ein, weil sie mit Befriedigung festgestellt haben, dass sie mit klarem Kopf und ungetrübtem Blick ihr Augenmerk auf veränderte Lebensinhalte gerichtet haben.

Was denkst du, welche Erfahrungen würdest du wohl machen? Entscheide und wähle jetzt!

Entschließt du dich dazu, den Eigenversuch zu wagen, schlage ich dir vor, dass du symbolisch nachstehenden Vertrag mit dir selber schließt. Mit deiner Unterschrift bekundest du die Ernsthaftigkeit deines Vorhabens und beugst Halbherzigkeiten vor. Wenn du deine eigene Unterschrift nicht ernst nimmst, ist das gleichbedeutend damit, dass du dich selbst als Person und Mensch nicht wichtig nimmst. Das wäre in der Tat eine sehr ernst zu gewichtende Selbsterkenntnis.Viel wahrscheinlicher wirst du allerdings mit Erstaunen feststellen, wie sehr du dich durch deine eigenhändige Unterschrift an den Vertrag mit dir selbst gebunden fühlen wirst. Lass deinen Vertrag zusätzlich von einer dir vertrauten Person als Zeuge unterschreiben. Das kann dich doppelt motivieren.

Zum Schluss noch eine Information für dich, damit du dich nicht ungerecht behandelt fühlst im Glauben, ich würde speziell dir als Kiffer und sonst niemandem einen derartigen Eigentest zumuten. Erwachsene, die gewohnheitsmäßig Alkohol trinken oder rauchen, konfrontiere ich mit dem gleichen 6-Wochen-ohne-Vorschlag. Oft verspüren sie auf Anhieb erst einmal die gleichen inneren Widerstände dagegen, die du möglicherweise gerade jetzt empfindest.Viele freunden sich nach einigem Überlegen allerdings mit der Vorstellung eines solchen Vorhabens an. In Familienberatungen oder -therapien lasse ich Eltern und Kinder den Test gemeinsam durchführen. Der Test behandelt also legale wie illegale Stoffe gleichermaßen. Ich schlage seinen Einsatz dort vor, wo die Chance besteht, dass er ernst genommen wird und realistischerweise mit einem Erfahrungsgewinn durchgeführt werden kann.

Verbindlicher Vertrag
mit mir selbst

Ich, _Daniela Bierbaumer_

(setze hier bitte deinen Namen ein)

verpflichte mich mit diesem Eigenvertrag, in der Zeit

vom _19.08 2017_ bis zum _31. 12. 2017_

(setze hier bitte die von dir festgesetzten Wochendaten ein)

auf meinen Haschisch- oder Marihuanagebrauch zu verzichten.

Ich versuche nach bestem Willen und Wissen, mein Vorhaben durchzuhalten.

Über Situationen, in denen es mir schwerfällt, auf das Kiffen zu verzichten, führe ich Buch.

Sobald ich rückfällig zu werden drohe, verfahre ich nach dem Motto:

TU ETWAS,
UND ZWAR SOFORT!

Mit meiner Unterschrift besiegle ich die Verbindlichkeit des Tests für mich selbst!

Ort: _TULLN_   Datum: _18.08 2017_

Unterschrift: _Daniela B._ Zeuge: _[Unterschrift]_

Schlussendlich eine Ansichtssache: Ist das Leben ohne Rauschmittel überhaupt noch zu ertragen?

*Der Seele Grenzen
kannst du im Gehen nicht erreichen,
und wenn du jeglichen Weg auf der Erde
zu Ende gehen würdest.*
(HERAKLIT)

*Wenige freilich gehen durch das Tor
und geben den schönen Schein dahin
für die geahnte Wirklichkeit des Innern.*
(HERMANN HESSE)

Nur weil Kiffer kiffen, sich selber abturnen und dadurch in ihrem Leben möglicherweise in erhebliche Turbulenzen stürzen, sind sie keine schlechteren Menschen. Und selbst wenn Cannabis langfristig ihre kognitive Konzentrations- und Merkfähigkeit herabsetzt, verfügen sie nichtsdestoweniger über die Fähigkeit, sich Gedanken über den Zustand der Welt zu machen, in der sie leben. Deshalb erinnere ich am Ende meines Buches mit Absicht noch einmal an die eingangs des Textes bereits zitierte, ebenso kritische wie berechtigte Frage von Amon Barth, »warum die Welt in einem Zustand ist, dass Kiffen für so viele notwendig erscheint«. Als Exkiffer beschäftigt ihn diese Grundsatzfrage in der Rückschau auf seine Cannabiskarriere auch weiter in die Zukunft hinein.

Vor dem Hintergrund unseres persönlichen Lebensgefühls ist es eine ebenso persönliche Entscheidung, welchen Platz ein Mensch Drogen und Suchtstoffen in seinem Leben einräumt. Es gibt in dieser Gesellschaft viele »gute« Gründe für den gezielten Gebrauch von Rauschmitteln. Für viele Menschen scheint das Leben in der von uns geschaffenen Welt mit all seinen Belastungen ohne die lindernden Effekte von Alkohol, Cannabis und weiteren psychoaktiven Stoffen kaum noch zu ertragen zu sein.

Statt »guter« Gründe für den Konsum von potenziellen Suchtmitteln braucht es also bessere Gründe für ein Leben ohne Drogengebrauch. Der wahllose Zugriff auf psychoaktive Stoffe erfordert keine besondere persönliche Stärke. Potenziell eigenmächtige Suchtstoffe jedoch gemäß ihrem ursprünglichen Bestimmungszweck als Genussmittel zu betrachten und sie, ohne ihnen zu erliegen, zu benutzen erfordert sowohl substanzspezifische Kompetenzen als auch individuelle persönliche Lebensbewältigungskompetenzen.

Die kompetente Entscheidung, ein selbstbestimmtes, im Wesentlichen drogenfreies Leben zu führen, ist eine durchaus weise Entscheidung, denn auf Dauer wirkt jeglicher Drogengebrauch geisttötend. Doch Menschen müssen sich persönlich immer wieder neu entscheiden, welchen Lebensweg sie im Diesseits gehen möchten, ob sie ihr Heil in Suchtmitteln und potenten Drogen suchen oder ob sie dem ureigensten menschlichen Bedürfnis nach innerer Ruhe, geistiger Bereicherung, spiritueller Berührung oder transzendentem Erleben ohne künstliche Mittel Erfüllung gewähren. Es gibt ein Leben jenseits von Konsum, Kommerz, geistiger Nulldiät und süchtiger Abhängigkeit. Für flüchtige Augenblicke vermag davon etwas aufzublitzen, wenn wissbegierige Menschen bestimmte »magische« Drogen benutzen, um in andere Bewusstseinszustände vorzudringen. Ihre »künstlichen Paradiese« sind freilich vergängliche Paradiese. Sie gewähren keine beständige Lebenszufriedenheit. Des Lebens und der Seele Reichtum erschließt sich im Gleichgewicht zwischen weltzugewandter Bodenständigkeit und Genussfähigkeit sowie einer inneren Empfänglichkeit für Sinnsuche, Spiritualität und Transzendenz, welche die engen Grenzen des einseitig materiellen Weltbildes um geistig-seelische Erfahrungsräume bereichert. Die mit der entsprechenden »Lebenskunst«, »Herzensöffnung« und »Seelenarbeit« erreichbare Lebenszufriedenheit ist ein Befindlichkeitszustand, der nur wenig gemein hat mit den flüchtigen künstlichen Paradiesen. Er berührt uns weit tiefer im inneren Kern, bleibt als verlässlicher Begleiter Orientierung auf unserem Lebensweg und hält uns in geistiger Bewegung. Gelegentlich gewährt er uns sogar Augenblicke höchsten Glücks. Solches Vertrauen in sich selbst, in die Kräfte des Lebens sowie in eine Sinnhaftigkeit jenseits der materiellen Welt erreichen wir nicht mühelos. Wir müssen es uns »erarbeiten«. Wenn wir auf dem Weg dorthin »durch das Tor gehen« und zu einer ersten Ahnung der »Wirklichkeit des Innern« vorgedrungen sind, erscheint uns die Achtsamkeit im Umgang mit dem eigenen Leben und der Schöpfung plötzlich »wie ein Geist, ohne dass man auf ihn gefasst war. Etwas besucht uns, etwas kommt und geht, aus dem wir, wenn wir weise wären, auf die Gewissheit eines besseren Daseins schließen und uns zu der Hoffnung bewegen lassen sollten, dieses durch die tägliche Übung unseres Willens zu erreichen«.

Diesen Satz aus dem bereits mehrfach zitierten »Stammbuch« des Haschischs von Charles Baudelaire rücke ich eingedenk des Zeitgeistes wie des Zustandes unserer Welt an den Schluss meines Buches. Er steht für die qualitativen Unterschiede zwischen den vergänglichen künstlichen Paradiesen und den selbst erschlossenen inneren »Gärten Eden«, welche zeitlich überdauern. Wir würden auf unserem schönen Planeten allesamt ein besseres Dasein führen, wenn wir uns mehr in Mitgefühl übten: für uns selbst, für die anderen, für das Leben, für die Schöpfung.

Zur Erinnerung auf einen Blick: Die Drogenkarte zu Cannabis

Viele Menschen schätzen es, sich mit einem Griff noch einmal einen Überblick über ein Thema verschaffen zu können, ohne erst ein ganzes Buch durchblättern zu müssen. Deshalb stelle ich an das Ende meines Buches die substanzspezifische Drogenkarte zu Cannabis.

Cannabis

SUBSTANZ/WIRKSTOFF:
Delta-9-Tetrahydrocannabinol (THC)

SZENENAMEN:
Shit, Gras, Dope, Piece, Ecken, Pot, Ganja, Bhang, Kif

HISTORIE:
Seit mindestens 4200 v. Chr. wird Cannabis als Pflanze zur Faserherstellung sowie als Nahrungs- und Heilmittel benutzt. Wegen seiner psychoaktiven Wirkungen wird Cannabis ebenfalls seit Jahrtausenden geschätzt. Als »Geschenk der Götter« wird die weltweit verbreitete Pflanze kulturell hoch verehrt. Heutzutage ist sie die meistgebrauchte illegale Rauschdroge. Weltweit greifen wenigstens 166 Millionen Menschen auf die Wirkungen von Cannabis zurück.

BEGRIFFLICHE ZUORDNUNG:
Sedativum; Euphorikum; Psychedelikum; mildes Halluzinogen; Entaktogen; Partydroge

RECHTLICHER STATUS:
illegal bzw. illegalisiert

GEHANDELTE FORMEN:
Das gepresste Harz der weiblichen Cannabispflanzen wird als Haschisch gehandelt;
Die getrockneten Blüten und Blattspitzen werden als Cannabiskraut oder Marihuana, verkauft;
Konzentriertes Haschischöl ist weniger beliebt.

PREIS:
Die Preise für Cannabiskraut wie Cannabisharz bewegen sich im Durchschnitt zwischen 4 Euro und 10 Euro pro Gramm, abhängig von Qualität und nachgefragter Menge.

KONSUMARTEN:
inhaliert: Rauchen von Haschisch oder Marihuana als »Joint« oder in speziellen Rauchgeräten (Kiffen)
oral: Verzehr von Haschisch, vorzugsweise in Kuchen, Haschischplätzchen, Konfekt oder seltener in fetthaltigen heißen Getränken

GEBRAUCHSMUSTER:
Das gemäßigte, genüssliche Rauchen von Joints oder der gelegentliche Verzehr von Cannabis sind als weiche Gebrauchsmuster einzustufen. Obwohl Cannabis als verhältnismäßig weiche Droge gilt, kann es mit harten Gebrauchsmustern konsumiert werden. Das Inhalieren großer Mengen von Rauch beim »Bong-« oder »Eimer«-Rauchen, das tägliche Rauchen etlicher Joints oder der regelmäßige Verzehr von Cannabis sind solche harten Gebrauchsmuster.

ERWÜNSCHTE WIRKUNGEN:
euphorische Stimmung; unbeschwerte Heiterkeit; körperliche Entspannung; Glücksgefühle; Steigerung der bildlichen Vorstellungskraft; Beflügelung der Gedanken; gesteigerte Einfühlsamkeit in Musik und Texte; Befreiung von Ängsten; traumartige Zustände;

Steigerung der Berührungsempfindlichkeit; Reduzierung des Aggressionspotenzials für die Dauer der Wirkung

UNERWÜNSCHTE NEBENWIRKUNGEN:

Erhöhung von Puls- und Herzschlag; Rötung der Augen; trockener Mund; Hustenreiz; Übelkeit; unlustvolle Körperwahrnehmungen; »Fressflashs« als Heißhungerattacken

RISIKEN UND MÖGLICHE LANGZEITFOLGEN:

Schädigung der Atemwege und der Lunge; »Kifferhusten«; Beeinträchtigung der Konzentrations-, Merk- und Lernfähigkeit; Verstärkung depressiver Befindlichkeiten; »Hängenbleiben« in psychotischen Zuständen; »Versteinerung« der Lebensfreude; Blockierung der seelischen Reifung; süchtige Abhängigkeit

WIRKUNGSMECHANISMUS:

Die Wirkstoffe von Cannabis binden sich an spezielle Cannabinoid- bzw. Anandamidrezeptoren im Körper, im Gehirn und im zentralen Nervensystem. Im Gehirn findet sich ein überaus auffälliges Verteilungsmuster der Cannabinoidrezeptoren. Die Wirkstoffe verteilen sich dementsprechend mit einer derartigen Eigenwilligkeit im Gehirn, dass sie über die den jeweiligen Hirnarealen zugeordneten Steuerungsfunktionen die typischen Cannabiswirkungen nach sich ziehen.

ABHÄNGIGKEITSPOTENZIAL:

körperlich: eher gering, aber Ausbildung von Toleranz;
psychisch: Das psychische Abhängigkeitspotenzial von Cannabis bzw. die Sensitivierung wird durchgängig unterschätzt.

NACHWEISBARKEIT:

Bei einmaligem Konsum ist Cannabis im Urin bis zu 12 Tagen, im Blut 1 – 2 Tage nachweisbar. Bei Gewohnheitsgebrauch verlängern sich die Nachweiszeiten im Urin auf 4 – 6 Wochen, im Blut auf 2 – 3 Tage. Durch Haaranalysen lässt sich Cannabis Monate oder gar Jahre nachweisen.

BEHANDLUNG/THERAPIE:
Schädlicher Gebrauch von Cannabis mit seinen psychosozialen Begleiterscheinungen sowie süchtige Abhängigkeit von der Droge sind bei gegebener Motivation des Konsumenten recht gut behandelbar.

ERGÄNZENDER PERSÖNLICHER KOMMENTAR:
Cannabis kann von Konsumenten, welche sowohl über die nötige persönliche Lebenskompetenz wie zusätzlich über die spezifische Drogenkompetenz zum Umgang mit Haschisch oder Marihuana verfügen, gut kontrolliert werden. In der Realität des Drogenalltags ist Cannabis allerdings die am meisten unterschätzte illegale Rauschdroge. Aufgrund seines Stellenwerts in der Drogenhierarchie ist Cannabis deshalb dieses Buch gewidmet.

Entsprechende Drogenkarten aller anderen gängigen Genuss-, Sucht- oder Rauschmittel sind in meinem Buch: »Drogen & Sucht. Alles, was Sie wissen müssen« enthalten.

Bücher zum Weiterlesen, zum Handeln und zum Wohlbefinden

ANDERE BÜCHER DES AUTORS:

Kuntz, Helmut (2009): *Der rote Faden in der Sucht. Abhängigkeit überwinden und verstehen.* Beltz, Weinheim und Basel, 4., erweiterte Auflage

Kuntz, Helmut (2016): *Drogen & Sucht. Alles, was Sie wissen müssen.* Beltz, Weinheim und Basel, 5., aktualisierte und erweiterte Auflage

Kuntz, Helmut (2015): *Verstehen, was uns süchtig macht. Hilfe zur Selbstheilung.* Beltz, Weinheim und Basel

Kuntz, Helmut (2012): *Zeit für Mitgefühl. Die wichtigste Übung im Leben.* Theseus, Bielefeld

WEITERE BÜCHER ZU CANNABIS:

Barth, Amon (2005): *Breit. Mein Leben als Kiffer.* Rowohlt, Reinbek bei Hamburg

Lindberg, Lisa; Haasen, Christian (2005): *Wenn Cannabis der Seele schadet.* Walter, Düsseldorf

Kontakt Autor

Helmut Kuntz
Drogenhilfe Saarbrücken gGmbH
h.kuntz@drogenberatung-saar.de